民间中医
临床实战集萃 系列图书

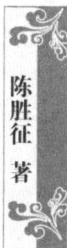

陈胜征 著

医案实录

经验专辑一

疑难重症

陈胜征 治 疗

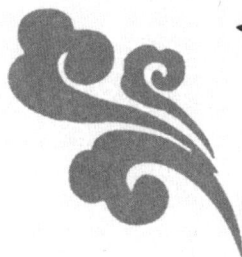

中国医药科技出版社

内容提要

望而知之谓之神。异常的颜色、温差、斑疹、血丝、痘疮等，我们身体显露的这些细微非正常现象，隐藏着重大疾病，同时也预示着疾病的进程！

本书从一位民间中医临床 40 年的 30 万份病案手稿中，精选并系统整理 186 例医案。通过数诊，甚至十二三诊记录，将病人的病况、辨证、用药及康复过程中的诸多细节，描述得丝丝入扣。其中，病况的辨证过程尤为独到，将望诊、温差触诊等收集的信息一一解析，如抽丝剥茧般直曝眼前。相信无论对于中西医从业者、医学院校学生，还是对于寻找生命真相的中医爱好者而言，本书能让你在正确对待生命与疾病的问题上，有更为深刻的认识。

图书在版编目（ＣＩＰ）数据

陈胜征治疗疑难重症经验专辑. 1, 医案实录 / 陈胜征著.
—— 北京：中国医药科技出版社，2012.1
　（民间中医临床实战集萃）
　ISBN 978-7-5067-5207-7

　Ⅰ. ①陈… Ⅱ. ①陈… Ⅲ. ①中医急症学 - 经验 - 中国
- 现代②医案 - 汇编 - 中国 - 现代 Ⅳ. ① R278 ② R249.7
　中国版本图书馆 CIP 数据核字 (2011) 第 212584 号

出版　中国医药科技出版社

地址　北京市海淀区文慧园北路甲 22 号

邮编　100082

电话　发行：010-62227427　邮购：010-62236938

网址　www.cmstp.cn

规格　710×1020mm $^1/_{16}$

印张　20.25

字数　273 千字

初版　2011 年 11 月第 1 版

印次　2024 年 7 月第 3 次印刷

印刷　北京印刷集团有限责任公司

经销　全国各地新华书店

书号　ISBN 978-7-5067-5207-7

定价　45.00 元

本社图书如存在印装质量问题请与本社联系调换

编者前言

说起民间中医，你会想到什么？古道仙风……穿梭于深山老林之间……采集奇花异果，吐纳天地之气，日出而作，日落而息……又或者，他们炼金成丹，他们手中的奇方妙药，可以起死回生、益寿延年……秘方！绝技！或许这正是你拿起本书，翻及此页的重要原因之一。相信你也确实能从本丛书之中，找到自己感兴趣的、行之有效的方法。

民间，是中医生长的土壤。经过万千年的进化与演变，中医枝繁叶茂、流派纷呈，但也正因其庞杂的体系，让后人望而生畏。北宋邵康节依其掌握的易学原理，编成大部头占卜"实用指南"，以备邵家子孙随时翻阅；东汉医圣张仲景将医易学原理与民间实践经验相结合，著成《伤寒杂病论》，传于后人，却未留下其思辨之过程；而《黄帝内经》、《难经》、《神农本草经》等医学经典，其经典结论最初是如何在民间生的根、发的芽，却被淹没在时间的长河之中，今人无以得知，更无从查证。

源于此，《民间中医临床实战集萃》丛书，本着挖掘民间中医之宝藏、整理并保留民间中医临床实战之精华为宗旨，将他们的医案、医理、用药经验等结集出版，以助于大众对中医和生命的新理解，唤起人们对源远流长的中华医易文化的重视。虽然他们的体系可能并不完备，逻辑仍欠严密，却是临床当中，实实在在发生的、经过民众检验的实践过程与总结，里边透着中医理论及原理正在发生时的细微之处，同时也赋予了人们看待中医、看待疾病、看待人与自然之间关系的新的视角。拥有了这些原生态的视角，你会体会到庞杂知识体系之外带给你的无尽乐趣，这也正是绝学、绝技、经方的无尽生命源泉。

本辑为民间中医陈胜征临床40余年医案之精华。他将传统的中医望诊与相理、命理相结合，积累了丰富的面诊经验，对还原古中医的望诊法具有一定的现实意义。从历年书写的30余万份病案手稿中，作者精心挑选并整理了186例医案。实录从病人的首诊，甚至后来的十二三诊，将病况、辨证、用药及患者康复过程中的诸多细节，描述得丝丝入扣。其中，病况的辨证过程尤为独到，将望诊、温差触诊等收集的信息——解析，如抽丝剥茧般直曝读者眼前。

在此仍需强调：任何医家都会受到成长环境、时代地域等自然或社会环境的限制，没有谁的理论是完美无缺的。本丛书出版的目的，更希望传递的是原生态的中医生命力，予有志于中医精研的同道以启迪，而不仅仅是某一医家的一方一技。

我们衷心欢迎有志于传播、振兴中医文化的读者提出宝贵意见。

"中医民间行动"编辑部

如果您及亲友了解身怀绝技的民间隐医的线索，或拥有中医孤本、珍本、相关书稿，请与我们联系。

我们的联系方式：

中国医药科技出版社中医药文化编辑中心

地　　　址：北京市海淀区文慧园北路甲 22 号 602 室

邮　　　编：100082

电话传真：010-62261976，010-62260256

投稿信箱：zhzyml@126.com

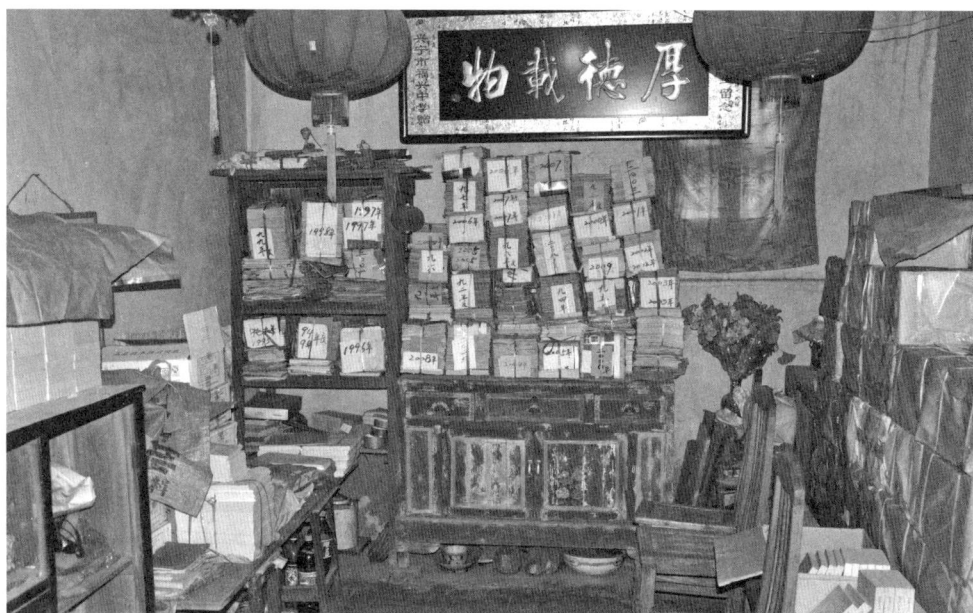

陈胜征书房和他积累的几十万份医案手稿

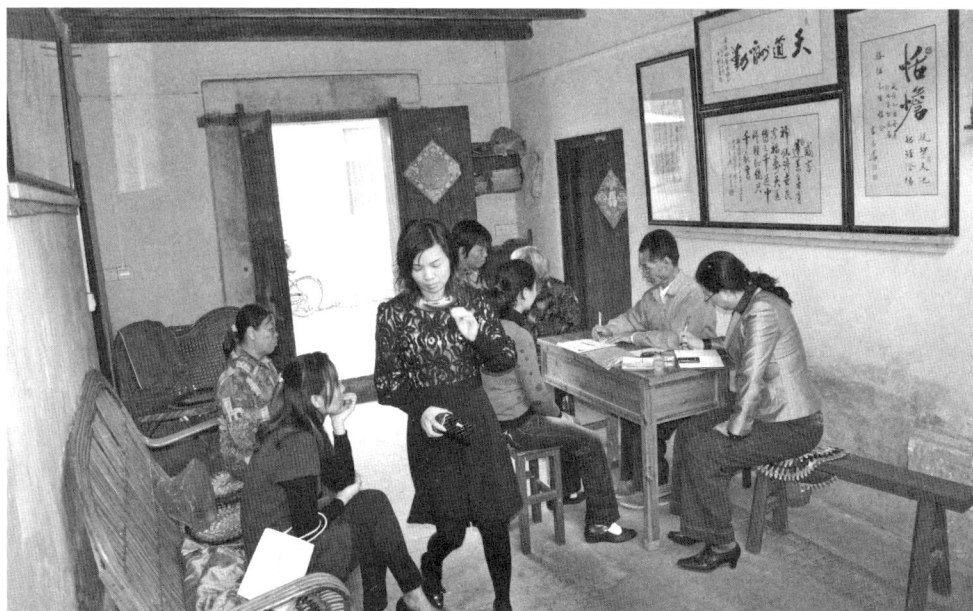

出诊现场

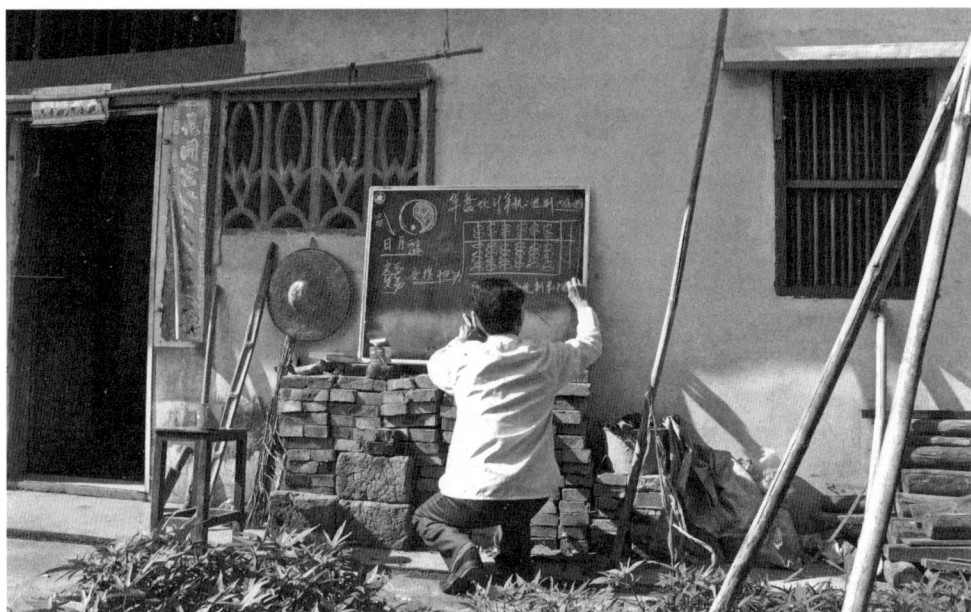
讲解中医原理

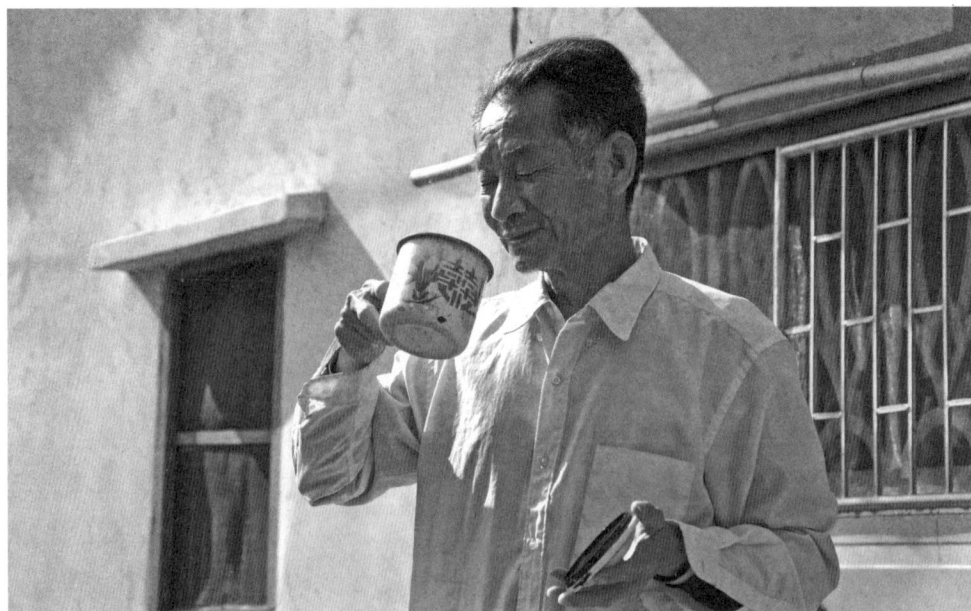
诊疗间隙

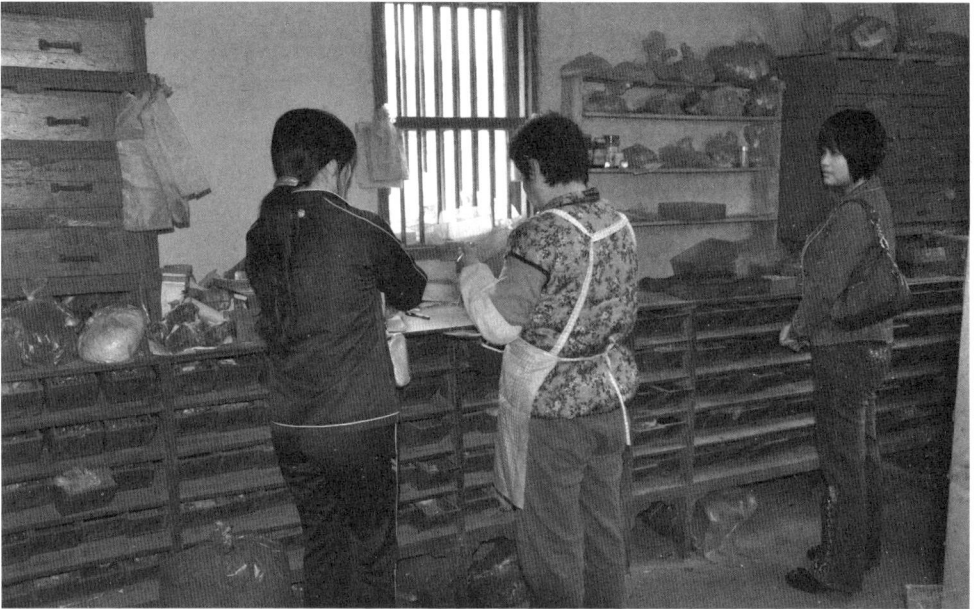

药房

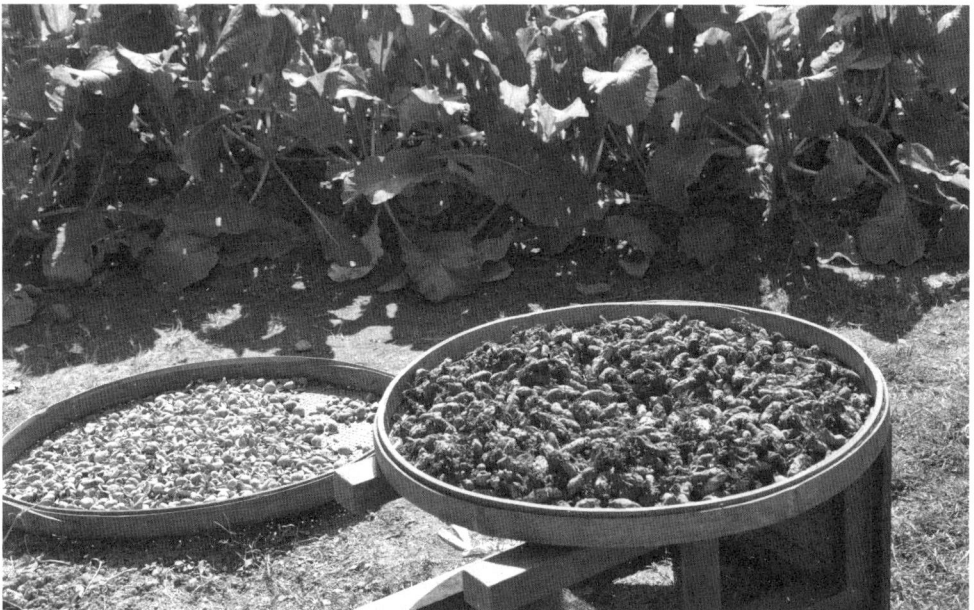

晒制的蝉蜕

庭院一角

陈胜征阅读的书籍

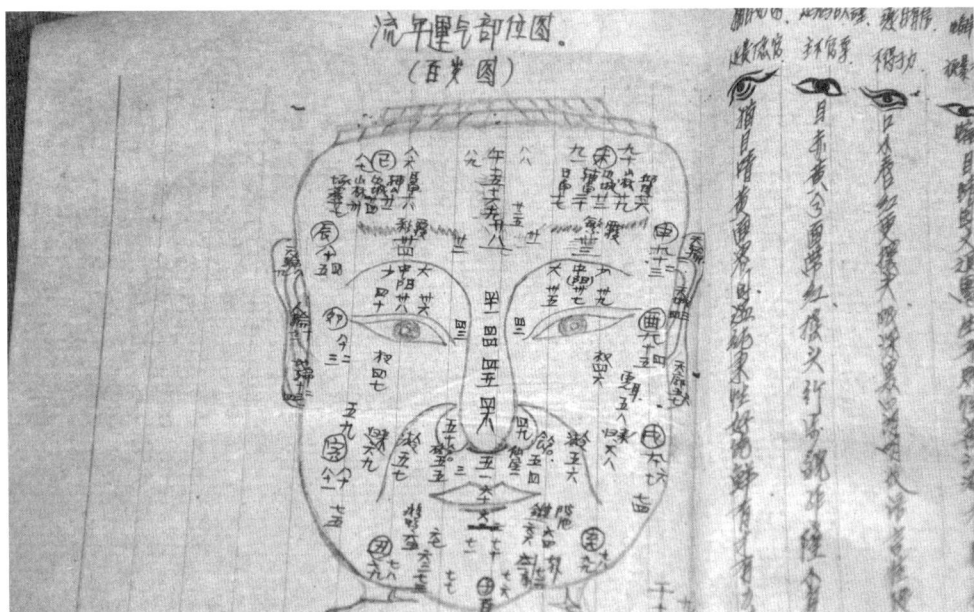

面诊笔记

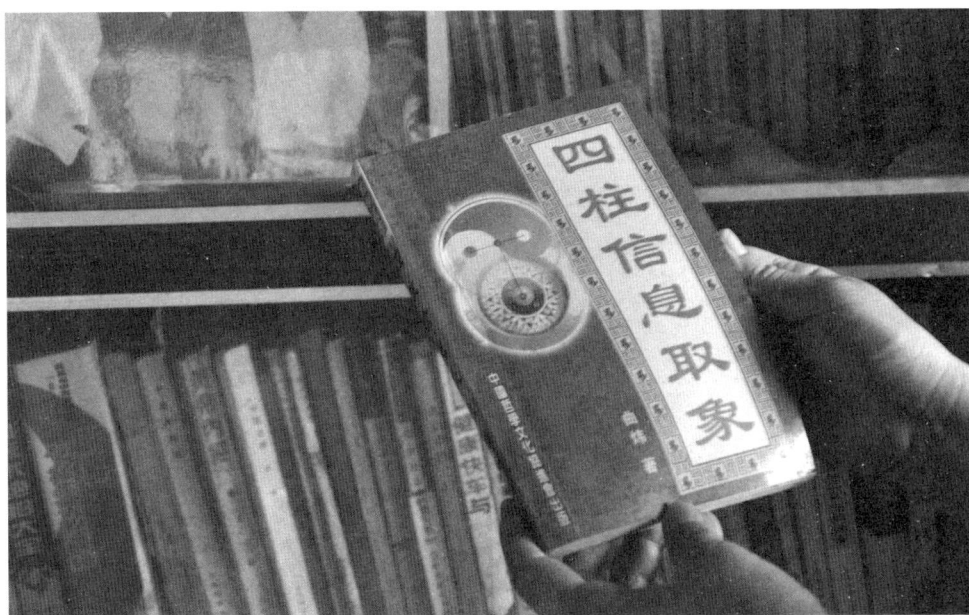

阅读

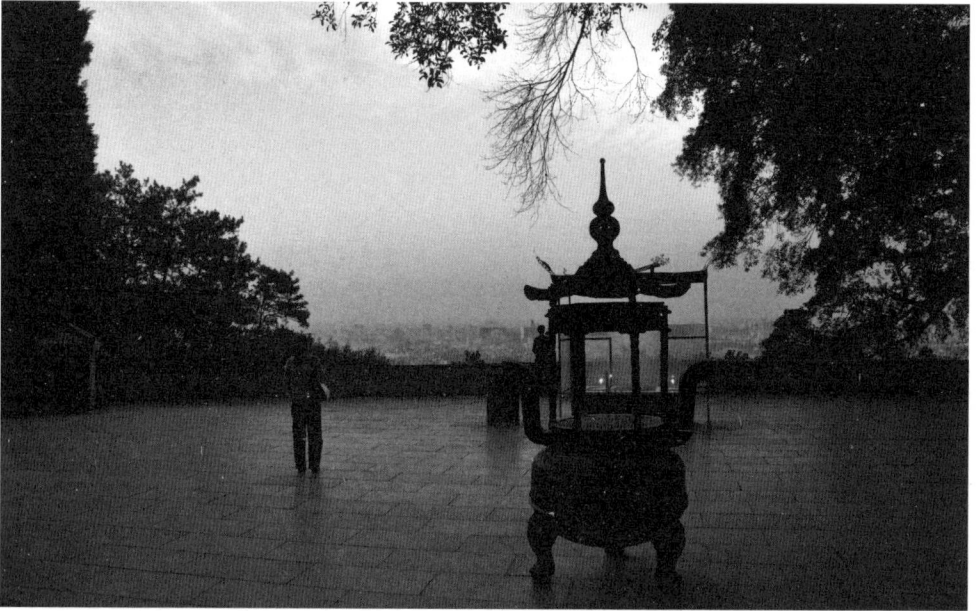
兴宁神光山

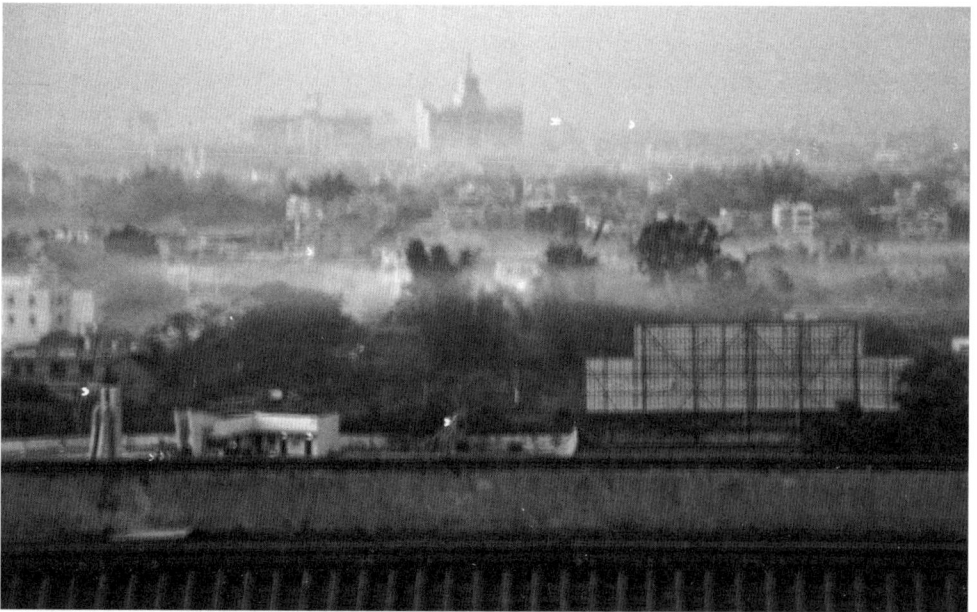
兴宁市晚景

目 录

病案手记一
心脑病证 /001

002 **真心痛案**

007 **心力衰竭案**

009 **中风案**
案一 中风后遗脑萎缩 /009
案二 中风兼左肾囊肿 /011

015 **癫痫案**

017 **精神疾病案**
案一 产后神经失常 /017
案二 精神错乱 /018
案三 精神分裂 /020
案四 恐郁致思行失常 /021

病案手记二
肺系病证 /023

024 **哮喘案**

027 **肺痈案**
案一 多次抽排气胸及积液引发肺脓疡 /027
案二 发热咳嗽引发肺痈 /028
案三 气胸误治引发肺脓疡 /029
案四 误补引发肺炎、肺淋巴管腺瘤 /030

032 **肺结核案**
案一 肺结核引发胸腔积液 /032
案二 浸润型肺结核 /034

病案手记三
肝胆脾胃病证 /037

038 黄疸案
案一 肝木犯脾、胆汁外溢 /038
案二 肝门巨大肿瘤、胆管阻塞、脾肿大案 /040

042 酒精肝、脾肝肿大案

045 结肠炎手术后肝转移案

049 脾肝肿大兼胆肾结石案

051 脾肿大兼肝硬化案

病案手记四
肾膀胱病证 /055

056 癃闭案
案一 癃闭引发的中风危重症 /056
案二 癃闭引发的中风、脑萎缩 /059
案三 癃闭兼气喘、肠肿瘤 /060
案四 肥胖尿短哮喘 /062

063 慢性肾炎案

065 肾病综合征案
案一 肾炎兼尿毒症 /065
案二 慢性肾病综合征 /067
案三 扁桃体发炎致肾病综合征 /067

070 双肾萎缩案

072 肾脏手术后遗症案
案一 右肾置换 /072
案二 右肾摘除 /073

075 双肾囊肿案

病案手记五
皮肤病证 /077

078 红斑狼疮案
案一 过敏引起的红斑狼疮 /078
案二 系统性红斑狼疮兼脾肿大 /082
案三 系统性红斑狼疮合并肺部感染 /085
案四 隐性红斑狼疮（副银屑病）/089

091 狐惑案
案一 狐惑误治而致绝食 /091
案二 狐惑误补而致疯癫 /092

094 皮肤恶疾案
案一 疱疹误治转化为黄水疮 /094
案二 阴囊湿疹误治，头面胸前起丹毒 /095
案三 风疹误治引起全身多处疹毒癣疮 /096
案四 鼻炎误治引发药物性皮炎 /097
案五 清宫术后引发荨麻疹，继发梅毒 /097

100 变态性皮炎案

102 麻风病案

病案手记六
骨疡病证 /103

104 骨囊肿合并感染案

106 骨髓炎合并骨膜肿案

108 股骨头坏死案

110 破伤风危重症案

病案手记七
气血津液病证 /113

114 白血病案
案一 慢性粒细胞性白血病 /114
案二 慢性粒细胞性白血病 /117
案三 急性髓性白血病 /119

123 再生障碍性贫血案

126 地中海贫血案

128 高血糖、高血压、高血脂案
案一 高血压引发中风 /128
案二 "三高"引发手脚麻颤 /129
案三 桑拿引发全身瘙痒 /130
案四 药物性皮炎、过敏性瘙痒 /131

133 糖尿病足危重症案
案一 糖尿病足瘀毒肿溃 /133
案二 糖尿病头癞足疮 /135
案三 糖尿病合并喘咳 /137
案四 肥胖病尿、足盘肿溃 /137

病案手记八
经络肢体病证 /139

140 舞蹈病案

142 腰腿疾案

143 坐骨神经痛案
案一 月经崩淋误治引发坐骨神经痛 /143
案二 鼻炎淋病误治引发坐骨神经痛 /144
案三 嗜于冷饮引发坐骨神经痛 /145

146 帕金森综合征案

147 下瘫失语（脊椎炎）案

149 老年性痿痹案

病案手记九
五官诸窍病证 /151

152 复视案
案一 清宫术后引起眩晕复视 /152
案二 旅游期间突发眩晕复视 /154

157 失视案
案一 颅骨骨折、右目失视案 /157
案二 鼻炎及撞伤、左目失视案 /158

160 耳鼻喉恶疾案
案一 甲型 H1N1 流感合并感染 /160
案二 中耳炎头痛耳后恶疮 /161
案三 鼻衄牙衄多次误止转为鼻咽癌 /162
案四 中耳炎脑转移 /163
案五 鼻炎息肉,手术放化疗后转移 /164
案六 后咽壁正中恶疮 /165

167 甲亢案

169 肛肠恶疾案
案一 肛周脓疮,腹痛咳嗽 /169
案二 口唇及后项白头恶疮 /170
案三 直肠癌晚期严重贫血 /171

病案手记十
脓肿结石病证 /173

174 脑肿瘤案
案一 鼻炎误补形成脑肿瘤 /174
案二 降压不排浊,引起积液脑肿瘤 /176

177 主动脉瘤案

180 舌癌案
案一 舌癌恶化控制后的感谢 /180
案二 舌癌术后恶化者的控诉 /181
案三 舌癌术后转移者的苦楚 /183

187 **肺癌案**

案一　肺癌骨肝转移 /187

案二　肺癌纵膈转移 /189

案三　肺癌术后化疗转移 /191

案四　肺癌转移合并右肾肿大 /193

195 **肝癌案**

197 **乳房肿癌案**

案一　左乳腺癌术后多处转移 /197

案二　乳癌患者拒绝手术、中药化排 /198

199 **卵巢囊肿案**

案一　卵巢囊肿、输卵管阻塞 /199

案二　经行淋沥误治引起结石及囊肿 /200

案三　中药化排附件囊肿 /200

案四　偏嗜酸冷甜腻引起卵巢囊肿、输卵管阻塞 /200

202 **子宫囊肿肌瘤案**

案一　宫颈炎致子宫肌瘤 /202

案二　闭经致子宫积毒、囊肿肌瘤 /203

204 **淋巴瘤案**

案一　多发性淋巴肿瘤 /204

案二　颈下淋巴肿溃 /205

案三　非何杰金氏淋巴瘤 /207

案四　右项侧近锁骨窝上方淋巴肿 /209

210 **少腹巨大血肿积毒案**

212 **盆腔内膜积毒案**

案一　老年性阴道流脓血 /212

案二　老年性子宫出血 /212

214 **肠痈术后广泛转移瘤案**

216 **齿床结石案**

219 **胆囊结石案**

220 **肾结石案**

案一　前列腺增生肾结石 /220

案二　化排孕妇肾结石 /221

案三　双肾结石化排 /221

病案手记十一
妇科病证 /223

224 **闭经案**
　　案一　闭经寒热错杂 /224
　　案二　闭经兼肥胖气促 /226

228 **月经崩淋案**
　　案一　脾虚肾湿、月经崩淋 /228
　　案二　脾肺气虚、肾湿经崩 /229

231 **老年性子宫出血案**

233 **经病案**

235 **经行伤寒致病毒性脑炎案**

237 **阴部瘙痒案**

239 **带下病案**

241 **产褥恶疾案**

245 **原发性不孕案**
　　案一　甲亢导致原发性不孕症 /245
　　案二　浊毒癣疮致不育不孕症 /246
　　案三　精冷精稀不孕症 /246

248 **继发性不孕案**
　　案一　人流后十年继发性不孕 /248
　　案二　霉菌阴痒、积毒不孕 /249
　　案三　电吸药流致宫弱不孕 /251
　　案四　清宫止带致继发性不孕 /251
　　案五　断奶不当致继发性不孕 /251
　　案六　阴虚脏燥宫弱不孕 /252

病案手记十二
男科病证 /253

254 **阴囊虫虱案**

255 **阴茎脓疮案**

257 **冠状沟疱疹案**
　　案一　误补于壮阳药物引发龟头疣息 /257
　　案二　淋球菌感染 /257

259 **杨梅疮案**

病案手记十三
儿科病证 /261

262　小儿发热颤抽案
案一　疳积被急速制止后引起四肢抽搐 /262
案二　羊水阻肺、发热咳嗽 /264
案三　肠炎发热、作咳气促 /265
案四　肺炎发热 /265
案五　腹胀发热 /266
案六　手足口病发热 /267
案七　新生儿羊痫疯 /268

270　小儿疝疾案
案一　新生儿小肠疝 /270
案二　腹股沟疝 /270
案三　睾丸肿痛 /271

273　新生儿梅毒
案一　胎毒梅毒、肺部感染 /273
案二　龟头痒痛、烦燥不宁 /273
案三　睑缘赤烂、哭尿不安 /274

病案手记十四
瘟病病证 /275

276　重症非典型性肺炎案
案一　重症非典型肺炎似猪丹毒病 /276
案二　肠滞发热咳嗽误治诱发"非典" /278

281　手足口病案
案一　男婴发热对抗治疗诱发疹斑 /281
案二　女孩发热对抗治疗起痘疹 /282

284　甲型 H1N1 流感案

288 怪异疑难病疾

案一　虫蛇爬窜感排出多种昆虫 /288

案二　服镇静药后周身有竹刺样物冒出感 /290

案三　肠易激综合征失眠易怒病苦 /291

案四　更年期燥补后恶风恶水 /291

案五　惊恐忧虑夜半胸闷欲绝 /291

案六　下消症合并干燥综合征 /291

案七　干燥综合征及目涩羞光 /292

案八　胰腺肿癌全身阴黄头痛欲裂 /292

案九　直肠溃疡及肝右叶血管瘤 /292

案十　脾肝肿大腹痛便闭纳呆 /292

案十一　肝右叶血管瘤兼胆囊炎导致腹肋痛 /293

案十二　肾囊肿兼肝胆结石导致腹痛失眠 /293

案十三　咽炎咳嗽痊愈同时肛门息肉枯脱 /293

案十四　胆结石治疗过程中鸡眼消失 /293

案十五　咳嗽腰腿疼治疗中狐臭消失 /293

295 先天免疫缺陷案

298 医误医祸案

案一　小泡结节误治引发的肿瘤 /298

案二　过量强制降血压导致的脑萎缩 /300

案三　胃癌行切除术伤口经年不愈导致体衰 /300

案四　好牙被拔蛀牙留 /301

病案手记一
心脑病证

—— 真心痛案
—— 心力衰竭案
—— 中风案
—— 癫痫案
—— 精神疾病案

真心痛案

刘某，男，34岁，水口镇井下村人。2002年7月27日至2003年10月26日医案。

病案简述——主诉有心悸、自汗、腹痛及腹股沟疝、附睾肿痛、脚气、手癣等病史。曾经多次求治于省市级医院，诊断为：先天性冠状动脉畸形、阵发性室上性心动过速；心脏占位性病变、巨大血肿等。鉴于疗效欠佳及手术风险等因素，经亲朋介绍后于2002年7月27日起求治于本诊所，谋求中医解除病苦。经过近5个月时间的综合调治后自认诸症基本消除，近一年时间症情没有明显反复。

❖ 首诊概况（2002年7月27日）

体似结实、声微嘶重（对应鼻炎咽炎），双目白偏赤浊且带有血丝（对应肺及大肠有浊毒），卧蚕弱晦（对应脾虚尿浊短赤），头面四肢赤晦（此乃伏湿蕴火所致）。主诉近日胸痛彻背，曾经多次住院及抢救。

舌形偏细短，尖位剥象收紧样（对应尿酸偏高、结肠炎、肛裂史，短缩责之心肺气阴不足）；舌尖及边侧有瘀紫（对应瘀毒浊逆传于心肺），舌根部位之苔垢呈浊黄腐（对应肠滞尿浊、下焦湿阻）；腹股沟疝因于血湿下注，与既往伤于冷饮及凉血之品有关；脚癣为血湿浊毒未曾及时化解排除所致。六脉弦紧，时作代结。

失眠因于肝胃不和、肠滞尿浊所致的腹中隐痛；心悸心颤、掌心自汗，对应阴虚气热，心肺亏虚；心动过速（有时高至200~240次/分钟），因于气弱血虚、肝失条达、阴虚致瘀、脉络受阻。

诸多因素共同促成：①冠状动脉畸形、易激性合并阵发性室上性心动过速；②心脏占位性病变、巨大血肿。

┃治则┃泄热除烦、化瘀活血、通脉安神、解毒防变。

┃方药┃大黄 10g，当归身 20g，赤芍 12g，牛膝 10g，牡丹皮 10g，泽泻 10g，人参须 12g，茯苓 12g，川菖蒲 10g，五灵脂 10g，蒲黄 10g，田七 10g，前胡 12g，陈皮 10g，郁李仁 12g，全瓜蒌 12g，3 剂。

┃方解┃当归、大黄能益血通便泄热，赤芍、牛膝能活血化瘀并引瘀毒下泄；牡丹皮、泽泻合人参须或西洋参、茯苓，能补气益阴、清肝安神；川菖蒲、五灵脂合蒲黄、瓜蒌、田七能振奋心阳、疏理血脉；前胡、陈皮、郁李仁能解郁除烦、顺气逐毒。

❖ 二诊（8 月 3 日）

主诉：服 7 月 27 日方后，胸痛心悸无明显发作，睡眠及大小便亦日趋畅顺；右下蛀牙有时仍痛，腹股沟疝亦仍有不适。效不更方，7 月 27 日方加荔核 12g、地骨皮 12g，再给 3 剂。

❖ 三诊（8 月 5 日）

主诉：服 8 月 3 日方 1 剂后，并无不适，因早餐食辛辣之榨菜偏多，引起中午时刻心悸胸痛，所以提前复诊，上方追加麦冬 12g、灯心草 5g，再给 3 剂。再三叮嘱食饮宜忌、审戒须知——切忌燥辣及甜滞壅塞之品，注意房劳及不可动怒等。

❖ 四诊（9 月 8 日）

主诉服上述方后的 1 个多月时间里，心颤及悸痛未曾发作，近日吃"龙凤虎"（即蛇鸡猫合杂炖汤）引起尿浊腰困痛，昨天夜间 10 点左右咳嗽诱发胸闷，继之心悸，搏动急速加快近 150 次 / 分钟，速来复诊。发给下列 2 个方药，并嘱先服方药一，后与方药二间服。

┃方药一┃川连 6g，白头翁 12g，炒山楂 12g，炒莱菔子 12g，前胡 12g，陈皮 10g，贝母 10g，姜竹茹 6g，灯心草 5g，鱼腥草 15g，当归身 15g，大黄 10g，牛膝 10g 等 3 剂。

┃方药二┃川菖蒲 10g，五灵脂 10g，蒲黄 10g，田七 10g，西洋参 12g，茯神

12g，大黄 10g，土牛膝、怀牛膝各 10g，当归身 20g，生地 30g，白茅根 15g，红苋根 12g，前胡 10g，陈皮 10g，郁金 12g，郁李仁 12g，3 剂。

再三叮嘱审戒须知，切忌高异蛋白及影响二便的食饮品。方药一能活血化瘀护心肺，顺气化浊解食伤；方药二为综合调治。

❖ **五诊（9 月 18 日）**

主诉服 9 月 8 日方后，腹痛失眠、心悸跳颤无再发作。由于昨天下午劳作过后汗出时感受风寒，导致夜间腹痛欲呕（伤食合风寒之故也），继之诱发心动过速，啜饮糖水之后作呕吐，呕吐酸腐及痰涎之后头晕心悸有所减轻。

┃方药┃以 9 月 8 日方药之二，加鬼羽箭 12g，防风 10g，姜竹茹 6g，3 剂。

再三叮嘱，无论疗效如何，都应该到上级大医院作检查治疗。

❖ **六诊（10 月 22 日）**

主诉服 9 月 18 日方后遵嘱到梅州市人民医院及广东省人民医院进行了 MRI、CT、心脏超声、心血管造影等多项检查，诊断报告如上所述，报告单复印件交给本所。讲述了住院期间曾经心跳快速至 200~240 次 / 分钟，接连注 3 支可达林后引起心跳降低至每分钟仅 20 次的心衰、昏迷、施升压抢救等经历；为避手术风险，因此返回本所求诊。依据省及市人民医院的检验报告、诊断证明——"巨大血肿、心脏占位性病变"、"冠脉畸形、易激性合并阵发性心动过速"，结合考患者既往有腹股沟疝及皮肤病史，参考住院检查之前的有效方剂，给予下列方药。

┃方药┃川菖蒲 10g，五灵脂 10g，蒲黄 10g，田七 10g，大黄 10g，当归身 20g，赤芍 12g，土牛膝 12g，连翘 12g，侧柏叶 10g，甘草 6g，杏仁 10g，荔核 12g，桃仁 10g，西洋参 12g，茯神 12g，全瓜蒌 12g，3 剂。

叮嘱食饮宜淡清及停止服用其他任何药物。

❖ **七诊（10 月 27 日）**

主诉在遵嘱停止服用其他任何药物及食饮淡清的前提之下，服方药六之后心脏问题未明显发作，但是颈项及胸背时有疹毒冒出作痒。当即向患者阐明此乃正气奋起化解、驱逐肌肤血脉内之浊毒的表现，无须恐惧；更不可妄用含有激素成分的外用药物，否则会抑压浊毒之解排。

｜方药｜上方加生地 30g，藿香 12g，苦参 12g。

❖ **八诊（11 月 3 日）**

主诉服上述方药后不仅心悸颤跳未再明显发作，而且发现头面及四肢的赤晦已有较为明显的退脱。就体力而言，此次求诊，自己驾驶小四轮汽车跑四十多千米后亦无气促心悸的感觉。据此表明，患者的肝肺等器官系统已逐步趋于协调，面对令人可喜的疗效，上诊方药再给 5 剂。

❖ **九诊（11 月 10 日）**

主诉心肺感觉良好，腹股沟疝痛及附睾肿痛，亦逐步减轻，上唇及齿根有疹毒（脾肠伏毒、血脉瘀阻之病根所在）亦被托出。上方疗效显著，守方再给 5 剂。

❖ **十诊（11 月 17 日）**

主诉广州回来已近一个月时间，遵嘱食饮淡清及停止其他任何药物情况下，仅服本所中药，每天坚持接送上幼儿园读书的小孩，不仅心血管疾病无明显发作，而且体力已日趋健强。再次守方给 5 剂。

❖ **十一诊（2003 年 1 月 4 日）**

主诉：2002 年 12 月 24 日晚饭后，由于内伤食饮及外感风寒引起腹痛及病呕，继之心悸又突然强烈发作，急速送至梅州市人民医院，接连注滴 3 支可达林。然而心跳趋于平复约 20 分钟后，心率骤然低落至仅 20 次 / 分钟，全身无力、知觉丧失，因此又施于升压抢救。24 日夜间至 29 日，病情几次反复，导致腹中胀滞、下肢湿肿、心悸手颤、疲乏异常，因此返回本所求诊。面对危重证候，却又推辞不去，经过综合分析，给予下列方药。

｜方药｜当归身 20g，黄芪 20g，白芍 12g，桂枝 10g，杏仁 12g，甘草 6g，藿香 12g，生地 30g，枸杞子 15g，败酱草 15g，苦参 12g，白鲜皮 12g，土荆皮 12g，3 剂。

叮嘱预防伤食及风寒等，建议服本所中药后停止服用医院所发药品，以免混淆疗效。

❖ 十二诊（1月12日）

主诉遵嘱情况下，服1月4日方后，感觉良好，精神状况明显好转。上次由其妻等人护送而来，此次独自乘车前来复诊。效不更方，上方再给5剂。

此后接受6次复诊调治，脚气、手癣及疝肿趋于消失，一个多月心悸已无发作。

心力衰竭案

林某，男，78岁，兴宁汽车站退休技师。2000年6月15日至7月11日医案。

病案简述——有慢性胃肠炎、心悸失眠及高血压头晕等病史，曾多次住院。2000年春节前住某医院综合科，诊断为冠心病合并脉管阻滞等。住院期间突发心率过缓，每分钟心脏搏动仅30~36次。在医院认为必须重症监护的危重时刻，经他人介绍于2000年6月15日由其儿媳等人护送至本所求诊。三诊后康复，此后五年多时间里仅偶有小疾。

❖ **首诊概况（2000年6月15日）**

白净人，似结实，少光华，目白浊黄兼带血丝，下睑胀坠，唇弱晦。下肢轻度湿肿兼有静脉曲张。舌平伸质淡，尖异样，有沙点，边侧胖，左侧有剥象及花斑（乃心肺小肠虚焦之象），右侧及根位舌苔微黄浊（气弱肠滞），六脉沉缓有代结。主诉头晕恶寒，服医院所发降压药导致最近几天心率有时每分钟仅搏动30~36次，小便短浊，纳呆，口干涩，掌心热。

│病案分析│目白对应肺与大肠，浊黄象征肺及大肠具有伏湿；目白内之血丝对应便闭以及肛裂；下睑胞胀坠，对应脾为湿困及尿浊排不净。唇弱而晦，脾肠气弱无疑。舌尖对应心肺及肛门，其剥象及微颤收紧状，乃心肺气阴失于濡养；舌尖之沙点及剥烂可推结肠炎肛裂史。左侧之花斑，对应脾虚肠滞有伏湿蕴火；伏湿蕴火所致之内热，此乃身有恶寒之所以然；舌右中侧及舌根苔色浊黄，是下焦伏湿影响肝胃之象，此乃腹中隐痛，对应肝胃不和（慢性胃肠炎）。下睑胞胀坠对应尿浊排不净，既往脾虚肠滞伏湿所致的阴虚内热，是引起舒张压偏高（肾不纳气）的重要缘由。此类舒张压偏高者，其头晕下午明显，医者若分不清仅舒张压偏高与"张、缩压"皆同时偏高者的本质差异,一揽子使用"降压药物",此乃引起患者心力衰竭,以至心脏搏动降至每分钟仅有30~36次的重要缘由。

本人认为,患者的心率失常,心衰头晕属假性高血压,是药物误降所致之疾。既往医院诊断的高血压、慢性胃肠炎,属肝胃不和及脾虚肠滞、尿浊所致的阴虚火旺。建议患者服中药期间应清淡食饮并停用其他药物。

┃治则┃ 排解瘀浊、养心护心。

┃方药┃ 菖蒲、石菖蒲各8g,灵芝菌10g,人参须12g,茯神12g,灯心草6g,鱼腥草12g,大黄10g(后下),当归身15g,旱莲草10g,黄芪15g,大枣12g,葶苈子12g,川连8g,白头翁10g,4剂。

❖ **二诊(6月21日)**

主诉服上方后,心率已逐步提升至每分钟60~64次,头顶受压及包裹样痛亦已减轻,睡眠相对好转,但是小便仍偏频短,大便仍有后重感。气血仍弱,肠滞未完全解除。

┃方药┃ 菖蒲10g,灵芝菌10g,人参12g,白术15g,茯神12g,桂枝10g,白芍15g,当归身20g,白头翁10g,川连6g,白花蛇舌草15g,黄芪20g,红枣15g,葶苈子12g,4剂。

❖ **三诊(7月11日)**

主诉服6月21日方后,不仅心率已趋正常,而且停药5~7天的时间里劳作后仍无异常。依据候诊近二个小时与旁人交谈仍无不适,上方小变再给。

┃方药┃ 上方去川连、白头翁,加旱莲草10g,杜仲12g,枸杞子15g,4剂。

2007年医案记录了其儿媳求诊时的讲述:此后遵嘱食饮淡清的4~5年时间里,患者仅偶尔服中成药。可惜患者刻板式相信"命理"——2006年秋临终前的2天,患者自己到银行取退休金买回多种丧事用品,"无疾"而仙逝,估计食伤所引发的突发性心肌梗死所致。

中风案

案一 中风后遗脑萎缩

胡某某，男，70岁，家住平远县城。2008年7月31日至2009年5月15日医案。

病案简述——有慢性结肠炎、鼻炎及前列腺增生史。2008年春节后突发性高血压、脑血栓、右侧偏瘫，住院治疗后引起脑萎缩。在心悸手颤、语言失正、下肢无力日趋严重的时刻，于2008年7月31日起求治于本所。

在清淡食饮及停止其他药物的情况下，经过8月8日、9月19日、10月4日、11月26日、12月26日六诊，诸症解除，趋于康复。2009年春节期间违嘱伤于食饮，导致手颤腿痛轻度反复，于2月7日返回本所调治，经3月12日、5月15日复诊，再次趋于康复，半年及2年后回访，诸症皆无反复。

❖ **首诊概况（2008年7月31日）**

头面有虚湿、两颧有浊毒，准头及鼻翼有血丝，下睑微胀双目微浊。舌胖大偏短，边尖剥象中有瘀斑及齿印，舌根苔垢浊黄腐，上唇内有鱼卵样伏毒（对应脾肠有伏毒）。

┃病案分析┃患者既往的鼻炎头晕，因于前列腺增生及老年性结肠炎。鼻炎头晕被误治误补，促诱浊毒逆乱而攻冲肺脑心（心脑肺长时间受浊毒的侵扰，其治疏忽了通便泄浊，湿久生热口臭）。肺失宣肃，血液偏稠，则促诱心跳加快、血压突发飚升而发生脑中风、脑血栓。患者住院治疗期间，降压药物剂量过大或降之过度，这是诱发脑萎缩、右侧偏瘫、神识痴呆、语言塞涩、手足无力并作震颤的重要缘由。

┃**方药**┃大黄 10g（后下），桃仁 12g，海金沙 15g，六一散[1]30g，贝母 10g，全瓜蒌 12g，地骨皮 15g，前胡 10g，赤芍 15g，牛膝 12g，侧柏叶 12g，苍耳子 12g，灯心草 5g，鱼腥草 15g，5 剂。

叮嘱减停西药。

┃**方解**┃大黄、桃仁、海金沙、六一散联合使用能疏络泄浊；贝母、全瓜蒌、地骨皮、前胡联合使用能涤痰清虚益肺；赤芍、牛膝、侧柏叶、苍耳子、灯心草、鱼腥草联合使用善解鼻炎窜脑之瘀浊。

❖ **二诊（8 月 8 日）**

二便转畅顺、头晕痴呆有所减轻，上方再给 5 剂。

❖ **三诊（9 月 19 日）**

右侧偏瘫好转，发音趋正，精神状况明显好转，睡眠及胃纳明显趋正，手有时仍作颤，建议西药完全停止。

┃**方药**┃地骨皮 12g，前胡 12g，黄芩 10g，白术 15g，杜仲 12g，牛膝 15g，柴胡 12g，蔓荆子 12g，白芍 15g，当归 20g，泽泻 12g，生地 30g，甘草 6g，杏仁 10g，侧柏叶 12g，苍耳子 12g。

❖ **四诊（10 月 4 日）**

主诉在完全停止降脂、降压、降糖药已近半个月的情况下，服上方语言行坐已日趋正常，惟右侧偏瘫之食指有时仍作颤及拘急，上方加桑枝 12g 再给。

❖ **五诊（11 月 26 日）**

其儿讲述上方甚效，要求再给 5 剂。

❖ **六诊（12 月 26 日）**

主诉服三至四诊方后诸症解除，趋于康复。已有一个多月，生活能够自理，近日伤食合风寒引起头晕。

1　滑石克数：甘草克数 =6：1。

┃方药┃炒山楂 12g，炒菜菔子 12g，贝母 10g，炒葶苈子 12g，藿香 12g，生地 30g，侧柏叶 12g，苍耳子 12g，鬼羽箭 12g，防风 10g，牛膝 10g，大黄 10g，陈皮 10g，3 剂。

2009 年 2 月 7 日、3 月 12 日、5 月 15 日及 2011 年春节后，诸症并无反复，患者听从妻儿之言到本所调理巩固。

总之，在脑中风急性发作期，如果能酌选大黄 12g、牛膝 12g、海金沙 15g、六一散 30g、前胡 12g、车前子 12g、地龙 12g、鱼腥草 15g 组方，服 2~3 剂，促使小便畅利、大便中排出泡积，然后依据赤白肥瘦、气阴状况调和平衡，则中风可解而且不会有后遗症。至于脑卒中（急性中风脑溢血、脑血栓）降压过度转为脑萎缩者，其治又常须柴胡、蔓荆子、赤芍、牛膝、杏仁、甘草、侧柏叶、苍耳子组方。

案二　中风兼左肾囊肿

凌某某，女，77 岁，龙田镇凉伞村人。2003 年 2 月 27 日至 4 月 28 日案。

病案简述——患者有血脂、血糖、尿蛋白及舒张压偏高史多年。体型重度肥胖，1991 或 1992 年医案中有关于其人因药物引起突发性昏花失视治愈记录。此次病起 2003 年 2 月 24 日凌晨，尿后跌仆，中风失语，急送某某卫生院；下午转送至兴宁某某医院综合科住院。

检查报告诊断为：①脂肪肝、左肾囊肿、膀胱充盈欠佳、子宫附件观察欠清；②左脑基底节区多处梗死；③心肌供血不足等。另全血、血浆、血清等多项指标高低失常。

二便阻闭已多天，26 日起昏迷谵语。面对院方所发的病情危重通知，其儿媳到本所请求本人出诊。

❖　**首诊概况（2003 年 2 月 27 日晚）**

患者头面已经虚肿至面目全非，上下睑肿至双眼合成一线，两腮之肿，有如水袋坠于枕席（下焦阻闭重度湿饮无疑），口角歪邪，神识昏迷，时作谵语（浊毒痰脂扰乱神明、充塞脑肺）。右手脚偏瘫，左手常作不自主的拍打（脾肠伏湿，肝气欲疏）。其正在输液及输氧，呼吸逆促，呼气浊臭（膀胱失泄、肠滞无疑）。头额颧位及山根旁,布藏多颗脂聚样卵样结节(对应大肠及脾肺内有滞聚之毒结)。下唇淡白、肿胀呈向外翻（对应脾为湿困，木不疏土），张口困难（脾郁肝气不疏）。舌短缩（气机失宣、心阳受阻）。上下睑胞胀坠，兼有瘀斑疣息（胱肠尿道、伏湿瘀阻）。经询住院多天大便一直未曾排解，导尿袋中仅有少量浊稠之尿液。

┃辨证┃脾为湿困、肠滞尿浊，三焦紊乱，伏湿生蕴火，浊毒痰脂乱害于心肺脑。病因在于便闭使肺失宣肃，尿浊致血脂血压偏高，气弱血湿致使肝木无能疏化脾土；中焦之疾引起上焦受侮、下焦湿阻。

┃治则┃活血通络，调和升降，下气逐毒，振奋心脾之阳。

┃方药┃大黄12g（后下），桃仁12g，海金沙15g，六一散30g，炒山楂12g，炒莱菔子12g，橘络8g，葶苈子12g，前胡10g，陈皮10g，田七10g，牛膝12g，白花蛇舌草20g，黄芪15g，泽泻12g，茯苓12g，菖蒲10g，萆薢12g，3剂。

叮嘱煎药、服药及戒口须知，建议留意观察服药之后排解大小便的情况；言明停止静滴期间给服中药，则疗效更为明显。达到预期疗效后，盼能尽快办理出院手续，否则本人不敢再投方药。

❖　二诊（3月4日晚7点40分至9点20分左右）

患者的众多姻亲对上次出诊方药的疗效给予了肯定（导出之尿液明显增多，阻闭多天的大便得于下行，昏迷妄语发作明显减少）。由于医院不同意出院，停止中药2~3天后湿肿呈现反复，精神状况令人担忧。众多姻亲期望放胆用药。

┃方药┃依2月27日晚出诊方，追加车前子10g，土牛膝10g，再给3剂。

叮嘱其仍需戒口生冷甜滞及奶制品，建议服饮此中药之前，务必请护士将患者所佩戴的导尿管拔除，有利于中药将滞留于膀胱的稠浊毒液清理排除出体外。言明轻微腹痛过后，有鼻涕样泡状积滞从大便外排，出后气、促痰涌，必然逐步轻松，神智昏迷亦将好转。患者的肺胃肌表皆处于极度弛弱状态，有所好转亦忌洗热水澡，切忌浴缸浸泡，只准用温水润湿毛巾擦身。停止输液，立即出院则较为稳妥，可以保证疗效。

❖ **三诊（3月8日晚7点30分至8点30分）**

代诉及主诉遵嘱办理出院并去除导尿管及食饮淡清条件下服完3剂中药后，患者头面四肢的湿肿已经退解60%~70%，患者已能坐起接受进食及喂药，口角歪斜逐步好转，声音逐日转清，偏瘫之右手开始作伸缩，胃纳好转，大小便已日趋畅顺，味觉仍欠佳，右脚仍不灵，上方加当归、蒲黄。

┃方药┃大黄10g，土牛膝10g，白花蛇舌草15g，黄芪20g，贝母10g，葶苈子12g，当归12g，桃仁12g，田七10g，蒲黄10g，败酱草15g，薏苡仁30g，菖蒲10g，茯苓12g，前胡12g，陈皮10g，3剂。

❖ **四诊（3月13日晚）**

患者坐在饭桌旁与家人说笑。代诉及主诉：原来右侧偏瘫之手开始可以抓举，右脚仍偏少力；昨天开始自主进食，自己到卫生间排解二便，惟胸咽仍有痰浊。自认食饮睡眠亦已趋于正常，以往噩梦常缠之现象亦已消除。患者声言已可以辞去所聘请的护理人员。良效不更方，再给3剂。

3月20日下午，其儿前来讲述，患者自认已经康复，意欲停止服药，惟口臭仍未解除，视力仍昏蒙。

┃方药┃密蒙花12g，谷精子10g，赤小豆30g，薏苡仁30g，枸杞子15g，败酱草15g，佩兰12g，香薷10g，田七8g，牛膝10g，当归头12g，大黄10g，桃仁10g，白花蛇舌草15g，黄芪20g，3剂。

建议仍需食饮淡清。

❖ **五诊（3月28日）**

患者由其儿媳陪同坐三轮车到本所就诊。患者虽然自认已经康复，事实并非痊愈，右手有时仍会作颤，右腿仍偏少力，走路还不平稳。

┃方药┃白芍15g，当归15g，防风10g，桑枝12g，白术15g，茯神12g，杏仁10g，甘草6g，贝母8g，姜竹茹6g，杜仲12g，怀牛膝12g，鸡血藤30g，黄芪20g，5剂。

嘱每剂药煎3次分2天服。

4月28日，患者之妹带人到本所求治时告知其姐的语言及行走都已正常，患者认为无须再服中药调理。此后五年多时间，偶尔尿短咳嗽，近处求治不效时则到本所开中药调治。

癫痫案

张某某，女，6岁，家住兴宁市城北。1993年6月1日至1994年5月17日医案。

病案简述——患者在周岁以前，曾经因为便秘咳嗽发热等几次住院。住院治疗期间，几次对患者头部施以刷酒精或敷冰袋的辅助降温法，此后出现脑痫抽症状。既往每隔几个月发作1次，最近1个月每隔3~5天发作1次。由于昨天（1993年5月31日）发作3次，经邻居介绍到本所求治于中医中药。

经过近四个月时间的连续治疗，1993年9月11日起痫抽无再发生。此后2~3个月时间，经每隔十天或半个月的遵嘱调治，至1994年1月5日及6月17日伤食引起发热咳嗽到本所求治时，询问其父母获知痫抽及跌仆已有近半年时间无再发作。

❖ **首诊概况（1993年6月1日）**

其母告知，患儿在周岁之前住院期间高热颤抽，曾经对头额采用刷酒精或冰袋置放的方法。本人认为对具有胸肺或脑积液的发热患者之头部实施冰袋降温之法，容易导致积液被冻凝而滞留于脑间质之间；日后遇食饮燥热或剧烈运动时，上述因敷冰袋所导致的滞留物可因遇热膨胀而引起躁动症及脑痫症的发作。此外，患者排解团状之坚便时，往往需要憋气，屏憋气机及食饮燥热都可以促诱脑痫抽的发作。综合上述情况，对患者提出下列治疗原则。

┃治则┃通便泄热，降解浊毒，润燥除烦，息风止痉。

┃方药┃大黄6g，桃仁6g，泽泻6g，生地12g，钩藤8g，地龙6g，柴胡6g，蔓荆子6g，防风6g，竹茹4g，甘草4g，杏仁6g，侧柏叶6g，苍耳子6g，土牛膝6g，赤芍8g等3剂。

❖　**随诊概述**

经过后续 6 月 5 日、6 月 11 日、6 月 14 日、6 月 19 日、6 月 22 日五诊的守方再给，至 6 月 29 日复诊时，主诉便秘逐步解除，胃纳日益好转，脑痫抽已减少发作，遗尿现象却依然存在。据此以首诊之方加乌药、灯心草、覆盆子 3 剂。

此后每隔 5 天或 7 天复诊 1 次，方药——大黄 6g、当归 10g、赤芍 8g、牛膝 8g、生地 15g、泽泻 8g、灯心草 3g、覆盆子 6g、侧柏叶 8g、白茅根 12g、甘草 5g、杏仁 6g、石韦 8g 等。至 8 月 22 日及 9 月 11 日复诊时，告知诸症已悉除。此后遵嘱隔十天或半个月调理共计 5 次。

1994 年 5 月 17 日，患者因食伤而致外感发热咳嗽到本所求治时，询问其母亲得知，患者的脑痫抽已有近 6 个月时间无再发作。5 年及 10 年后回访或询问其邻居，皆言脑痫抽无再发，据此可推脑部之毒积已被化解排除。

精神疾病案

案一 产后神经失常

胡某某，女，28岁，安徽桐城人，2008年5月1日至7月13日医案。

病案简述——产后3个月，突发精神异常，曾求治于安徽省人民医院及精神病医院。由于疗效欠佳，病至恐惧自卑、悲观欲绝拒绝服药，不愿与家人见面及谈话的严重时刻，其丈夫（兴宁机场高某某）将患者带至本所求治。

经5月1日首诊，5月7日、5月13日、5月24日、6月3日复诊，趋于痊愈。6月13日再诊时建议到工厂上班，7月13日给予调治"经带"。此后至2010年春节前的一年半时间，正常上下班，病情并无反复。

❖ **首诊概况（2008年5月1日）**

患者肥胖白净，头面潮热致两颧腮皆有赤沙点样疹毒（气滞血湿，浊逆上冲，导致心意烦乱），鼻准内赤砂隐伏（对应鼻炎及脾肠有伏湿蕴火），上睑胞位紫青（对应肺胃之静脉回流受阻）。

舌平伸，质淡短大，边侧胖（对应气滞，胸闷痰阻）；舌根厚，苔浊腐（对应肠滞下焦湿阻，肛肠、妇科有伏毒）；舌根两侧有菌菇样疣（对应附件及胸乳有浊毒滞留）；舌时作颤（对应肝风内动及恐惧抑郁）。

┃病案分析┃哺乳期鼻炎头晕误于燥补致乳汁过稠，泌乳受阻致乳房胀痛，进而致失眠躁烦、恐惧不安。既往住院期间的镇静药物，短期内症情似乎缓解，但客观上并没有将导致失常的浊毒祛除，而是致浊毒内伏于脏腑，使气机更加受束。此乃药物时效过后症情反弹更苦的重要因由。

┃治则┃顺气化浊，通经排带，除痰解郁。

┃方药┃首诊至三诊方药主药——地骨皮 15g，前胡 12g，贝母 10g，全瓜蒌 12g，密蒙花 12g，赭石 20~30g，葶苈子 12g，牛蒡子 12g，赤芍 12g，牛膝 10g，蒲黄 10g，田七 10g，山楂 12g，炒莱菔子 12g，大黄 10g，桃仁 12g。

❖ **四诊（5月24日）**

主诉症状基本解除，惟噩梦仍未解除，手脚有时仍会抽动不适，内阻之白带已逐日外排，胸闷及乳房胀痛已明显减轻。建议其夫在机场附近工厂为患者找一份工作，有助于解除抑郁并预防反复。给予下列调理之方。

┃方药┃白芍、赤芍各 15g，全当归 20g，甘草 6g，杏仁 10g，土牛膝、怀牛膝各 10g，侧柏叶 12g，藿香 12g，生地 20g，蒲黄 10g，五灵脂 10g，桃仁 10g，田七 10g，全瓜蒌 12g，贝母 10g，前胡 12g，陈皮 10g，5剂。

❖ **五诊（6月3日）**

主诉久闭之经已经下行，心情明显舒畅，食饮睡眠已趋正常，自认康复。

┃方药┃上方加卷柏 12g，蒲公英 12g，路路通 15g，再给 5 剂，促气血调和并对胞宫作进一步清理。

❖ **六诊（7月13日）**

主诉已遵嘱到工厂上班，一个多月无再发作。月经后期心烦耳鸣，要求调理。

┃方药┃红枣 5 枚，葶苈子 12g，灯心草 5g，鱼腥草 15g，白芍 12g，全当归 20g，熟地 20g，磨盘草 15g，败酱草 15g，薏苡仁 30g，前胡 12g，陈皮 10g，郁李仁 12g，合欢皮 12g，5剂。

2009 年 11 月 29 日患者之夫高某因病尿浊阴疮到本所求诊时告知，其妻已有近一年半时间症情并无反复。

案二 精神错乱

陈某某，女，58 岁，福兴镇五里区人。2006 年 7 月 5 日至 2008 年 5 月 20 日医案。

病案简述——其夫代诉 2006 年 6 月初，因食伤忧思、腹痛、失眠，误补误治而致幻音幻影（说有人要害她及电要爆炸等）。接受中西医及神经科医师的治疗之后，引起痴呆；因便秘而服安宫牛黄丸2颗后，大便仍未能排下。7月2日起，顿足捶胸，脱衣脱裤，不知羞耻。经他人介绍，其夫及女儿于7月5日下午请求本人出诊。

后经7月8日、7月14日、7月24日复诊，情志食饮趋于正常；再经8月5日中药调治，此后四年多时间未曾复发。

❖ 首诊概况（2006年7月5日）

白净人偏瘦，双目内角赤晦，头额及上肢冷汗明显（此汗因于吵闹不停，意欲挣脱护理人员的管束所致）；项下有疣息（对应阴痒、尿道宫颈有瘀毒内阻）。舌形呈匙样，质淡带紫滞；舌根厚，苔呈浊腐样（对应下焦伏湿）。所呼之气恶臭（对应运化失正、肠滞便秘）。人中及上下唇部位有疹毒（对应脾虚肠滞、妇科所在有积毒）。六脉细弦紧。

❘治则❘通调六腑，降解浊毒，疏肝和胃，醒脑宁神。

❘方药❘当归身15g，大黄12g（后下），赤芍15g，土牛膝12g，地龙12g，鱼腥草15g，川连8g，白头翁12g，甘草6g，苦参12g，郁李仁12g，前胡10g，陈皮10g，3剂。

建议服首剂中药之头煎后约20分钟，结合推开塞露于肛门内，有助于毒结之便排解。叮嘱戒口高异蛋白、肉汁水、生冷甜腻、燥热等。

❖ 二次出诊（7月8日）

其夫代诉，患者服中药大便排解后，抓挠外阴、胡言乱语等现象已逐步减轻，意识有所好转；恐惧状况则未解除，四肢有时仍作颤。上方再给3剂。

❖ 三诊（7月14日）

狂躁状况已消失，13日开始患者自己去盛饭食，但有时仍答非所问；抓挠外阴的症状已不明显（表明阴痒已经减轻）；但是幻觉现象有时仍存在。

❘方药❘以上方加川菖蒲10g，远志10g，5剂。

❖ **四诊（7月24日）**

主诉及代诉，已经停药几天，症情无再发作；20日开始，患者已到菜园除草锄地。

┃方药┃赤芍、白芍各12g，桂枝12g，地龙10g，鱼腥草15g，西洋参12g，茯神12g，白花蛇舌草20g，黄芪20g，甘草6g，苦参12g，土茯苓15g，当归15g，远志10g，川菖蒲10g，灯心草5g，柏子仁12g，5剂。

❖ **五诊（8月5日）**

患者主诉已完全康复，其亲属要求调理巩固，前方再给5剂。建议仍须食饮淡清。此后（2008年5月20日，因担心女儿会难产而致失眠前来本所求诊；2010年春节前，因食伤腰腿痛到本所求诊），至今已3年多时间无反复。

案三　精神分裂

罗某某，男，16岁，家住兴城镇高华路，2007年12月5日至2008年1月30日医案。

病案简述——患者因鼻炎头晕、咽炎不适误于清散及峻补，导致头痛欲裂及幻觉耳鸣、精神散乱、摇头摆脑、喜怒无常。在多方求治未能好转且已经休学的时刻，于2007年12月5日起，由其母带患者到本所求诊。

经过12月11日、12月26日复诊建议返校上课，再经2008年1月14日及1月30日复诊，此后二年多时间症情并无反复。

❖ **首诊概况（2007年12月5日）**

似壮实人，两颧潮红（对应内热），额偏黄晦赤，正印堂所在有疹疮点点（对应鼻炎积毒），鼻准头内有赤砂隐伏（对应脾肺有伏热或属既往鼻衄史）；下唇偏胀红（对应脾火过旺及既往嗜食香燥之食品），下唇下方颏位所在有疹毒（对应下焦有伏湿滞聚，起于冷甜或冻品饮料）。耳鸣因于气化过旺（责于脾肠及膀胱）；精神散乱，因于浊毒逆乱于心肺脑。

┃治则┃升清降浊，益阴除烦，宣肺通窍，安神定志。

┃方药┃赤芍 12g，土牛膝 10g，泽泻 10g，茯苓 12g，地骨皮 15g，前胡 12g，贝母 10g，瓜蒌 12g，白茅根 15g，生地 30g，侧柏叶 12g，葶苈子 12g，甘草 8g，大黄 10~12g（后下），5 剂。

❖ **二诊（12 月 11 日）**

其母代诉，上方服后大便中排出大量恶臭之积，精神恍惚、摇头晃脑的状况明显减轻，胃纳好转。前方再给 5 剂。

❖ **三诊（12 月 26 日）**

自诉耳鸣已经消失，记忆力已逐步恢复。建议返校上课。

┃方药┃地骨皮 12g，前胡 10g，贝母 10g，全瓜蒌 12g，生地 30g，泽泻 12g，白茅根 15g，石韦 10g，杏仁 10g，甘草 6g，麦芽 12g，蒲公英 15g，侧柏叶 12g，苍耳子 12g，赤芍 12g，土牛膝、怀牛膝各 10g，5 剂。

再经过 2008 年 1 月 5 日、1 月 14 日及 1 月 30 日作巩固性调治，此后近 2 年时间，鼻炎及其所导致的精神分裂现象无再发生。此类病号近几年有增多之势。敬请鼻炎患者，不可随意峻补，以免误事。

案四 恐郁致思行失常

陈某，男，30 岁，广州打工（原籍龙田镇洋岭村）。2011 年 1 月 29 日至 4 月 29 日案。

病案简述——患者具有多年鼻炎头晕史。2011 年元旦期间，患者与朋友因玩牌之赢输发生口角争辩，受恐吓之后四肢作颤、神思不定、乱语胡言，常抱紧父母哭泣鸣哀等。精神病医院治疗不效后，其父母于 2011 年 1 月 29 日护送患者到本所求治。经 2 月 11 日二诊，思行趋于正常；再经 2 月 28 日复诊后，返回原单位工作。其母张某某，4 月 29 日到本所求诊时，告知症无复发。至补写此案例之日（7 月 27 日），电询其父母，获知已近 5 个月无复发。

❖ **首诊概况（2011 年 1 月 29 日）**

患者神思不定，时作走来走去，时而抱住父亲或母亲作哭泣流涕。患者父母告知，病起受吓于朋亲。患者头面偏赤晦，内有伏湿蕴火疾。四肢作颤，对应于脾肝；哭泣因于恐惧愤郁，恐则伤肾，郁则肝失条达。经云"随神往来者谓之魂，并精而出入者谓之魄"，患者哭泣颤危，具有魂飞魄散之势。

【治则】解郁疏肝，纳气安神定志。

【方药】白芍 15g，桂枝 12g，地龙 12g，鱼腥草 15g，大黄 12g（后下），全当归 15g，侧柏叶 12g，土牛膝、怀牛膝各 12g，灯心草 5g，瞿麦 12g，藿香 12g，生地 30g，郁金 12g，琥珀 10g，远志 10g，防风 10g 等 5 剂。

叮嘱戒口燥热及甜滞，切勿进补鸡汁及兔鸽等。

❖ 　二诊（2 月 11 日）

症状逐步减轻，已可以独自夜睡。

【方药】上方加龙胆草 8g，陈皮 10g，姜竹茹 6g，5 剂。

服完此 5 剂中药后至 2 月 28 日复诊时，言行睡眠及食饮已趋于正常，服完三诊之药后电话回访，知愈后 5 个月病无复作。

病案手记二
肺系病证

—— 哮喘案
—— 肺痈案
—— 肺结核案

哮喘案

黄某，男，70 岁，中学高级教师，2008 年 6 月 1 日至 2009 年 1 月 27 日医案。

病案简述——患者身材高瘦，双目深陷，白净中山根及目外角有黄晦彩，上下唇呈淡弱晦。经查医案，患者于 1988 年春节后因咳嗽气促多方求治罔效后即开始求治于本所。此后每隔半年或 1 年凡遇食饮所伤误于燥补，或风寒束肺引起喘咳气促服息喘灵等便药不效，或近处求治至难于忍受时刻，则求治于本所。

其既具有服巴戟天补肾丸及蜂蜜等引起胸背恶寒、阴囊下坠、气促心悸时刻的求治医案（1998 年 2 月 18 日至 27 日医案），又具有被家猫抓伤注射预防狂犬疫苗后，阵热恶寒、咳喘欲绝时刻（2000 年 3 月 4 日至 23 日）求治于本所（在遵嘱停止注射预防疫苗及其他一切西药情况下，给予综合调治后使诸症解除）的医案。此外还有下列必须详述的，使用硫酸沙丁氨醇雾化剂等药物后，导致心肺功能严重衰竭时刻，由其妻儿护送到本所求诊，服用本所四诊的中药后，为患者解除了倒悬之危的医案。

令医者苦恼担心的是，每次都是症状解除后，其都不再主动作调理护本。询问患者为何如此不珍惜健康？其回答之一是到本所求诊等候时间太长，之二是怕煎药的麻烦。对此曾多次作劝导，因为不作巩固的治疗，会给双方都增添治疗难度与麻烦。具体情况请看下面案摘。

❖ **首诊概况**（2008 年 6 月 1 日）

代诉及主诉，因于连续多天下雨致空气中湿度大，引起哮喘发生，接受姻亲中之医务工作者的建议，使用硫酸沙丁氨醇雾化剂等药物治疗，药物的伤害导致心脏搏动由原来的每隔 1 小时停止 1 次，严重至每隔十分钟左右停止 1 次。在医院建议必须立即进住重症监护病房，或者转院至省市级大医院的危重时刻，患者由其妻儿，护送至本所求诊。

此时的患者，双目深陷，目白浊黄，声音细弱，额冒冷黏汗，鼻准及颧腮部位皆偏凉，指掌俱冷且作颤。舌质淡、带紫瘀，微干微黄、有浊泡；舌尖下垂有剥象及红沙点（对应气血皆弱，血虚便秘）。脉象代结。

┃辨证┃肺肾阴亏而致心失所养。硫酸沙丁氨醇对咽喉的刺激，耗气伤阴致肾不纳气及营不化血、气虚津枯，阴损及阳导致早搏、心律不齐及心脏间歇性停止搏动。

┃治则┃益阴润肺、通络护心。

┃方药┃桔梗 10g，陈皮 10g，甘草 6g，杏仁 10g，附片 12g，西洋参 12g，白芍 15g，桂枝 12g，贝母 10g，全瓜蒌 12g，灯心草 5g，柏子仁 12g，败酱草 15g，枸杞子 20g，石膏 30g，炙麻黄 10g，3 剂。

❖　二诊（6 月 4 日）

主诉：服本所中药后不断有恶臭之毒积从大便中排去，心悸喘促随之逐步减轻；服完所给 3 剂中药后，到医院作心电图等项检查，结果表明求诊本所之前的"心脏每隔 10 分钟左右停搏 1 次"的病况已不复存在，惟早搏现象仍未解除。

有鉴于患者肾有结石，以及大便已经畅排，因此方药以上述 6 月 1 日方去大黄，加熟地 20g，川金钱草 30g，5 剂。

❖　三诊（6 月 16 日）

遵嘱回来调治，自诉诸症已经解除，停药多天亦无不适。

┃方药┃桔梗 10g，陈皮 10g，甘草 6g，杏仁 10g，西洋参 12g，田七 10g，鸡内金 10g，枳实 10g，灯心草 5g，柏子仁 12g，川金钱草 20g，熟地 20g，白芍 15g，当归身 20g，旱莲草 12g，黄芪 20g，5 剂。

❖　四诊（6 月 30 日）

主诉，已经停药几天情况下，再次到医院检查，各种异常现象均已消失。此后半年多时间哮喘无明显发作。

2009 年 1 月 27 日（大年初二），因春节期间食伤引起哮喘发作，而返回本所求诊；给予麻杏石甘汤加生地、藿香、前胡、车前子等获良效。此例表明哮喘病人，食饮必须经常注意，不可过于燥热及生冷甜腻；若然伤食，势必导致浊逆上冲而气逆喘咳。

肺痈案

案一　多次抽排气胸及积液引发肺脓疡

李某某，男，35岁，深圳（司机）。2002年11月8日至2003年3月21日、2009年11月18日至12月23日的医案。

病案简述——主诉，外出期间食伤引起肠滞腹痛、发热咳嗽，求治于东莞市某医院输液2~3天引起气胸后转至深圳市某医院。经多次抽刺术排除气胸后，继之出现胸肺积液，多次抽排积液后导致感染肺脓疡。在嗳呃纳呆、痰稠青黄如脓毒、咳引胸痛彻背、声音日趋细嘶、反复阵热恶寒，体力日益不支、步履不稳的病重时刻，于11月8日傍晚由其父母和妻护送患者到本所求诊。

经11月12日、15日、18日、20日、27日以及30日的七诊后，至12月3日复诊时发热咳嗽、嗳呃胸痛诸症解除，同意返回深圳办急事后回来调治。再经12月13日、15日及2003年1月14日和19日调治，经医院复查证明已完全康复。3月21日，因食伤合风寒，再次返回本所调治。此后六年多时间，肺咽之疾并无反复。2009年11月18日因胆囊结石引起腹痛，接受医院手术后，再次导致胸肺积液的严重时刻，再次返回本所给予调治。

❖　**首诊概况（2002年11月8日）**

头面湿虚，额颧黄晦，指掌汗冷（心肺虚亏），走路须人扶持（对应浊毒阻肺已累及肝肾）。

|辨证| 蕴火内热、耗气伤阴，浊毒伏湿、乱害肺胸。

首诊至四诊方药主药如下。

丨处方主药丨 山楂12g，炒莱菔子12g，葶苈子12g，牛蒡子12g，大黄12g（后下），桃仁10g，赤芍12g，牛膝12g，蒲黄10g，田七12g，败酱草15g，薏苡仁30g，红苋根12g，白茅根15g，前胡12g，车前子10g等，3剂或5剂。

❖ **五诊至八诊（2002年12月13日至2003年1月19日）**

调理顾护肺脾肾为主。

丨处方主药丨 沙参20g，茯苓12g，白花蛇舌草20g，黄芪20g，牛膝10g，田七8g，红苋根10g，生地30g，大枣7枚，葶苈子12g，桔梗10g，前胡10g，5剂。

此后6年时间少疾。

案二 发热咳嗽引发肺痈

病案简述——2009年8月中下旬，上述案一中患者李某某因胆囊结石接受深圳某医院手术治疗。出院后约半个月因发热咳嗽再次进住上述医院，再次引起气胸及胸肺积液、肩胸皆痛的严重时刻（11月18日），患者由父母扶送到本所要求救治。

经11月25日复诊至12月23日三诊，不仅胸痛咳嗽已明显解除，而且黄青浓稠难咯之痰，已转清稀易于咯出，建议X光复查。检查报告表明，胸肺积液及所致之肺部感染已消失。下面摘引相关方药。

❖ **首诊概况（2009年11月18日）**

丨方药丨 牡丹皮10g，泽泻10g，大黄10g（后下），桃仁12g，赤芍12g，土牛膝、怀牛膝各10g，丝瓜络10g，鱼腥草15g，白茅根15g，石韦10g，地骨皮15g，前胡10g，贝母10g，葶苈子12g，5剂。

建议每剂中药，应煎熬2~3次，每次取汁400~500ml；每次所煎药汁分2~3次服，先宜空腹服，隔2小时左右后半空腹时再将余药服下，则有利由下焦至上焦排解浊毒痰脂。严格要求戒口高异蛋白及冷甜燥热。

❖ **二诊（11月25日）**

主诉疗效良好，要求原方再给带药返深圳。

❖ **三诊（12 月 23 日）**

主诉诸症解除后已有多天并无反复。

ǀ 方药 ǀ 大黄 10g，桃仁 12g，赤芍 12g，土牛膝、怀牛膝各 10g，牡丹皮 10g，泽泻 10g，藿香 10g，生地 15g，侧柏叶 12g，田七 10g，败酱草 12g，薏苡仁 30g，白茅根 12g，甘草 6g，杏仁 10g，麦芽 12g，枳实 10g，连翘 15g，5 剂。

叮嘱仍需戒口食饮。

2010 年春节后患者与父亲一起，到本所表示感谢并要求抄原方药防备。

案三　气胸误治引发肺脓疡

杨某某，女，35~37 岁，深圳（家梅县城北）。2005 年 6 月 8 日至 9 月 15 日、2007 年 2 月 24 日至 12 月 18 日医案。

病案简述——患者有慢性尿道炎、结肠炎、宫颈炎等病史。2004 年 12 月 19 日，因咳嗽气喘入住深圳市某某中医院。入院诊断，中医诊断是：肺痿（气滞血瘀）；西医诊断是：双侧自发性气胸。经排气术及输液等治疗后于 12 月 17 日要求出院，出院诊断是：左下肺积液，慢性支气管炎。2005 年 3 月 24 日至 25 日返回原中医院复查，诊断结论是：悬饮（饮停胸胁、脾肺两虚），左胸积液（乳糜胸）。住院抽刺排除左胸肺积液过程，曾经发生突然昏迷。5 月 9 日至 5 月 16 日转院至梅州市人民医院，住内三科 108 房。入院诊断如前。2005 年 6 月 9 日，转院至梅县人民医院。因咳喘发热及胸痛等症况反复缠绵，经本所 3 个月左右时间的连续治疗，各种不适症状完全消失。

❖ **首诊概况（2005 年 6 月 8 日）**

患者之两颧潮红如妆，喘急抬肩、咳引胸痛、嗽咯之痰如浆如脓，有时夹裹血丝，景况令人惊叹。询问既往病史后，知晓证属脾失健运、浊毒逆乱、日久未解、饮痰疡肺。

ǀ 治则 ǀ 开鬼门（即调启毛皮汗泄）、洁脏腑（急速通调二便，化解排除痰瘀浊毒）、降逆顺气、顾护脾肾。

ǀ 处方主药 ǀ 桔梗 10g，炙麻黄 10g，杏仁 12g，甘草 6g，神曲 10g，生石膏 30g，田七 10g，蒲黄 10g，土牛膝、怀牛膝各 12g，大黄 12g，前胡 12g，紫菀 12g，灯心草 6g，鱼腥草 15g，败酱草 20g 等 3 剂。

叮嘱食饮宜忌，切戒鱼腥及燥热、生冷甜滞碍胃壅塞之食饮品，能淡清食饮才能确保疗效。言明小便转清长后，气喘将减轻，大便畅排后，发热胸痛可获减轻等。

二诊 6 月 14 日、三诊 6 月 23 日……至 7 月 3 日及 7 月 23 日复诊时，诸多不适之症状趋于消失，至 2005 年 9 月 15 日返回本所调治时，告知经梅州市人民医院复查，表明患者已趋于康复。

案四　误补引发肺炎、肺淋巴管腺瘤

病案简述——上述案三患者及其家属主诉 2007 年元旦前后，因误补于连续 4 次进食鸡肉炒红酒，引起尿短浊而致咳嗽气促复作，并于 2007 年 1 月 22 日急住梅州市人民医院，22 日当天诊断为右侧气胸，接受抽刺排气及输液消炎等治疗后，28 日诊断为：左胸积液、左卵巢囊肿、子宫内膜增生。住院至第八天（即 1 月 30 日），复查为左侧胸腔大量积液，施于抽液术后，佩戴引流胸肺积液导管。住院 1 个月后（即 2007 年 2 月 22 日），复查呈现：双肺弥漫性病变，肺淋巴管腺瘤，右气胸、左积液，左下肺炎症性病变等。在发热反复、胸痛彻背、举步艰难的时刻，患者于 2007 年 2 月 24 日，在多位亲人的搀扶下转到本所求诊。

❖　**首诊概况（2007 年 2 月 24 日）**

患者及其家属苦诉及代诉上述惨况后，要求给予救治……经过四诊合参、认定患之证已处于脾肠之浊毒合对抗治疗过程的药物残毒，已经阻害于肺肾及脉络，面对带着胸肺积液之引流管、元气已经大亏之患者，给予言辞的安慰之后，发给下列扶正祛邪解浊毒、除积化瘀护脏腑的方剂。

|处方主药| 橘络 8g，红茜根 12g，侧柏叶 12g，土牛膝、怀牛膝各 12g，大黄 12g（后下），当归身 20g，葶苈子 12g，牛蒡子 12g，田七 10g，蒲黄 10g，人参须 12g，茯苓 12g，鱼腥草 15g 等 3 剂。

叮嘱戒口须知，食饮宜忌，建议防患洗澡可以导致的气逆心悸、眩晕或脱失等症状。

经过 3 月 2 日复诊，至 3 月 11 日复诊时患者已经可以独自乘车前来就诊；再经 5 月 17 日、6 月 16 日……9 月 22 日的复诊，至 10 月 21 日复诊之药服 2 帖之后，久闭之月经开始下行……至 11 月 26 日及 12 月 18 日复诊期，患者由于误信妄传而多吃柚果，导致咳嗽胸痛复作（此事因于日后其兄姐等人前来求诊时口中了解到），其于 2008 年元旦前与丈夫吵架后的痛苦时刻，服农药后撒手人寰。既令人痛心，亦责自己疏于询问患者因无知而多吃柚果导致小便浊稠、肺失宣肃，而致咳嗽胸痛难于解除。此乃因于不明辨而致失正之过也，深感有愧于患者。

肺结核案

案一　肺结核引发胸腔积液

黄某某，男，18 岁，学生，家住五华县齐乐村。2008 年 11 月 4 日晚至 2009 年 7 月 18 日医案。

病案简述——其父有肺结核病史，患者有口腔溃疡、皮疹及低热病史。2007 年夏秋期间，因皮肤过敏，接受皮肤病防治站的抗过敏治疗之后，引起气促咳嗽及胸痛。经慢性病防治站 X 光等项检查后，诊断为"左上肺结核病"。

接受该站一年多时间的药物治疗之后，由于发现病灶传扩及转移，因此于 2008 年 10 月 27 日起接受住院治疗。诊断为"继发性结核病，兼胸膜感染"。接受输液治疗的第三天起，胸闷咳嗽加重；第四天起刺抽胸肺积液。第二次刺抽胸肺积液后，不仅咳痰带血丝，而且低热转为高烧，咳引胸痛彻背、便秘纳呆。11 月 4 日上午，主治医师认为需要再一次刺抽胸肺积液的严重时刻，其母于中午时刻到本所讲述病况，要求中药救治。

经过分析，答应其带患者前来就诊。服首诊 2 剂中药达到预期疗效后，患者遵嘱出院，在完全停止针剂、片剂的情况下经后续三诊诸症解除，并遵嘱返校上课；再经 2008 年 11 月 23 日四诊及 2009 年 2 月 21 日的五诊，胸痛咳嗽、满闷气促等已有六个多月无再反复。

❖　**首诊概况（2008 年 11 月 4 日傍晚）**

患者由其母扶送到本所求诊。

患者乏力神疲，双目陷有黄晦赤，走路不稳、需母扶持，气逆作咳、痰中带血、恶寒阵热、下肢微肿、咳引肩背皆痛，小便赤浊短、大便多天未下行，口干纳呆。

舌质淡、呈短缩，边尖胖剥，有瘀点及溃疡，六脉细弦紧。

|辨证| 浊毒伤脾肾、湿饮停胸肺。源于肠滞尿浊、脾失健运，伤于大肠及膀胱；对抗治疗过程的病理产物，失于疏化排解，积于胸肺等。

|方药| 大黄 12g（后下），土牛膝 12g，红茜根 12g，石韦 12g，蒲黄 10g，田七 10g，败酱草 15g，薏苡仁 30g，地骨皮 12g，前胡 10g，石膏 30g，神曲 12g，侧柏叶 10g，橘络 8g，鱼腥草 15g，3 剂。

建议每剂药煎 2 次，每次取汁 400ml 左右，各分 2~3 次服。服药后小便能畅排，胸痛咳嗽则减轻；大便排出积毒后，发热可解除；1~2 剂药达效后，宜早日出院，可防止进一步传变，叮嘱清淡食饮。

|方解| 石膏、神曲，既能守护肺卫，解除因肠滞便秘引起的作饥又不能接纳等症状，而且能有效帮助大黄、牛膝通便泄热解毒。茜根与橘络联合，能有效调制肺部伤害所引起的痰中带血现象。蒲黄、田七、败酱草、薏苡仁合用能有效化解肺与大肠的浊毒、湿饮。橘络、鱼腥草、地骨皮、前胡、侧柏叶能化解虚热、清肺顺气。

❖ **二诊（11 月 7 日）**

主诉及代诉，11 月 4 日晚上所开方药，回去遵嘱煎服，服完第一剂 2 煎后发热即解除。目前咳嗽胸痛都已明显减轻，但是口腔溃疡仍明显，指间湿疹托出，痰仍难咯，舌仍作颤，心肺气阴两虚也。

|方药| 川连 6g，白头翁 10g，土茯苓 20g，荆芥 12g，生地 30g，红茜根 12g，土牛膝 12g，败酱草 15g，薏苡仁 30g，蒲黄 10g，田七 10g，地骨皮 12g，前胡 10g，全瓜蒌 12g，贝母 8g，葶苈子 12g，白鲜皮 12g，5 剂。

❖ **三诊（11 月 16 日）**

主诉胸痛、咳嗽等已逐日减轻；双目外角、指间及全身既往抑压于肌肤内的疹毒被大量托出。指掌仍偏凉，舌仍作颤，胃纳睡眠已趋好转。

|方药| 上方加旱莲草 12g，黄芪 20g，再给 5 剂。

❖ **四诊（11月23日）**

主诉服上方中药 2~3 剂后体力趋于恢复，并已经返校上课；口腔溃疡多天无再反复，咳嗽已经明显减少；疹毒已逐步退脱，二便排解已趋正常。自认趋于康复，因此停药几天才来复诊。

▍方药▍人参须 12g，茯苓 12g，前胡 10g，陈皮 10g，败酱草 12g，薏苡仁 20g，蒲黄 10g，田七 10g，藿香 12g，生地 20g，白芍 20g，当归身 20g，白鲜皮 12g，桑枝 12g，黄芪 20g，旱莲草 12g，5 剂。

同意患者此方服后，停药一段时间的要求。

❖ **五诊（2009年2月21日）**

主诉服去年 11 月 23 日方药后，因咳嗽胸痛等解除后无再反复，所以未曾再来复诊。前几天伤食后感受风寒，服感冒灵后引胸咽有痰，小便赤短，大便后重，因此到本所求诊。

▍方药▍前胡 10g，陈皮 10g，贝母 8g，全瓜蒌 12g，侧柏叶 10g，土牛膝 10g，白头翁 10g，石韦 12g，萹蓄 10g，白茅根 15g，藿香 12g，生地 30g，防风 10g，竹茹 8g，3 剂。

案二 浸润型肺结核

朱某某，男，23~34 岁，家住兴城镇或新联村。1998 年 2 月 8 日至 2009 年 11 月 20 日医案。

病案简述——具有结肠炎、潮热及胸部被打伤史。1995 年春节前后由兴宁市人民医院确诊为"浸润型肺结核"。此后 2 年求治于慢性病防治站。由于症情反复并有加重之势，曾经于 1998 年 2 月 8 日起到本所寻求中药治疗（其中 2003 年 1 月 16 日至 4 月 4 日属连续最长治疗时间）。此后，在停止一切西药情况下每逢伤食或外感引起咳嗽都到本所治疗。

2009 年 11 月 6 日，因食伤引起腹中满闷、时作嗳呃到本所求治。候诊期间询问其人近几年的身体状况，高兴告知：所患肺结核病经本所中药调治后，2005 年及 2007 年经慢性病防治站二次复查，均证明肺部病灶已经消失。

❖ **论治概况**

1998 年 2 月 8 日医案，主诉多年咳嗽、胸痛史。接受慢性病防治站 2 年时间综合治疗后不仅潮热气促未能解除，而且咳痰带血日益增多，听到医院方面说所患为特异型结核病后，相信亲朋之介绍到本所寻求中药治疗。

四诊合参后，诊断其病属肠滞伏湿所致的浊毒逆乱侵阻于胸肺。既往挨打所致的瘀毒，与肠滞伏湿所致的浊毒是前期胸痛、发热咳嗽的主要缘由；对抗治疗的病理产物，与瘀浊合杂滞留于肺络之中，此乃慢性病防治站称之为特异型结核病的缘由。自体正气不健强，对浊毒痰瘀无力驱化排解，迁延日久越积越多，因此症情日重。建议停止已经证明对其病疾不仅不起作用，反而可能构成更大伤害的西药，用中药进行治疗。

❙ **方药主药** ❙ 蒲黄 8g，田七 8g，败酱草 12g，薏苡仁 20g，桔梗 8g，芦根 15g，赤芍 10g，土牛膝 10g，紫菀 10g，百部 12g，地骨皮 12g，前胡 10g，侧柏叶 10g，苍耳子 12g，大黄 10g，乳香、没药各 6g 等。

如果作饥口干多饮，宜加石膏 20~30g、神曲 10~12g，或加川连 6g、白头翁 12g；胸闷痰多，宜加瓜蒌 10~12g、葶苈子 12g、贝母 8g。

通过后续三至五诊，逐步使患者的二便畅排、胃纳好转，咳痰带血及胸痛消失而趋于康复。2003 年 1 月 16 日至 4 月 4 日之治，均以上述方剂为主。

另 2009 年 11 月 6 日，治疗患者闷满嗳呃之方药如下。

❙ **方药主药** ❙ 地骨皮 12g，前胡 10g，白术 12g，黄芩 8g，槟榔片 15g，白头翁 12g，山楂 12g，炒莱菔子 12g，芦根 15g，桔梗 8g，藿香 12g，生地 30g 等 5 剂。

建议戒口鱼腥以及具有小茴香、八角、花椒等香燥的卤味食品。

11 月 12 日复诊时，称 11 月 6 日方药服后已经药到病除，要求再给 5 剂。11 月 20 日晚来电告知本所"已经完全康复，纳好、睡好、轻松舒畅"。

病案手记三
肝胆脾胃病证

—— 黄疸案
—— 酒精肝、脾肝肿大案
—— 结肠炎手术后肝转移案
—— 脾肝肿大兼胆肾结石案
—— 脾肿大兼肝硬化案

黄疸案

案一 肝木犯脾、胆汁外溢

何某某，男，42岁，惠州市某电子厂副总裁，2003年10月12日至11月9日、2008年12月及2010年3月医案。

病案简述——患者素有小便赤浊短、大便不畅及肝胃不和（肝木乘脾）的腹痛史（西医诊断属慢性浅表性胃炎及乙肝小三阳）。2003年夏秋时节，因腹痛失眠加重，求治于惠州市人民医院后转广州大医院，诊断为黄疸、急性胆囊炎、脾肝肿大等。痛情缓解后回家调养期间，因误信于旁人关于病后必须给予氨基酸或白蛋白增强体质的误导，接受氨基酸等所谓补益的针剂静注后，引起症情反复，急速恶化，头晕项困，嗳呃不停，头面四肢、双目及全身阳黄合阴黄状貌令人恐怖，酷似刚从黄泥坑中挖出之僵尸的危急时刻，由其妻陈某某及妻妹等人于2003年10月12日护送至本所求诊。

经17日复诊和26日三诊，明显好转；11月9日四诊后返回惠州所在工厂上班。至2008年12月及2010年2月多次询问当时一起护送患者来求诊的患者之妻妹，获知此后症情并无反复。

❖ **一至三诊（2003年10月12日至26日）**

| 论治 | 经验表明，凡住院多天后刚出院几天的患者，其人胃肠功能大多数仍处于虚弱时期，此时静滴氨基酸客观上对于仍处于虚弱的胃肠及胆囊，容易造成因亢奋而致的侮乘之伤害。因为白蛋白、氨基酸等补益性静注，对肝肺肾的兴奋性作用，可使胆囊内的胆汁释放过剧而难于回收。过量之胆汁在仍然处于虚弱

的肠道滞留，此乃促成黄疸急速发作的重要缘由。此类病例，本人医案中并非少见。总之凡大病之后体虚期，急于进食鸡汁水、肉汁水或奶制品等峻补者，亦可因之罹难于喘咳或发热的反复。

| 处方主药 | 柴胡 10g，当归 12g，大黄 10~12g，茵陈 20~30g，白茅根 15g，生地 20~30g，藿香 12g，炒栀子 8~10g，连翘 12~15g，薄荷 10g，侧柏叶 12g，牛膝 10~12g 等。

总之凡服中药 3~5 剂后，大便中能排去大量色黄恶臭的泡样毒积者，症情则逐步减轻。千叮万嘱服药期间，应清淡食饮，切忌燥热、甜腻及生冷，否则有碍于脾肺及肠道的健运，有碍于排解体内的浊毒。服药期间，大便前有轻微腹痛现象，排解大小便后腹痛减轻或消失，是属于逐浊过程的普遍现象；因此宜叮嘱患者勿恐，切勿误服止泻之药。如果对已被药力激化后必须排解的浊毒误止于内，势必要向胸肺或髓脑等部位逆冲或转移。依据必须毒出有门有路的原则，对聚藏于体内的、由失正之营血所致的浊毒，应该促使其经由大小便系统、汗腺或经带等系统排除于体外，否则会此起彼伏而祸害更深。

❖ **四诊（11 月 9 日）**

患者头面及全身的黄疸已退解百分之八十左右，上下唇所在部位的疹毒所致之皮痂已经脱去，精神及体力日趋好转。患者要求带药返惠州上班。

| 方药 | 柴胡 10g，当归 12g，大黄 10g，茵陈 20g，牡丹皮 10g，泽泻 10g，藿香 12g，生地 20g，鸡内金 10g，枳实 10g，连翘 12g，蝉蜕 6g，石韦 10g，5 剂。

后经多次探访何某及其姻亲，获知服上述四诊之方药康复后，至执笔整写此案之日多年未曾反复。

此外，2004 年秋季医案中，有 1 位由兴宁华丰工业园总裁曾先生领至来本所就诊的、胆囊炎住院至黄疸已极为危重的患者龚某某，同样是 3~5 方获得康复后，至 2010 年冬并无反复。

2005 年 6 月 24 日、6 月 27 日、12 月 5 日等医案中，有总胆红素、丙氨酸氨基转移酶、门冬氨酸氨基转移酶严重超高，由本人所发中药为其人解除痛苦的记录。

2005年5月5日至2010年1月14日案中，有对深圳廖某"慢性胆囊炎合肝右后叶小血管瘤"治疗好转的记录。

案二　肝门巨大肿瘤、胆管阻塞、脾肿大案

甘某某，女，31岁，某某县人民医院护士。2011年1月15日至2011年7月28日案。

病案简述——患者有多年的失眠及小便赤浊、乙肝病史。2007年6月17日，进住广州中山肿瘤医院接受检查治疗；诊断为手术风险极大的肿瘤后，接受射频治疗。但因胆内瘀聚及胆管阻塞致全身染黄日甚，于2010年到梅州市人民医院接受胆汁引流术。由于症情未能缓解，经亲友介绍后于2011年1月15日起，到本所接受传统中医中药治疗。

经1月28日、2月7日复诊，容颜体力明显好转；2月28日复诊时建议到医院去除胆汁引流管（医院医师不同意，说若然拔除，风险极大）；经3月13日复诊、4月6日复诊时再次建议设法拔除引流管，否则影响药物对肝胆的调节，患者自行将引流管拔除。至4月18日、4月28日复诊时，患者伤口不仅感染得到控制而且趋于平复。此时令人担心之事又袭，患者之夫强求患者对四十多天的身孕实施药流。药流过后引起饱气纳呆及全身性黄疸反复，而且出现下肢湿肿的现象。经5月12日至22日复诊，可喜症情恶化得以控制；至7月2日至22日复诊，脚肿及阴黄虽然因二便欠畅而未能化解，但下肢冷硬已转温，而且保持胃纳有香甜味及无嗳呃等。言明患者若能解除精神抑郁，坚持淡清食饮，则可生活自理、带瘤重返工作岗位，继续以自己所学做名副其实的白衣天使而自勉！

❖ **论治概况**

▎方药主药▎大黄10~12g，当归身20~30g，柴胡10~12g，茵陈12~15g，龙胆草6~10g，陈皮8~10g，防风8~12g，竹茹6~10g，生地20~30g，香附或藿香10~15g，川金钱草20~30g，红茜根10~12g，鸡内金10~12g，枳实10~12g。

依症酌加，川连6~8g、木香8~10g，或油玉桂粉4~6g冲服；或酌加猪苓12~15g、防己12~15g，或加白花蛇舌草15~30g、黄芪15~30g；或酌加黄柏

8~10g、苍术 8~12g、人参须 12~15g、茯苓 12~15g；或酌加红花 8~10g、桃仁 10~12g、白芍 12~15g、桂枝 10~12g 等。

总之，对于脾肝肿大、胆管阻塞、黄疸肿滞、二便欠畅、时作纳呆、闷满饱气的综合性疾病患者，不可急功近利，需坚持标本兼顾，即"急则治标、缓则治本"的中医治疗原则，审察寒热虚实，时刻顾护肺卫，力促营血趋正，避防攻而伤正，补而留邪的医过，才能为患者减轻痛苦、延长寿命、争取康复。

酒精肝、脾肝肿大案

黄某某，男，50岁，刁坊镇桐坪建筑工人。2002年11月13日至2003年2月25日、2005年4月30日至5月12日医案。

病案简述——患者有嗜酒史，2002年10月31日因小便赤浊、咳嗽腰痛求治于某市人民医院，病理报告是：①轻度酒精肝；②肾脏、胆囊、胆管、前列腺皆未见异常。

经连续五天门诊治疗后，由于症情加重，11月4日起住院治疗。6日起脚盘肿由左及右；8日起左脚盘上方起疱疹，院方作烫疮治疗；又过了2天，尿秘腹胀胸痛、气促咳嗽加重。此时的X光、B超诊断：脾肝肿大，左侧胸腔积液（因二便阻秘多天）。11月11日因脚盘肿溃由左及右、肺部感染并发高热及寒战，向家属发出病情危重通知；12日起医院建议转上级医院实施截肢手术。面对病情危重通知，为了避免手术致残的风险，其妻儿与亲朋商议后于13日将带着尿管的危重症患者转移到本所求治。

经过三个多月内服中药结合湿敷，使诸症悉除。此后3~5年继续参加土木建筑，症情并无反复。

❖ **首诊概况（2002年11月13日）**

患者瘦极而黄晦，头额冒冷汗，疲乏神呆，张口呼吸，时作嗳呃。左脚盘肿溃，内藏蜂蛹样毒结；左脚大趾肿大紫青（脉管炎之征兆也），气滞血瘀，内有伏毒。时作嗳呃，小便癃闭，导尿袋中的稠浊尿液不足10ml，主诉大便已有近十天未排。舌尖作颤，舌根苔浊腐。

面对病情错综复杂的危重症患者，建议其妻罗某某在医案简述下方签字后给以论治发药。同时建议到照相馆拍病灶照片，复印有关报告单复诊时带交本所。

｜辨证｜气阴两虚，气弱血湿，酒精中毒，脾虚肝积，浊毒下注，湿久癃闭。左脚盘药物性皮炎转蜂窝组织炎、左脚大趾脉管炎。

｜方药｜内服方——大黄 12g（酒渍后下），全当归 15g，赤芍 12g，牛膝 10g，防己 12g，独活 10g，前胡 10g，车前子 10g，乳香、没药各 6g，田七 10g，败酱草 15g，薏苡仁 30g，甘草 6g，杏仁 10g，3 剂。

外洗及湿敷方——蕲艾 30g，苦参 50g，旱莲草 30g，白及 30g 等。

叮嘱其每剂煎中药药汁约 500ml，宜分多次服，服药前将导尿管作速拔除，食饮宜淡清，切戒鱼腥、高异蛋白类及其他一切药物，注意二便状况。

11 月 16 日其妻前来讲述疗效，遵嘱服上方后，二便逐步畅排，右脚掌背之溃烂趋于干皱（即明显好转），左脚掌背之肿溃亦获控制。外洗及湿敷之药使肿痛及恶臭皆明显减轻，患者对湿敷感觉十分舒服（可惜违嘱未曾拍照）。浊毒随二便排解后，胃纳亦开始好转。前方再给 3 剂，医嘱如前。

❖　二诊（11 月 20 日）

服上述二次所发的方药后，发热恶寒及咳嗽已有几天无再发作（据此表明伏湿蕴火、浊毒逆冲得以控制）。左脚盘背部之肿溃虽然仍甚，但病灶外沿之皮已呈干皱；右脚盘背之溃痂，已呈欲脱之势。双目仍赤浊，神情仍痴呆。指掌仍冷，皮仍粗厚，左下肢紫暗肿仍甚，步履仍艰难。舌呈匙样，质仍淡紫，舌尖仍下垂（对应心肺弛弱、瘀浊未解尽），边尖有齿印（对应胸肺间仍有浊逆之气）。

｜方药｜赤芍、白芍各 12g，桂枝 10g，柴胡 12g，茵陈 12g，大黄 10g，全当归 15g，车前子 10g，牛膝 12g，熟附片 12g，人参须 12g，败酱草 12g，薏苡仁 30g，田七 8g，乳香、没药各 6g，麦芽 12g，蒲公英 12g，内服 4 剂；湿敷方 4 帖。

❖　三诊（11 月 28 日）

精神体力已逐日好转，主诉大便已每天 2 次，小便趋顺畅，尿量已转多。头面项下既往脓耳误治引起的积毒，被激活欲解而有痒感；左小腿的紫暗胀硬已开始软散消解，左脚盘及小腿肌肤内，因阻滞及正邪相搏所致的郁热亦已减轻，胸痛咳嗽近日已无感觉。左脚盘背部之蜂窝组织炎恶化已获得控制。

｜方药｜白芍 12g，桂枝 10g，藿香 12g，生地 30g，田七 10g，蒲黄 10g，败

酱草 15g，薏苡仁 30g，大黄 10g，乳香、没药各 6g，土鳖虫 8g，桃仁 12g，土茯苓 20g，全当归 15g，麦芽 12g，蒲公英 12g，赤芍 12g，牛膝 10g，5 剂。

❖ 四诊（12 月 6 日）

肿溃起痂欲脱，走路开始趋正，但是四肢仍偏冷，夜间头项部位仍有盗汗，上唇内伏毒仍未解尽。

┃方药┃上方去大黄、桃仁、土茯苓，加浮小麦 10g、麻黄根 10g、黄芪 20g、旱莲草 12g 等 5 剂。

❖ 五诊（12 月 12 日）

服上方后上下唇内之浊毒呈湿疹样被托出，鼻准两侧所藏脓脂样毒呈干痂样脱皮屑（此毒对应于脾肺大小肠）。头面及项下湿汗减轻，脚盘之毒再次脱屑，走路姿势明显好转，患者及家属对上述疗效表示满意。上方再给 5 剂，湿敷方药亦 5 剂。

再经六诊（12 月 14 日），七诊（2003 年 1 月 14 日），八诊（1 月 23 日）至九诊（2 月 2 日）时，遵嘱将左脚盘背部蜂窝组织炎第三次脱落的，松树老皮样毒痂 2 片交给本所。自认趋于痊愈。

2003 年 2 月 14 日到亲戚家做客所穿新皮鞋束伤左大趾外侧，因此回来复诊，给予如下方药。

┃方药┃赤芍、白芍各 12g，桂枝 10g，甘草 6g，杏仁 10g，牡丹皮 10g，泽泻 10g，藿香 12g，生地 30g，柴胡 10g，当归 12g，大黄 10g，茵陈 10g，车前子 10g，牛膝 10g，乳香、没药各 6g，4 剂。

2003 年 2 月 25 日复诊，自诉服上方，皮鞋束伤至左足拇指的肿痛已不明显，创口瘀痂却未枯脱。方药承上，加杜仲 12g，再给 5 剂。服完此方后应邀到韶关探亲，且重返工地参加劳动半年多时间后诸症并无反复。

2005 年 4 月 30 日至 5 月 12 日因便秘咳嗽求治本所时，足疾及诸症并无反复。

结肠炎手术后肝转移案

王某某，男，51 岁，惠州市教师。2000 年 1 月 4 日至 9 月 8 日。

病案简述——主诉既往有口腔溃疡及结肠炎史。1997 年 6 月 29 日在惠州市中心医院接受肠道手术；因术后胃肠仍不适，睡眠仍不良而未间断服药。1999 年 7 月间感觉右肋下有肿囊样物作痛，9 月 1 日到兴宁市人民医院检查，结论为肝质粗糙内有肿物。1999 年 12 月 2 日至 3 日广州肿瘤医院检查，诊断其肝内有 7cm×8cm 大的肿瘤。接受综合性治疗。

由于腹痛睡眠、食饮及大小便状况都未见改善，经妻妹李某某等人介绍，于 2000 年 1 月 4 日起求治于本所。经家属签字后给予论治，接受本所 3 个月内服中药的调治后，经兴宁第一及第三人民医院黑白及彩超复查，证明肝部肿瘤已消失。

❖ 首诊概况（2000 年 1 月 4 日）

似结实少光华，上睑下垂，卧蚕位及下睑胞（对应脾肾及肛肠）有粟粒样伏毒，人中及上下唇内皆有疹毒藏聚（对应脾肠下焦伏毒），鼻准冷而内有赤砂（对应鼻炎、血湿浊毒滞留）；腹中隐痛口干苦（对应肝胃不和，肝郁致胆囊疏泄失正）。印堂额位之湿毒疖痤（远年鼻炎所致）；失眠（因于伏湿蕴火侵扰肝肺），嗳呃（源于肠滞浊逆）。

既往口腔时作溃疡，对应肠道亦具有类此溃疡之病灶隐伏。手术虽然可以把肠道的局部病灶除去，但是引起肠道疾病的气滞湿郁并没有因手术而消失，因此湿郁所致的肝气郁结、腹痛失眠术后依然存在。至于某教授所发药散结合乌龟汤，具有益阴损阳的壅塞之害，故使症情不解反而加重。

患者舌质淡，舌中根位苔浊腐（对应气血偏弱，肠道有伏湿）。右脉偏细滑，左脉细微弦。

面对脾肠及肝肾的综合性疾病，提出疏肝和胃、逐浊醒脾、解郁散结的治疗原则。

┃方药┃ 柴胡 10g，当归身 15g，甜溪黄 20g，茵陈 12g，鸡内金 12g，郁金 12g，川楝子 12g，香附 12g，瞿麦 10g，白头翁 12g，藿香 12g，生地 30g，3 剂。

叮嘱食饮宜忌，煎药服药须知，切戒生冷甜滞、虾蟹等容易造成胃肠壅塞的高异蛋白食品及饮料。同时言明愁思不利于康复等。

❖ **二诊（1月7日）**

自诉尿浊及嗳呃略有好转，腰腿仍酸困，其他方面变化不明显。

┃方药┃ 前方加杜仲 10g，土牛膝 10g，再给 3 剂。

❖ **随诊概述**

经 12 日、17 日、23 日复诊，至 1 月 28 日再诊时，主诉肝区不适的痛情已经逐日减轻，睡眠已有所好转；大便次数由既往每天 5~6 次转为每天 2~3 次，精神状况开始好转。方药以二诊之方去溪黄、茵陈，加蒲黄、田七，给予 3 剂。

再经过 2 月 1 日至 3 月 21 日的复诊（守上方再给），至 3 月 27 日再诊时，患者询问好转程度，本人回答肝部之肿瘤大概已化解 70%~80%；建议服完此诊之中药并停药几天之后，可到医院复查。

4 月 7 日药未服完，提前来复诊时，患者夫妇告知，4 月 6 日经兴宁城镇医院 2 台 B 超对照复查，医师对肝部之肿瘤已经消失感到惊奇（医院方面为了对此次检查表示负责，采用了黑白及彩色 2 台 B 超机分别详细扫描，结果 2 台 B 超机的医师一致认为肝区原来 7cm×8cm 的肿瘤已经消失）。据此，建议王老师早日返校上课，以减轻精神负担，有利于康复调治。

令人遗憾的是，王老师对于中药能够促使饱气、腹痛、嗳呃逐步减轻，睡眠、食饮日益好转，通过二便排解浊毒所促成的肝部肿瘤被化排，仍以自我感觉为依据，对病情的康复持怀疑态度而不遵嘱返校上课；加上儿女所就读之高等学校不称其意，苦郁与思虑促成气机郁结，使肠滞饱气复作。面对患者不能自解忧思所致的脾肠之疾，鉴于患者对继往苦楚及疗效的忘切，面对难于达求的急于求成的心态，建议患者另寻高手以发良方。

2000 年 8 月 21 日晚 7 点 30 分左右，患者之妻弟及妻妹急到本所请求出诊。经询获知患者转服广州某教授的中西结合之药后，症情加重，于 8 月 18 日进住人民医院某某楼 205-1 床。8 月 20 日开始眩晕呕吐，嗳呃不停，张口闭目，不省人事，出诊所见令人心酸（晚上 9 点 30 分左右到达病房）。与 3 个月前对比，已判若二人：头面虚湿，手掌青紫肿，头额冷汗如油（虚阳欲脱之症），掌心却热甚（阴虚肠滞、伏毒蕴火），头发脱至稀疏；既往热情快语者，此时问而不答，困苦至极也。住院前能自主起卧去大小便，近日卧床侧躺已无力转身；若将患者扶起，则作呕眩晕。患者处于奄奄一息的危重时刻。

┃ 治则 ┃ 通便泄热，化浊疏肝，减轻痛苦。

┃ 方药 ┃ 郁金 12g，郁李仁 12g，白花蛇舌草 20g，黄芪 20g，藿香 10g，生地 20g，当归身 15g，柴胡 12g，大黄 12g（后下），牛膝 12g，鸡内金 12g，枳实 10g，陈皮 10g，姜竹茹 6g，1 剂。

建议取药汁约 1 汤碗，频繁少量喂给，观察服药后的变化情况。

8 月 22 日上午 10 点至 11 点左右，其妻及妻弟前来告知昨晚 12 点开始给患者喂服中药，此后头部冷汗减少，小便转长，早晨起来排解多天未解的积便。其后，患者奇迹般即往楼下走，扬言不再住院，因此来不及办理出院手续即返回自己住地（这种情况，本人感到难于理解，亦令人不可思议）。

8 月 23 日下午 3 点 40 分，患者的妻弟前来请求出诊。出诊所见如下——头面虚湿及手脚肿退解约 70%~80%。患者自己说，痛苦减轻了很多，但仍难于起坐。准头、鼻孔两侧及上唇内积毒所至之湿毒砂点仍明显，原唇口之糜烂局部已起浊毒痂；上唇人中位（对应脾系统及小肠）之湿疹仍甚，虽眩晕减轻，可以启目，但仍羞光，张口呼吸；目白仍赤浊、上唇呈萎缩（对应肺胃脾肠气阴两虚，重症病人上唇萎缩，乃不祥之兆）。据此建议家属应该将患者由 3 楼移至 1 楼，以便护理及防不测，给予下列方药。

┃ 方药 ┃ 柴胡 10g，当归身 15g，大黄 10g，茵陈 12g，生地 20g，藿香 12g，鸡内金 12g，枳实 10g，白花蛇舌草 20g，黄芪 20g，西洋参 10g，茯苓 10g，郁李仁 12g，3 剂。

8 月 26 日，依据其妻弟讲述，23 日方再给。

2000年9月2日应邀出诊患者住家。患者主诉，头晕虽减轻，但好转不够明显。前天下午结合服安宫牛黄丸，至昨天上午大便仍未能下排；中午遵嘱以番泻叶泡茶合少许风化硝，服后约4小时积便才得以下排（肠滞气弱之秘从目前的经验而言应以大黄10g、当归身20g、前胡12g、陈皮10g，较为稳妥且有效。大便溏薄、湿阻黏滞、气热口干者，则以石膏30g、神曲12g、前胡10g、车前子10g为通便泄热之良方）。但腹中仍有热浪在翻滚，向左侧躺，仍难受（不能向右侧躺者肝积也，不能向左侧躺者脾肠必有伏毒）；上下睑仍偏赤晦胀肿。患者心急，思虑沉重，郁结之气，药力难解；劝导放宽心思，争取逐步减轻痛苦。

┃方药┃ 川连6g，白头翁10g，神曲10g，前胡12g，郁李仁12g，大黄10g，当归身20g，茯苓12g，西洋参12g，黄芪20g，白花蛇舌草15g，2剂。

9月4日再次应邀出诊，手脚之阴虚及湿阻之内热已退去，下齿龈内（对应脾肠也）脓样浊毒却难于化排。拟以前方追加赤芍、牛膝各12g，2剂。

9月5日上午其妻及妻弟前来讲述，患者总希望能早日康复，多次要求家属告知真实病情，并且时作自语"不要死了还不知自己是什么病"（此后了解到患者具有恐于房事伤精的忧虑）。建议满足患者要求，适当告知病情所处。

9月6日上午其妻前来讲述患者的情况，在患者的再三要求下，告之症属西医认为病因复杂的难治之症。患者听后，整夜失眠，早晨起来头项下垂，不言不语，拒不进食（既往每天进食4~5餐，每餐吃粥小半碗），劝慰之后进食时嗳呃频作。鉴于气机郁结、精神崩溃，建议适当安慰，若遇反常宜急送医院。给予安慰性方药。

┃安慰方┃ 西洋参12g，茯苓12g，白花蛇舌草15g，黄芪20g，白豆蔻8g(后下)，炒白术12g，前胡10g，陈皮10g，郁金12g，郁李仁12g，川菖蒲10g，远志10g，2剂。

2000年9月8日，代诉当天中午10点多开始频繁作嗳呃，前一天排出少量积便。当天小便频而短涩，头面虚湿复作，进粥少许后引起饱气。问我还有无其他办法，答曰：目前而言，已经费尽心机，用尽所学，建议速转大医院。整理此案时询知，患者于国庆前约七天病逝；印证了"不怕风吹太阳晒，至怕心伤忧愁哀"。

脾肝肿大兼胆肾结石案

朱某某，男，50~54 岁，家住五华县转水镇。2004 年 1 月 28 日至 2008 年 3 月 29 日医案。

病案简述——主诉有多年胃痛史，曾接受西医手术治疗。2004 年 1 月 1 日，因腹痛急性发作，经五华中医院检查后，次日即转至梅州市人民医院，CT、B 超诊断报告如下：①肝硬化，右肝近膈包膜下实性肿物图像；②脾肿大、腹水；③左输尿管上段结石并见左肾积液；④胆囊息肉，兼结石等。胃镜报告：食管中下段静脉曲张（行套扎术）、胃窦溃疡、十二指肠球部溃疡Ⅲ期等。

住院治疗二十多天后，闷满欲呕，腹胀腿肿缠绵反复，因此于 2004 年 1 月 28 日起转到本所求治。

经 2 月 11 日、2 月 24 日、3 月 14 日及 3 月 30 日复诊，各种不适之症状都获得解除。

❖ **随诊概述**

对慢性综合性疾病妄求速愈的患者之儿女，对患者转至本所接受纯中药治疗，2 个月之后所取得的良好疗效持怀疑态度，因此，其儿女于 2004 年 4 月 18 日促患者返回医院复查，表明症情恶化已被控制。由于违嘱接受医院激光排石后，致使各种症状严重反复；咨询本人意见后出院，并于 2004 年 5 月 30 日返回本所治疗。3~5 次续诊后，精神体力恢复。此后经常自己驾驶摩托，并且搭载 1~2 人到本所就诊。

2006 年 4 月 6 日，应其儿女要求再次到医院复查，报告单证明脾肝肿大好转，腹水及积液不复存在的情况下，医院让患者接受激光碎石，导致再次排尿受阻、头面虚湿、腹胀脚肿、咳嗽气促、胸痛彻背。因此于 2006 年 4 月 18 日，又一次由他人搀扶至本所求诊。经 3~5 次复诊，肿胀、虚湿黄晦等症情再次解除。此后一年多时间，偶尔伤食或风寒不适皆由深圳回来本所求诊（因患者症情好转后都要到深圳儿女处帮忙料理门店）。

2007 年 8 月至 9 月间，因违嘱炖食鸡汁及鸽子，误补引起腹痛咳嗽。患者意欲返回本所求诊，无奈于其儿女认为大医院才能根治其父之疾。因此，患者被送至深圳市某人民医院住院，10 月至 12 月转广州市中山大学附属肿瘤医院。2008 年春节前后，转院至梅州市人民医院继续进行血液透析治疗。在身不由己起卧都须人扶持的情况下，患者曾多次来电要求返回本所服中药。拖延至患者临终前一天（即 2008 年 3 月 29 日的上午），才答应患者的哀求——以专车护送，用藤椅抬至本所诊室。此时的凄惨状况令人心酸欲碎，患者欲哭无泪，旁人感慨万千……

┃处方主药┃ 柴胡 10~12g，当归 15~30g，大黄 8~12g，牛膝 10~12g，藿香 10~12g，炒栀子 6~10g，鸡内金 10~12g，枳实 10g，金钱草 20~30g，石韦 10g，生地 20~30g，白茅根 15~20g，卷柏或侧柏叶 10~15g，乳香、没药或蒲黄 10~12g 等。

其中，大黄，当归，赤芍，牛膝，柴胡或前胡，白茅根或红茜根，乳香、没药或蒲黄为治疗脾肝肿大之要药。

左肋痛甚时，加青皮、蒲黄有良好的解痛之疗效。

脾肿大兼肝硬化案

黄某某，男，54岁，兴宁市兴城镇人。2000年9月2日至2002年11月11日医案。

病案简述——患者具有多年的肝胃不和所致之腹痛。1998年、1999年夏秋时节，分别发生过酒后剧烈腹痛，有求治本所解除病痛的记录。

2000年8月中旬再次患急腹症到本所求治时，患者称：既往2次腹痛到本所求治，对所发方药服1剂或2剂达到痛情消失后，则皆将所余中药丢弃。面对如此轻率的行为，以及此次病情已经比前二次复杂的状况，直言患者应该到医院作检查治疗。

患者接受医院门诊治疗多天后，痛情未解除，于2000年8月26日起进住人民医院内三科。诊断结果为：肝硬化、脾肿大、胃窦部溃疡活动期。

住院至第四五天起腹水及双下肢湿肿日益严重。由于医院方面连续使用人体白蛋白针剂11支次，导致脾胃亢奋，使肝胆疏泄严重紊乱，导致作饥口干及口唇起疮疹之毒；小便短赤、大便闭阻、睾丸坠痛、双脚湿肿，头面四肢、双目及全身黄晦如泥；在嗳呃频作、腹胀欲裂、卧床不起、呻吟不停及医院通知家属病情危重的时刻，患者之女儿及女婿，于2000年9月2日下午到本所讲述以上病情并请求出诊。

❖ **随诊概述**

出诊所见令人惊叹，患者头面黄晦、睑陷目突、腹胀如瓮、嗳呃不停，在旁的医护人员及所有探病者，均认为患者已处于十有九死的危重时刻。面对患者及其家属的期盼，着重排解浊毒，给予下列方药。

│**方药**│大黄12g（后下），茵陈20g，土牛膝10g，侧柏叶12g，藿香12g，炒栀子 8g，猪苓 12g，防己 12g，白茅根 15g，生地 30g，金钱草 20g，车前子 10g，2 剂。

建议煎汁 1 大碗，分 2~3 次服。

并言明服药后小便如能转清长，便闭能通下，可视为达到预期疗效。如果不能达到预期疗效，应该尽快转至省市级医院。所幸服药后达到预期疗效，并于 9 月 3 日晚遵嘱出院。

2000 年 9 月 4 日起至 9 月 28 日，应邀出诊于患者住家，方药以首诊之方依据症情适当加川连、白头翁，或加白豆蔻、香附，或加当归、黄芪，或加桑枝、白花蛇舌草促使腹胀嗳呃及双下肢湿肿逐步消退。

2000 年 10 月 9 日及 10 月 13 日复诊时，主诉阴囊肿烂及肛周湿毒已日趋好转。至 10 月 17 日及 23 日复诊时，主诉不仅腹水及脚肿已完全消退，而且肛周及睾丸之痒肿亦已完全解除。自认食饮、睡眠、大小便等已趋于正常。

2000 年 10 月 28 日起，患者本人驾驶摩托车到本所求诊，此后每隔十天或半个月到本所复诊。至 12 月 21 日及 12 月 31 日复诊后，同意停止服药。

2001 年 10 月 12 日，伤食及风寒引起腹痛头晕，返回本所调治时，建议服此方停几天后去复查。11 月 6 日医院复查报告证明，原肝硬化、脾肿大，经上述方药调治，已好转为"肝质稍粗、脾稍大图像"。

2002 年 9 月 28 日，主诉因连续多天吃性味苦寒的苦瓜及偏于收涩的莲藕，引起腹胀满闷、尿浊短、腰腿痛，经 10 月 5 日复诊，症情解除。

2002 年 10 月 11 日夜间，听到厨房有异音前往察看，发现有形状怪异的"扁平三角形赤褐色小蛙"在厨房内跳来跳去。受此惊吓后引起心悸腹痛，继之则腰痛腿颤。12 日上午到本所复诊，建议服中药后将贴于大腿内侧的"伤湿止痛膏"撕去，以防感染。回到住地后，患者急于撕去伤湿止痛膏，在过饥仍未进食的情况下，因毛囊受牵连之刺激，引起突发寒战，继之发热、头晕作眩、心悸手颤而急送人民医院。历 8 个小时使用多种针剂后，寒战心悸手颤等持续未解。此时（12 日晚上 9 点钟左右）患者家属来电要求方药，询问了解上述相关缘由之后，判断患者之疾"证属夜间惊吓所致之胆汁外溢及肾伤于恐"。

▮方药▮ 川连 6g, 神曲 12g, 鬼羽箭 12g, 防风 8g, 竹茹 6g, 陈皮 8g, 龙胆草 8g, 枳实 10g, 大黄 10g, 杏仁 10g, 甘草 6g。

服上方药所煎之汁 2~3 个小时之后, 症情逐步缓解。因此于 10 月 14 日出院, 返回本所调治。再经二次复诊, 患者自认康复。

可喜患者此后近八年时间, 遵嘱清淡食饮而病未反复。

此外 1989 年至 1996 年医案, 为刁坊镇钟某解除乙肝之苦。1992 年 9 月 9 日至 11 月 13 日医案, 为某中学教师产妇毛某某, 解除了因乙肝休教及禁止哺乳之苦。1998 年至 2005 年医案, 为新圩廖某, 解除脾肝肾综合性病疾之苦。2003~2005 年医案, 为何某某、林某某、范某某等众多肝癌术后惨苦者, 延长了寿命, 减轻了痛苦。这些案例既有助于弘扬中医中药, 亦有助于脾肝肾恶疾患者增强战胜病魔的信心, 其选药组方亦可供同道参考。

病案手记四
肾膀胱病证

—— 癃闭案
—— 慢性肾炎案
—— 肾病综合征案
—— 双肾萎缩案
—— 肾脏手术后遗症案
—— 双肾囊肿案

癃闭案

案一　癃闭引发的中风危重症

陈某某，男，73岁，博罗公庄手工业社退休，1990年3月18日至4月5日医案。

❖　**首诊概况（1990年3月18日至20日）**

因腹股沟疝、高血压、前列腺增生所致癃闭接受住院治疗，由于症情恶化，1990年3月18日上午，家属将患者移放于处理后事的大厅左侧（家乡风俗，男左女右停放）。18日晚上（约10点钟左右）接诊完病号，回到家中后，惊悉患者（叔公）处于临终状态，急往安置大厅察看，患者此时虽已气息奄奄，但是鼻准及头额仍具光泽，触测四肢体温呈伏热状；捉摸六脉，细而微弦，两足之跌阳脉细而未绝。据此，细语在大厅中守孝的五男一女："病疾决不是到了危绝不治之期，若服中药后能促使大小便解排则仍有好转之希望。"众人同意试试，在征得其妻同意后，索取纸笔开给下列方药。

┃方药┃金银花12g，白术15g，白芍15g，桂枝10g，海金沙15g，六一散30g，大黄12g（后下），桃仁12g，乌药10g，川楝子12g，前胡10g，陈皮10g，1剂。

乘夜返回店中取药，为防患意外，将药交给排行最小的憨厚者煎熬。同时，叮嘱头煎取药汁约300~500ml，1~2小时内喂服完；服药后关注小便大便的排解状况，若能达到促排之效，则患者可能有要求进食的意向。若此只可喂少量稀粥或粉羹，切切不可喂肉汁水、蜂皇浆或奶制品等滞腻补益品。

3月19日早晨探视患者时，守护人员讲述如下：昨晚11~12点给药，服药后约2~3小时发现患者卧板下方地面上已有一滩所排黏稠之尿液，掀开衣被发现原来安插的导尿管已经脱出（可惜未曾核实是否由患者拔出，因被尿液冲脱的可能性不大），好转情况与事前预测相符。将天亮排出积久之大便后，患者示意要进食，依嘱喂粥汤半小碗后，患者启目察看四周。应其儿女之要求，守方再给2剂。并且建议，服此方后如果患者的呼吸能趋于平顺，如果不断启目扫视四周，则应将患者背回原住房。

3月20日早晨其长子前来讲述服第二剂中药后大小便排解及胃纳、体力逐步好转的状况。拟上方加茯神12g、人参12g。下午其长子又到诊所中，询问是否可以结合静滴"氨基酸"等补益针剂帮助患者康复。答曰：经验而言，没有必要。道理在于，患者仍有余邪未去；患者虚弱至极之躯，给予峻补非为上策。

❖ **二诊 (3月21日下午3点左右)**

其长子急急来到诊所中要求出诊，问其所以，答曰"病人烦燥气促，发热痰涌"。急往察看，原来正在静滴"氨基酸"；询问患者感受，答语音调失常。建议立刻拔除静滴，速服本所开给的方药。为慎重起见，本人侍候半小时左右，观察服药后状况；目睹患者之呼吸逐步趋于平复后，再次建议将患者迁回原住房，利于康复。

3月22日早晨，惊悉其长子曾听信某医的建议，于21日下午给患者加服1颗安宫牛黄丸。面对防不尽防的暗箭伤人（因为对于大便已经逐步畅排之患者而言，"安宫牛黄丸"可以引起伤正之苦），本人到众人聚会之禾坪大声呼吁：恭请背后献言者今天开始勇于接治，本人决不插手……

3月25日下午患者之长男再次到本诊所请求出诊，问其所以，告知"某医不敢开方，仅介绍用某某成药，患者声音及气息日趋微弱，小便复闭，下肢湿肿复作"。鉴于其亲属承认几天前的违嘱之错，因此答应再次接诊。

❖ **三诊（3月25日下午）**

患者（仍安置在大厅之左侧）羞光闭目，张口呼吸，额冒冷汗，体温偏低；唇淡干，舌短缩，小便复闭，大便失禁。

|治则| 纳气益血，回阳固脱。

|方药| 回阳生脉汤——附片15g，人参15g，北五味8g，麦冬12g，白芍

15g，当归 15g，桂枝 12g，茯苓 12g，白术 15g，陈皮 10g，白花蛇舌草 20g，黄芪 15g，1 剂。

❖　**四诊（3 月 26 日晚）**

手脚转温，大便无再失禁，声音亦有所好转。张口伸舌，镜面少苔。

丨方药丨上方去附片，加杜仲 12g，牛膝 12g。

再次叮嘱应将患者迁回原住房，给予安慰，利于康复。

❖　**五诊（3 月 27 日）**

发现患者在住房的床上开始能够自我转身及移动，上方再给。

❖　**六诊（3 月 28 日）**

患者主动要求坐起进食，主诉惟小便仍偏繁数及睾丸有不适感。

丨方药丨白术 15g，淮山药 20g，白芍 15g，桂枝 10g，杜仲 12g，牛膝 12g，旱莲草 10g，黄芪 30g，生地 30g，藿香 12g，乌药 10g，荔核 15g，川楝子 12g，覆盆子 10g。

❖　**七诊（3 月 29 日）**

脚肿已完全退去，双手开始去旧生新脱皮，开始下床移走几步，言谈中已透露暂停服中药的意向。建议再服 28 日方 2 剂。

3 月 30 日，将上述详细医案交患者之长子审阅，并建议其签名资证。

31 日患者自认已经康复，要求停给中药，以食疗调养。

此后延长有效生命 3 年多。可惜患者愈后因羞于曾经"出上厅"（太平房之意）几天，而致一直不愿到屋外的厕所排便，由此引起其妻不满，甚至责怨本人的救治之举属于"好事"。庆幸，本人当时曾征询获得她的同意之后，才给予方药。有鉴于此，后来凡遇危重症患者，大多数要求其家属写"请求发药"后，才给予论治发药。

案二 癃闭引发的中风、脑萎缩

肖某某，男，77岁，兴宁市坭陂镇人。2003年7月23日，2009年1月28日，2010年5月11日医案。

病案简述——既往病尿（尿酸偏高）、类风湿，多次接受对抗治疗，致使浊毒滞留于肝肾，前列腺增生积毒、尿赤尿短气促，指掌关节粗厚。此前已有2次住院致导尿多天后脚肿，步履艰难时刻转本所求诊（每次都是服首诊方药小便获畅排后，不愿意复诊，仅由其儿媳或儿再取药1次或2次，而不乐于再调理巩固）。至第三次癃闭住院诊为前列腺癌、左侧偏瘫、脑萎缩，牵累致儿孙们叫苦不迭时刻，由某市级医院又转至本所。

❖ **首诊概况（2003年7月23日傍晚）**

患者由儿媳等4人扶送而来，主诉及代诉五天前因排尿困难到工人医院接受住院治疗；由于导尿及冲洗膀胱已使症情日益加重，因此转到本所求治。

似壮实、头面赤黄晦，上睑胞下垂，下睑胞肿胀坠，呈紫暗（若上睑胞之胀对应胸肺有浊逆之气，而下睑胞胀坠对应膀胱有伏湿，即尿浊排不净），双手掌背赤晦，指中节皆肿大（此乃病尿类风湿反复误治所致无疑）。舌质淡，舌尖收紧微下垂（对应心肺焦弛，结肠炎，大便开头艰难）。舌根偏厚（下焦有伏毒，主前列腺增生），消炎针剂已使心肾之阳受损而致头额、指掌时冒冷汗。

▏治则▏醒脾化浊，宣开通解。

▏方药▏大黄12g（后下），桃仁12g，海金沙15g，六一散30g，牛膝10g，车前子12g，白花蛇舌草15g，鱼腥草15g，赤芍、白芍各12g，桂枝10g，藿香12g，生地20g，3剂。

叮嘱食饮宜清淡，切忌高异蛋白，尤其是奶类及豆浆等饮品；回去速煎，空腹服最妙，服药前或后宜作速拔除导尿管，利于浊毒排解。

❖ **随诊概述**

7月27日，其儿及媳前来讲述疗效——遵嘱服第一剂药头煎后的半小时内拔去导尿管，此后小便大便逐日畅顺，脚肿已趋消失。由于患者忌服中药，自认康复而不愿再来就诊，所以遵嘱讲药，前方再给3剂，给予调理巩固。此后五年多时间遵嘱少病。

2009年1月28日，因于食伤又一次住院致导尿已有几天的痛苦时刻，又是带着导尿管由其儿（副局长）及媳等人护送至本所求诊。

丨方药丨 赤芍、白芍各15g，桂枝10g，大黄10g（后下），桃仁12g，海金沙15g，六一散30g，白花蛇舌草20g，黄芪20g，生地30g，泽泻10g，车前子10g，土牛膝10g，5剂。

3月2日儿媳到本所讲述疗效，要求上方再给。3月7日其女儿到本所求诊，告知其父自认痊愈。

2010年5月11日至6月14日案，患者因腹痛头晕而致中风，再一次因癃闭住院诊断为：双侧筛窦炎、脑萎缩、前列腺癌。由于瘀血堵塞尿道，在偏瘫失语、尿液无法导出的危重时刻，其儿女等将患者由梅州市人民医院住院部转至本所要求救治。经5月15日、22日及6月14日的复诊，使患者获得了减轻痛苦、延长寿命的医疗帮助。

案三　癃闭兼气喘、肠肿瘤

林某某，男，74岁，兴宁市叶塘镇群星村人。2007年12月12日至2008年1月3日医案。

病案简述——主诉有结肠炎便秘、腹痛喘咳和睡眠失常史。误于燥补及进食寒凉引起前列腺增生、尿短气促、喘咳。2007年10月下旬因咽痒咳嗽及排尿困难求治于合作医疗社，经多天治疗未见好转后于2007年11月16日转至兴宁市人民医院综合科住院治疗，检测报告如下：①前列腺增生、膀胱粗糙；右中上腹实质性肿瘤；肝脏、胆囊、胆管、脾、胰、输尿管未见明显异常。②窦性心律、轴中度左偏。③血液尿液等化检多项异常。

住院十多天，不仅便秘咳嗽、阵热恶寒仍然反复未能解除，而且输液、导尿及冲洗膀胱的治疗令患者下肢日益浮肿。面对无法承受的药费开支，在体质日益虚弱的情况下，经亲朋介绍于2007年12月12日在女儿的搀扶下，带着导尿管到本所求治。

在遵嘱拔除导尿管及停止其他片剂、针剂的情况下，下列五诊使诸症解除，而且此后 2 年时间，癃闭、喘咳等并无反复。

❖ 首诊概况（2007 年 12 月 12 日）

患者头面赤晦黑，疲极气促，言语欠清；舌颤手颤（心肺焦虚，阴虚伏火），双目晦陷、下睑胞胀坠，下肢湿肿（膀胱伏浊排解受阻）；双目内角有翼状赤胬（浊毒痰瘀起于脾肠，宿于肝肺），上下唇晦而干皱（对应脾肠气弱津伤）；鱼尾位有瘀斑疣结（对应肾与膀胱浊毒滞留或结石史）。

舌形细短，作颤难伸（气血两亏也），舌尖收紧有剥象（对应结肠肛裂）。舌质红绛呈镜面（胃肠阴亏可推知），舌根呈厚有腐苔（大肠及前列腺有伏毒浊秽）。掌指背赤晦（对应湿火熏蒸肝肺），纳呆（因于肠滞），喘咳（因于气逆咽痒），阵热恶寒（因于阴虚肠滞、伏湿蕴火）。

┃辨证┃证属癃闭，湿阻肠滞，浊逆喘咳。

┃治则┃导滞化浊，清虚益阴，醒脾益气，疏肝解毒。

┃方药┃大黄 10g（后下），桃仁 10g，海金沙 15g，六一散 30g，旱莲草 10g，黄芪 15g，白花蛇舌草 15g，前胡 10g，陈皮 10g，泽泻 12g，生地 30g，车前子 10g，土牛膝 10g，5 剂。

叮嘱戒口甜滞及燥热，建议最好在服中药前请医护人员将导尿管去除，既可以防止尿道继续感染，又有利于促使稠滞之尿液自主排泄。

❖ 二诊（12 月 18 日）

主诉遵嘱去除导尿管服第二剂中药后，癃闭之苦逐日减轻，腰腿倦痛亦减轻，舌颤手颤亦逐步不明显，惟大便仍不畅，咳嗽有时仍作。

┃方药┃上方去桃仁，加桔梗 10g，杏仁 10g，再给 5 剂。

❖ 三诊（12 月 22 日）

主诉精神体力伴随大小便转畅而逐步恢复，惟劳作后仍气促作咳及腰腿酸困。

┃方药┃旱莲草 10g，黄芪 20g，沙参 15g，茯苓 12g，牡丹皮 10g，泽泻 10g，藿香 12g，生地 30g，前胡 10g，陈皮 10g，杜仲 12g，牛膝 10g，白头翁 12g，败酱草 12g，大黄 10g，当归身 15g，5 剂。

❖ **四诊（12月28日）**

主诉服上方小便中有浊物排出，下腹隐痛减轻，睡眠好转，虽有时仍咳，癃闭无再发生。前方再给5剂。

❖ **五诊（2008年1月3日）**

给予下列方药调理巩固。

方药 牡丹皮10g，泽泻10g，藿香10g，生地30g，杏仁10g，甘草6g，连翘12g，陈皮10g，杜仲12g，牛膝10g，旱莲草12g，女贞子15g，黄芪20g，当归身20g，白芍12g，5剂。

怜其家境贫苦，介绍其在家待业的女儿到工业园兴盛玩具厂就业。至2010年春节后的二年多时间，有过几次伤食或风寒作咳到本所求诊，可喜癃闭及下肢湿肿无再发作。

案四 肥胖尿短哮喘

彭某某，女，28岁，佛山经商（家在兴宁市新圩镇）。2009年8月16日至11月18日案。

病案简述——患者12~13岁时起嗜于冷甜引起肥胖气促喘咳，17~18岁气喘难续时，经人介绍，曾由其父带患者到本所求治，经过半年多时间调治得以康复。此后每逢食饮所伤或外感风邪湿邪引起不适皆到本所求治。此次因人流后误于燥补及寒凉，再次引起尿短气促哮鸣不适。

❖ **论治概况**

肥人尿短气促哮鸣主责痰气逆乱、湿浊内蕴。

首诊方药 石膏30g，神曲12g，地骨皮15g，前胡12g，大黄12g，桃仁12g，贝母10g，全瓜蒌15g，蒲黄10g，田七10g，侧柏叶12g，土牛膝、怀牛膝各12g，降香12g，炙麻黄10g，郁李仁12g等3剂。

前后经过四诊调治，此后遵嘱症无反复。

慢性肾炎案

李某某，男，10岁，兴宁市叶南镇人。1992年6月15日至11月15日医案。

病案简述——主诉（患者由其祖母或外祖母带来就诊）：病起6岁左右时咽炎咳嗽，静脉滴注引起尿短促、双下肢痘疮反复；接受西医内外结合之治疗后引起头面虚湿，化检诊断（蛋白+++，潜血++）肾炎严重。由于症情反复，因此于1992年6月15日起由其外祖母带患者到本所求诊。经过如下三个多月时间的治疗，化检证明肾炎解除，半年及3年后再化检肾炎并无反复。

❖ **首诊概况**（1992年6月15日）

患者乏力神疲，张口呼吸，头额及下睑胞明显黄晦。代诉时作腹痛，纳呆欲呕。近2~3年肾炎化检尿蛋白常徘徊在2~3个"+"，潜血1~2个"+"。经多方求治一直反复发作，致使休学多年。言明花斑舌对应于慢性胃肠炎，而且又是引起腹痛及尿蛋白的缘由。肠滞腹痛、运化失正致尿浊而起的发热咳嗽，误治于过度静脉输液消炎清降，以及所给食饮的营养过剩，是促成下肢痘疮的诱因。治疗下肢痘疮过程，医者如果忽视健脾助运、益气逐浊，则可以酿成浊毒滞留而诱发肾盂肾炎等疾病（此经验得于1987年至1994年间，对三十多例由咽炎或水痘误治转为肾炎的儿童）。

∣治则∣健脾益气、助运化浊、清营解毒。

∣方药∣炒山楂8g，炒莱菔子8g，生地15g，香附10g，川连5g，白头翁10g，石韦8g，萹蓄10g，田七6g，草薢12g，白茅根12g，神曲8g，3~5剂。

鉴于患者之外祖母（或祖母）多次言及其有多位亲人是兴宁某医院的名医或某医院的院长，因此于发药前后再三言明：若真心相信本所治疗，就要完全排除其他医者的再插手，绝不允许再自行结合其他医者的药物或补益品。并叮嘱食饮应该淡清，切戒生冷甜滞及高异蛋白类有碍于胃肠的食饮品。待到患者花斑舌消失、胃纳良好、腹痛解除、小便已经转为清长后去作化验检查，可以证明病已解除。初始服一至三诊之药服后，将促使体内所藏浊毒排解，若见小便浑浊或下肢痘疮余毒外透则皆属正常现象，切勿惊恐而妄加抑压。

此后 2~3 个月时间，每隔 5 或 7 天遵嘱复诊，7 月 19 日化检开始趋于正常。8 月 14 日复诊时，化检结果再次证明肾炎确已痊愈。再给方药调理。

┃方药┃白术 12g，淮山药 20g，白芍 12g，桂枝 10g，杜仲 10g，牛膝 10g，泽泻 10g，生地 20g，川金钱草 15g，石韦 10g，麦芽 10g，蒲公英 10g，侧柏叶 10g，田七 6g。

❖ 1992 年 11 月 15 日医案

上述患者因左脚大趾受创伤，接受其亲者（保健院某某医师）的治疗。不慎引起化脓性感染，恐防肾炎再次复发，转到本所求诊，给予下列逐浊活血方药。

┃方药┃旱莲草 10g，田七 8g，独活 8g，防己 10g，土茯苓 15g，全当归 15g，泽泻 10g，生地 15g，麦芽 10g，蒲公英 12g，车前子 8g，土牛膝、怀牛膝各 8g，桑枝 12g，3 剂。

建议戒口花生及鱼腥、螺鳖等高异蛋白；嘱每煎分 2 次服，下午晚饭前 1 小时及晚饭后约 1 小时服药，则疗效更为显著。不准再静注消炎或抗病毒等针剂。

❖ 复诊（11 月 25 日）

脓肿已消失，伤口已转干皱。上方再给 3 剂。叮嘱服法如前（2 天服完 1 剂中药），仍须戒口食饮。半年及 3 年后回访，肾炎并无反复。

肾病综合征案

案一　肾炎兼尿毒症

陈某某,男,38岁,龙田镇洋岭村人。2003年1月12日至2004年3月8日医案。

病案简述——有鼻炎及咽炎史。2002年11月初因尿浊排不净引起咳嗽及腰腿痛求治于人民医院(化检尿蛋白+++)。12月下旬病情恶化,被诊断为肾病综合征。在尿毒症症状日益严重致全家人诚惶诚恐时刻,经科委林秘书介绍,于2003年1月12日起转至本所求治。

六诊之后遵嘱化检,蛋白等项数值恢复正常,体力亦渐渐恢复;八诊之后复检,各项指标保持在正常范围内。

❖　**首诊概况(2003年1月12日)**

患者头面虚湿,印堂及颧位有疹毒(鼻炎兼激素药物所致),下肢水肿、下焦湿阻,腹中饱气,脾失健运、伏湿蕴火,口渴多饮,腰腿酸困,尿短浊毒。目角青筋显露,头晕头痛(源于浊毒逆冲,气血循环受阻),目外角上下有瘀疣结,对应腰肾有滞留之瘀毒;下睑胞有伏毒(对应内痔或肛周湿毒),声微嘶且重浊(可推鼻炎、咽炎、扁桃体疾患史)。

舌平伸尖收样(可推其人心烦多梦大便不畅),舌质淡苔白浊(可知其人气虚血弱,运化失正,肠道有伏湿)。

病起过食高蛋白的豆浆、奶制品及生冷水果,导致脾损及肾(无法吸取利用的超量蛋白,残留于尿液中),而运化失正,失于化排转为尿毒。六脉细弦紧(正邪相争急,浊水反侮土)。

　　┃方药┃ 菖蒲 12g，灵芝 12g，草薢 20g，田七 10g，神曲 12g，川连 6g，香附 12g，生地 30g，前胡 12g，车前子 10g，白术 20g，黄芪 20g，泽泻 12g，茯苓 12g，3 剂。

　　叮嘱必须节制房劳、守身护神，戒口饮食。

❖　**二诊（1 月 17 日）**

　　小便虽转畅，饱气仍明显（因于患者仍相信既往医者所谓蛋白流失必须补充含有高量蛋白质的食饮品）。鉴于患者的疑虑，再三解释目前运化吸收功能皆处于低陷及紊乱，若不戒口鱼腥及蛋奶类、肉汁水等，则饱气难于消解，肾病难于祛除；而且言明适当参加家务劳动，有助于康复。

　　┃方药┃ 上方去川连加炒山楂 12g，白豆蔻 8g，再给 3 剂。

❖　**三诊（1 月 21 日）**

　　饱气逐日减轻，小便亦转清长，脚肿日趋消退，体力逐日恢复。

　　┃方药┃ 上方加金钱草 20g，当归身 15g 等。

❖　**四诊（1 月 25 日）**

　　主诉饱气无反复，脚肿已经消失，腰腿已不酸困。给予下列方药调治。

　　┃方药┃ 菖蒲 12g，灵芝 12g，草薢 12g，田七 8g，当归身 20g，白芍 15g，藿香 12g，生地 30g，神曲 12g，白蔻豆 8g，杜仲 12g，牛膝 10g，川金钱草 20g，白术 12g，3 剂。

❖　**随诊概述**

　　此后再经 1 月 29 日、2 月 9 日复诊，建议服完此药停几天药后作检查。2 月 21 日复诊时告知，昨天遵嘱化检尿液及血液，证明各项都已正常。

　　3 月 3 日再诊，给予下列调理：

　　┃方药┃ 白芍 12g，白术 15g，桂枝 10g，茯苓 12g，熟地 30g，川金钱草 20g，白头翁 12g，石韦 10g，当归身 15g，黄芪 20g，杜仲 12g，牛膝 10g，柴胡 10g，茵陈 12g，3 剂。

建议服完后再去复查。3月8日再次对尿液及血液等项复检,再次证明各项指标正常。

案二 慢性肾病综合征

刘某某,女,35岁,兴宁市新陂镇人。1997年8月3日至2010年春节前后的医案。

医案简述——患者因经带失正、饱气纳呆、咽炎咳嗽接受西医治疗,导致头面虚湿、下肢水肿,兴宁保健院及人民医院分别诊断为急性肾炎、慢性肾病综合征。在接受上述医院近2年时间治疗未能好转的情况下,经亲邻介绍到本所求治。经过本所一年左右综合调治,使慢性肾炎及妇科诸疾相继解除,此后10年并无反复。

❖ **首诊概况(1997年8月3日)**

患者头面虚湿,下睑胞赤晦肿(对应尿浊赤排不净),两颧及上唇等部位盖有黄褐彩(对应于脾虚肠滞、伏湿蕴火、小便赤浊、白带黄稠内阻);口干作渴,饱气纳呆,时作嗳呃(对应肠滞伏毒、胃阴亏、脾失健运、浊逆上冲);下肢湿肿(因于脾肾气虚、湿浊下注)。舌平伸,边尖侧有暗沙点,舌根偏厚、苔呈黄浊(对应血虚,经行不畅有瘀阻、子宫积毒、白带黄稠)。

┃辨证┃脾为湿困,瘀浊内阻,气弱肠滞,脾虚肾湿。

┃治则┃醒脾益气,活血化瘀,益阴扶阳,消解浊毒。

┃方药┃生地30g,藿香12g,川金钱草20g,石韦12g,泽泻10g,草薢15g,白花蛇舌草20g,黄芪20g,川芎10g,牛膝10g,蒲黄10g,五灵脂10g,全当归20g,白芍15g,独活10g,防己12g,桃仁10g,田七10g,3剂。

叮嘱戒口食饮,伸舒四肢帮助解郁等。

此后经过1年多时间,每隔五至七天或十天半个月复诊1次,使胃肠功能趋于健旺,月经下行趋于正常,肾病消失(各项化检恢复正常),体力恢复。

案三 扁桃体发炎致肾病综合征

罗某某,男,12岁,兴宁市新陂镇人。2001年6月1日至9月23日医案。

病案简述——患者6~7岁时，因扁桃体发炎所致高热到医院住院治疗。此后每年皆因咳嗽而致高烧（38℃~42℃）需住院1~2次。2001年起高热接连发作，1~5月份已经3次住院，导致头面虚湿日益严重、尿蛋白处于2~3个"+"、高热缠绵、气促日甚。在医院诊断为肾病综合征，并言属于难治之症的严重时刻，经亲邻介绍于2001年6月1日起到本所求诊。

在遵嘱戒口鱼腥等高异蛋白，停止其他药物的前提下，经过三个多月的连续治疗，不仅自我感觉的所有不适之症状消失，并经化检证明，肾病综合征获得治愈，且此后10年症无反复。

❖　**首诊概况（2001年6月1日）**

患者张口呼吸，头面虚湿，阵热潮红，激素面容。头额热至烫手样，两腮及下肢却明显偏冷，下肢肌肤内暗藏的痘疮仍隐约可见，饱气纳呆，小便浊短。舌质淡胖，舌之中根及边侧部位皆呈腐乳样。

│辨证│气虚肠滞，实为伏湿蕴火之根源。浊毒所致扁桃体肿大化脓，如果继续接受对抗消炎的治疗，不仅肺肾会进一步遭受浊毒积淀的伤害，而且可能导致阳不护阴或虚阳外越的晕眩及虚脱。建议服本所中药期间必须停止其他一切西医的药物、针剂及片剂等。家属签字，表明愿意遵嘱后，给予下列方药。

│方药│川连6g，白头翁10g，炒山楂10g，炒莱菔子10g，地骨皮12g，前胡10g，白术15g，黄芩8g，夏枯草15g，牡蛎20g，土茯苓15g，当归身12g，牛蒡子12g，牛膝10g，川菖蒲10g，草薢12g，3剂。

此后每隔三五七天复诊1次，依首诊之方适当作加减。至6月25日复诊时，二便趋顺畅、发热咳嗽少发作。7月12日复诊时，告知尿液检查结果蛋白等项已经消失。9月23日复诊前再次对尿液及血液等多项检查的结果表明，肾病综合征已经完全解除。建议复读、返回学校上课。此后再返回本所进行3~5次的复诊之调理。此后近10年时间症无反复（有2010年春节前因转氨酶偏高引起作饥、心烦失眠到本所求诊时，其母告知：自2001年求治本所痊愈后，不仅再也没有住过医院，而且患者的学习成绩，一直名列年级之前五名）。

类此因于下肢痘疮、咽炎或扁桃体病疾误治转为肾病综合征的患者，每年的医案中都有 5~10 例。凡是能够遵嘱结合戒口食饮的患者，经半年至 1 年时间治疗，百分之七十左右均获康复。

双肾萎缩案

凌某某,男,30岁,平远县石正镇人。2001年8月24日至12月27日医案。

病案简述——主诉既往性生活过于放纵,招致淋浊、性器官疾病,反复误治导致慢性肾炎。1998年春节后起至2000年6月曾经多次到广州等地多所大医院接受综合性治疗。2001年春节起尿毒症状日益严重,接受激素冲击疗法后,引起双肾萎缩。在体重由140多斤下降至90斤左右,体质极度虚弱,医院建议换肾手术的严重时刻,接受亲朋的建议,于2001年8月24日起到本所接受传统中医治疗。

❖ **首诊概况(2001年8月24日)**

患者极度瘦弱(主诉:身高173cm,体重已由140多斤降至90斤左右)。几年前纵欲欢娱导致肾虚、肾炎,反复接受广州等地多所大医院的激素治疗之后,由肾炎转为双肾萎缩。医院方面认为若不换肾,生命将朝不保夕。由于所见邻近接受换肾手术者,由于抗过敏、抗排斥等药物所致之痛苦而离开人世,因此拒绝大医院的换肾建议,经朋亲介绍后到本所求治于中医中药。

四诊合参之后向患者说明:其肾炎起于性放纵过程的耗气伤阴和感染淋病后反复接受的抗生素、激素类药物的对抗治疗产生的病理产物,逐步构成对脾肾及肝肺的伤害,这也是促成患者肾萎缩的罪魁祸首(本人既往接治过多例此类型肾炎患者)。

|治则| 益气潜阳,滋阴填精,醒脾助运,疏络解毒。

|方药| 当归身20g,白芍12g,附片12g,熟地20g,川金钱草20g,石韦10g,鸡内金12g,枳实10g,旱莲草15g,黄芪20g,菟丝子20g,女贞子20g,白头翁12g,败酱草12g,白扁豆15g,赤小豆20g,补骨脂10g,3剂。

建议戒口生冷甜滞、酸寒燥热等能够壅塞胃肠及耗气伤阴的食饮品；短期内切戒房事及嗔怒。服第二剂中药后停止服其他药物。

❖ **二诊（9月10日）**

主诉，遵嘱情况下服中药，腰腹酸冷已有所减轻，胃纳及睡眠亦有所好转。前方再给 5 剂。

❖ **三诊（9月21日）**

主诉精神体力逐步好转，体重增加约 4~5 斤，信心因此倍增。

丨方药丨前方加田七 10g，蒲黄 10g，白术 15g，5 剂。

❖ **四诊（10月3日）**

主诉腰腿不适明显减轻，既往欲小便时必须蹲下，尿液才能排解的痛苦已获解除；小便逐日转清长有力，腰脊间的锁紧样感觉不断减轻，呼吸亦转深长，体重已增加 10 斤。上方再给 5 剂。

❖ **五诊（11月8日）**

患者自认精神及体力已恢复至可以外出办事，同意患者带药赴上海处理事务。

丨方药丨上方加西洋参 12g，北五味 10g，给予 5 剂。

❖ **六诊（12月17日）**

主诉赴上海期间，服完所带中药后到医院复查表明：左肾已经恢复正常，惟右肾仍呈偏小图像。上方再给 5 剂。

❖ **七诊（12月27日）**

要求调理及再次带药外出。3 年及 5 年后回访，病无复发。

肾脏手术后遗症案

案一　右肾置换

李某某，男，29 岁，兴宁市新陂镇人。2001 年 3 月 16 日至 6 月 16 日医案。

病案简述——主诉，2000 年 7 月中旬，因突发性腹痛入住中医院，诊断为胃出血。接受输液治疗，住院至第七天转为尿毒症；因此急速转院至广州中医学院第一附属医院，接受该院激素治疗约一个月后，转为肾萎缩。9月下旬起接受透析治疗。透析期间通过医院与郑州市四六〇医院签订预约换肾的协议。2000 年 11 月中旬，依签约赴郑州市四六〇医院接受右肾置换手术（换肾住院共 33 天，花款 20 万元左右）。术后，每月坚持服用 7 000~8 000 元的抗过敏、抗排斥之药物，而且每月必须到医院检测 1 次体内的药物浓度，以了解是否超标，以防中毒等意外事故发生。

接受右肾置换后的近 4 个月时间，患者不仅腰肾部位仍时刻具有似冷水浇渍的苦楚，而且经受着抗过敏药物副作用所致的、全身筋骨似乎即将散架的精神恍惚之折磨。

患者回想起 1996 年之前遭受慢性肾炎折磨多年，多方求治罔效时刻转至本所求诊。经过半年多时间治疗获得康复，不仅愈后 2 年多时间肾病并无反复，而且婚后喜得贵子。鉴于上述经历，患者询问"是否能够再挽救他一次……"！由于本人对器官移植后病理病况的认识尚处肤浅，不敢向患者作正面回答，患者黯然泪下，医者亦感痛心！

❖　**首诊概况**（2001 年 3 月 16 日）

患者由其岳父伴同而来，神疲乏力，头面黄晦兼有虚湿，下睑胞部位赤晦甚

（阴虚、尿浊赤短），上下唇干皱晦（对应脾肠气血皆弱），准头部位有郁热（脾肺气虚有伏湿）。舌平伸质淡，舌边尖及两侧有瘀沙点（脾肝有瘀聚之毒也）；舌根部位苔浊腐（肠滞下焦有伏湿）。肢肤冷而掌心热（阴虚、伏火、心意烦乱）。

▎**辨证**▎脾失健运，气阴两虚，肠滞伏毒，肾不纳气。

▎**方药**▎防风 10g，白术 12g，白芍 12g，桂枝 10g，生地 30g，藿香 12g，金钱草 20g，石韦 10g，鸡内金 12g，枳实 10g，当归身 15g，黄芪 15g，3 剂。

本人鉴于缺少治疗此类疾病的经验，不敢建议患者停止服用抗过敏、抗排斥等药物，也不敢肯定此方必有疗效，并声明如果疗效不尽如人意，应该另寻有经验之医生。

2001 年 6 月 16 日上午，患者之岳父来电，希望本人能够出诊。鉴于本人缺乏治疗器官移植后之患者的经验，因此婉言请辞。事后探访获悉，患者于 2001 年 6 月下旬离世，真可谓受尽折磨，却又人财两空。

案二　右肾摘除

黄某某，男，49 岁，兴宁市黄槐镇人。2005 年 5 月 16 日至 2009 年 7 月 8 日医案。

病案简述——患者因淋病接受西医的淋必治等对抗消炎治疗，导致右肾结石；激光碎石后右肾败死，无可奈何之际接受右肾摘除术。摘除手术后导致肾气不纳、咽炎咳嗽、肩项困痛、尿浊汗出不畅、肌肤疹毒时起时伏。多方求治罔效的时刻，于 2005 年 5 月 16 日起转到本所求治。

经 2~3 诊，病况消失。此后至 2009 年 7 月 8 日每逢咳嗽或痒痛，凡近处求治不效时皆到本所求治。由于患者未接受换肾的建议，却也避免了器官移植带来的风险。（据说肾器官移植者，生命可以延长三五年时间，少数甚至可达十年、八年，几率如何，盼能考证！）

❖　**首诊概况**（2005 年 5 月 16 日）

患者属于肥壮高大人，头面偏赤红，腮项及四肢有疹毒，时作气逆咽痒咳嗽。最近一个多月，身痒心烦失眠（咳嗽因于营养过剩所致的尿浊气上冲，身痒因于营液失正及咳嗽误治，使浊毒滞留于肌肤内）。舌根厚而苔呈浊腐（对应前列腺增生以及下焦脾肠有积滞，此乃尿浊臭且排不净，继之气逆作咳、进而身痒的重要诱因）。

Ｉ病案分析Ｉ症属性病淋浊反复接受对抗治疗产生的积毒，导致的脾失健运、尿浊结石；对具有结石之右肾多次接受激光碎石的破坏性刺激，从而导致肾的坏死。对坏死的右肾切除之后，双肾间的协作互助关系丧失，肾的泌别及纳气等能动作用受到削弱，若多吃冷甜则容易咳嗽。治疗上述咳嗽必须顺气化浊，否则容易引起皮肤疹痒。

Ｉ治则Ｉ清营化浊，调和肝肾，宣肺解毒，顺气消咳。

Ｉ方药Ｉ车前子10g，前胡10g，甘草6g，苦参12g，薄荷10g（后下），荆芥穗10g，赤芍15g，土牛膝12g，川金钱草20g，生地30g，田七10g，蒲黄10g，萆薢15g，泽泻12g，赤小豆30g，3剂。

叮嘱戒口冷甜，尤其是晚饭前勿食生冷甜滞。

经过二次复诊，诸症悉除。此后至执笔之日，患者凡遇咳嗽、心烦失眠或头晕腰困等皆到本所求诊，证明中医中药是可能作为器官移植的保守疗法之一的，务望此类患者及其亲朋，面对医生的诊断及建议宜深思熟虑！

双肾囊肿案

王某某，女，50岁，广州（家住河源）。2011年4月4日至7月8日案。

病案简述——多年头晕腰困痛史，误于补肾及加强营养，导致长期尿蛋白2~3个"+"，接受医院慢性肾炎的片剂及针剂治疗，一年后双肾出现囊肿，乏力尿频、劳则气促。经朋亲等人介绍后，于2011年4月4日到本所接受中医药治疗。

经5月12日二诊，至7月8日复诊时，尿频气促明显好转，乏力腰困逐步减轻，食饮睡眠逐步改善。

❖ **首诊概况（2011年4月4日）**

体似结实，额偏晦黄，下睑胀坠，四肢偏冷（对应肝肺气弱、脾阳不振）。舌质淡，短大偏肿（对应气弱血虚、湿阻于内）。

｜辨证｜脾阳受损（既往空腹多食生冷水果）、气弱肠滞、营血失正、浊毒滞于下焦、腰肾脉络受阻，致使双肾产生囊肿。

｜治则｜益气健脾、暖肾化浊、疏理肾络、清解囊肿。

｜处方主药｜熟附片12g，败酱草15g，桂枝12g，赤芍、白芍各12g，土茯苓15g，当归身20g，茜草12g，金钱草20g，麦芽12g，蒲公英12g，田七8~12g，皂角刺12g等5剂。

叮嘱戒口生冷甜滞及钙奶类食饮品，建议每剂中药可煎3次，每次取药汁500ml左右，每次所煎药汁分2次于空腹或饭后2小时服下，服药后宜卧床休息20~30分钟，则可以确保疗效。

❖ **二诊（5月12日）**

告之疗效良好，胃纳睡眠明显好转，小便转清长，腰腿困减轻。

| 方药 | 以首诊处方加旱莲草 12g，黄芪 20g，患者要求给予 10 剂。

❖ **三诊（7月8日）**

患者自认诸症已经悉除，告知患者双肾囊肿之毒化解排除仅百分之三十左右。

| 方药 | 二诊之方再加赤小豆、白眉豆各 20~30g，给予 10 剂，叮嘱如前。

建议少吃苦瓜及蚬蚌等，戒口苦寒沉降之食饮品，建议仍需复诊。

目前的接诊情况而言，肝肺肾之病疾有日益增多之势。究其所以，既关系于抗生素、激素类滥用所致之伤害，又关系于人工种养的动植物为促求丰产与快速长大的药物残毒，而且不可忽视空腹肆意于食饮生冷水果的摧残。同时，必须谨防各种进口或国产的转基因产品及其加工品的潜在风险！

病案手记五
皮肤病证

—— 红斑狼疮案
—— 狐惑案
—— 皮肤恶疾案
—— 变态性皮炎案
—— 麻风病案

红斑狼疮案

案一　过敏引起的红斑狼疮

王某某，女，22岁，家住兴城镇西郊。1997年8月6日至1998年4月30日医案。

病案简述——主诉前几年外出打工期间嗜于冷冻饮品致经带失正，汗泄受阻而风疹反复发作。1996年春节期间进食海鲜虾蚬等引起头面严重过敏，此后曾求治于兴宁、深圳及广州等多所医院，一年后被诊断为系统性红斑狼疮合并感染，曾接受过多位专家教授的综合治疗（激素合中草药及放化疗等），症情反反复复，甚至向四肢、胸腹、外阴及手掌脚掌等部位侵淫。近期手肘感染胀肿溃烂，伸屈受阻；阵热恶寒、月经紊乱，遮头盖面、痛不欲生。经邻居介绍后到本所求治，愈后10年症无反复。

❖　**首诊概况（1997年8月6日）**

患者由其母及妹妹牵扶进入诊室，揭开遮裹着头面的围巾，所见令人惊叹。

整个头面虚湿紫肿，布满恶疹疔疮，头顶部位黄灰色皮痂中布生癞疮；放化疗使头发脱至仅有几根，而且呈绒毛状；双耳轮赤肿溃烂，头顶及耳轮黏附着又腥又臭的分泌液；双手胀肿布满麻痘状毒疮，双手肘关外侧皆因湿肿溃烂大面积感染，伸屈受阻未能穿裹衣袖。双目白赤浊，唇口干裂内有伏毒，双下肢胀肿亦布藏疮毒。据诉外阴亦已疮毒丛生、阵热恶寒、饱气纳呆、白带异味、痒痛难忍、精神萎疲、心悸恐惧、目珠直视、舌苔浊腐、呼气浊臭。

┃**病案分析**┃患者既往长时间嗜于冷冻饮料促成脾为湿困、脾阳受损所致的运化失正（表现在尿浊排不净及经带失正上）；肺卫被冷饮及空调所伤，使肌表泄汗排解浊毒之能力被削弱，此乃风疹毒疮反复之缘由。脾肺力弱者，对内含高异蛋白的海鲜类食物不能有效地进行同化、异化及排化，那些滞留于三焦及肌肤血脉之中的，未能被有效地同化利用的游离态蛋白质，滞留于肝肺肾则表现于头面及耳轮等部位湿疹过敏。

治疗此类营液失正所致之过敏，如果不注重宣肺肃降及排除引起浊毒滞留的根源，如果不醒脾助运及通调二便，势必促成浊毒内阻进而传扩。经验而言，对于风疹及湿疹之治，如果妄加激素类药物外涂于其表面，可逼使浊毒向皮肤内部的血脉侵淫。这是接治近百例皮肤恶症患者后的经验。

患者之阵热恶寒，根源在于肠滞伏湿。伏湿产生浊毒蕴火，上损于肺卫，下伤及肾阴，寒热交错的恶疾是体内正邪相搏的具体反映。对于此类疾病的治疗，切切不可妄投耗气伤阴的发散解热药品。头发脱至仅有几根绒毛样，表明放化疗药物的副作用，使患者之肾精及气血已处于极度亏虚的状态。手肘对应肝肺，该处肿胀及感染溃烂，表明肝肺之气已受侮损；耳轮对应肺肾，该处紫肿溃烂，渗释恶臭黏稠之液，表明肺肾受侮于膀胱及大肠的浊毒。头顶覆盖似新生儿危重症患者所普遍具有的灰黄色皮垢，对应头皮血液循环受阻；头皮癞疮丛生究由头皮内滞留有痰脂浊毒。舌平伸质淡甚（气弱血虚），舌尖收紧，剥象中夹瘀紫暗（对应便秘肛裂及瘀毒），舌根部位苔浊腐（对应下焦伏毒）。

此乃对运化失正所致之过敏风疹误治失治，转化为营血之疾（系统性红斑狼疮）之缘由的捕捉。本人诊断时称其为广谱性恶湿痘疔疮（或名"返麻疮"）。因于气弱血湿、浊毒内伏。

｜治则｜开鬼门、洁净腑，祛邪扶正、疏肝醒脾、益气宣肺、消解毒瘀。

｜方药｜赤芍 12g，桑枝 12g，苦参 12g，甘草 6g，大黄 10g，当归身 20g，狼毒 15g，白鲜皮 12g，桃仁 12g，田七 10g，黄芪 20g，白花蛇舌草 20g，麦芽 12g，蒲公英 15g，连翘 15g，蛇蜕 6g，或加白豆蔻 8~10g，薄荷 10g 等 3 剂。

叮嘱戒口须知，食饮宜忌——切忌生冷甜腻，高异蛋白及难于消化吸收之食饮品，注意寒暖，注重观察二便的排解状况等。

二诊 8 月 9 日，三诊 8 月 12 日，四诊 8 月 15 日，均守方照给 3 剂。

❖　**五诊（8月18日）**

主诉上 4 诊 12 帖中药逐步起效，伴随着二便转畅，不仅腹中饱气逐步减轻，阵热恶寒及心悸舌颤亦减少发生，头面四肢疮肿的恶化已被控制，耳轮、头项及肘关的分泌物亦已减少。因为呼出之气仍浊臭，前方加佩兰 12g、鬼羽箭 12g，给予 3 剂。

此后每隔三天五天、七天或十天求诊 1 次。至 1997 年 10 月 20 日复诊时，头面及手掌背的紫肿已退解约百分之五十；双手肘关外侧的溃烂，经过多次起屑脱痂，感染面积已明显收缩，双手肘及手腕，有时已可以抬举及伸屈；头顶癞疮及胎垢经过多次退脱已转浅薄、减少，脱发开始局部复长；胃纳及睡眠明显好转。

12 月 9 日诊，右手肘关伸屈功能开始恢复。

❖　**随诊概述**

1997 年 12 月 19 日复诊时，患者由于受亲朋中业医者加强营养的误导，致使牙衄复作及二便排解受阻，使耳轮及头面等部位出现疹疮反复。面对思想动摇而怀疑疗效的患者，本人只好建议患者到兴宁市人民医院或中医医院检查治疗，以促其再次通过比较认识优劣。

1977 年 12 月 22 日晚间 10 点 15 分左右，患者之妹到本所急忙讲述其姐接受医院输血及静脉滴注 3 天后，反应剧烈，肿痛异常，请求本所方药解救。慎重起见，要求其妹在原医案下方书写"转告遵嘱戒口"，并在原方药之右上角作签名，以备意外查检。

│**方药**│大黄 10g，桃仁 10g，白芍 15g，桂枝 12g，当归 20g，黄芪 20g，鸡内金 12g，枳实 10g，炒山楂 12g，炒菜菔子 12g，前胡 12g，陈皮 10g，车前子 10g 等。

1997 年 12 月 25 日，患者头面复披围巾，由其妹牵扶进于诊室。自诉 12 月 22 日晚间之方药，不仅服后无不舒服的感觉，而且小便排解转畅后肿痛即有所减轻，烦闷欲绝亦得以缓解。据此上方再给 3 剂。

12 月 29 日诊，主诉胃纳虽然有所好转，湿肿仍然明显，鼻衄虽然减轻，牙衄仍时有发生，阐明症情仍属重危，须防狼疮转尿毒症致急性败血症等。

1998 年 1 月 5 日，患者之妹交来兴宁市人民医院对其姐进行血液检查的报告单，结论是"找到红斑性狼疮细胞"。据此其妹及家人依据教科书中之言及当时电视中关于红斑狼疮属不治之症的讲述，诚惶诚恐，忧虑重重。面对患者及其家属因违嘱伤于食饮等所促成的症情反复，对既往 3~4 个月服用中药所取得的显著疗效认识不足，以及一次又一次的怀疑动摇，建议其回去与家人及朋亲中的几位业医者，对近几年所接受的各式各样之治疗所取得的疗效，进行全面的疏理比较，权衡利弊之后再决定取舍。

1998 年 1 月 7 日，经过与朋亲等各方人士商酌后，患者返回本所接受传统中医中药的治疗，给予下列方药。

｜方药｜狼毒 15g，白鲜皮 12g，旱莲草 20g，黄芪 20g，白芍 12g，桂枝 10g，侧柏叶 12g，牛膝 12g，麦芽 12g，蒲公英 12g，大黄 10g，当归身 20g，藿香 12g，生地 20g，3 剂。

1998 年 1 月 11 日复诊——主诉大小便排量逐日增加，胀痛随之减轻，胃纳睡眠亦趋好转。上方再给 3 剂。

此后经过 1 月 16 日、1 月 26 日、2 月 2 日、2 月 13 日、2 月 19 日、3 月 1 日及 3 月 9 日复诊，内服扶正祛邪方药，外敷赤小豆磨浆夺毒，使肿毒又获逐步消解。

1998 年 3 月 30 日复诊时，患者自己坐三轮车前来求诊。此时患者头面四肢、耳轮、项下胸前及下阴等部位，不仅湿肿退后无再复发，而且疮毒已经消失。头顶之毛发亦已生长至与常人相差无几。患者自认趋于康复，取到药后告知将重返深圳打工。

1998 年 4 月 12 日复诊时，患者及其妹同声告知：亲朋中的业医者皆认为其已经趋于康复，主诉亦感觉良好。给予下列方药，通解肌肤及妇科浊毒。

｜方药｜白芍 12g，桂枝 10g，狼毒 15g，白鲜皮 12g，当归身 20g，黄芪 20g，川芎 12g，牛膝 12g，蒲黄 10g，五灵脂 10g，藿香 12g，生地 30g，前胡 12g，郁李仁 12g，5 剂。

3 年后探问得知，患者已婚，居住于娘家，症无反复。

5 年后探访，已生下一女孩，症情亦无反复。

10 年后询问其邻居中的前来求诊者，仍然在娘家居住，疹疮未见反复。

案二　系统性红斑狼疮兼脾肿大

黎某，女，30~41 岁，教师。1999 年 7 月 8 日至 2010 年医案。

病案简述——患者具有内痔、结肠炎及带浊痛经史。1999 年 6 月中旬起发热反复缠绵，经多次门诊未能解除。7 月 5 日因发热飚升至 40℃左右，因此进住人民医院。住院至第三天口唇溃疡起湿疹，双项侧腭下淋巴肿痛，胸闷咽痛，体温徘徊于 39.5℃ ~41.5℃；B 超诊断为脾脏肿大。医院向家属发出病情危重通知，建议向广州大医院转院时刻，患者及其家属接受同事（刘某某姐妹）及朋亲的建议，于 7 月 8 日中午由患者丈夫的哥哥及介绍人到本所请求出诊。记述相关情况后，答应请求，给予出诊。

❖　**首诊于医院病房（1999 年 7 月 8 日下午）**

患者头面虚湿，声音细弱嘶哑，两颧腮有赤褐彩，内藏赤沙样疹毒点；上唇及右口角下方皆有疹毒，且已起痂；双手及下肢密布麻疹样疮毒。二便阻闭，腹中饱气，时作阵热恶寒。舌平伸，质淡滞，尖收样，舌中位凸起边侧胖，苔呈浊腐干。

┃病案分析┃患者住院之前的经行头晕发热，因于脾虚肠滞、伏毒所致的气滞血湿。门诊反复使用散解及抗生素对抗治疗，既耗气伤阴，又使残毒滞留于肺肾之内。舌尖收紧及浊干，示意患者阴虚脏燥、大便阻秘；舌体中间凸起者，口干作饥无疑（现代医学常诊断为转氨酶偏高或糖尿病）；由于肠道内之废秽未曾及时排出体外，因此表现为腹中作饥但又不能多纳。阴虚湿阻而致的伏湿及蕴火，是构成阵热恶寒的重要缘由。上唇内起疹毒者对应于脾为湿困、内有伏湿浊毒，对应小肠所在具有类似"猪丹毒"样红赤点或疱疹。头面虚湿及彩斑疹毒，主责胸肺及肝脾受侮于浊毒，下肢疹毒主责膀胱、大肠及脾肾。

┃辨证┃脾虚肠滞，伏湿蕴火，浊毒损肾伤肺，疾于营血，毒聚肌肤，可传筋骨。

┃治则┃标本兼顾，泄伏湿、解浊毒、益气阴，清血脉、和营卫，逐瘀通经。

┃方药┃石膏 30g，神曲 10g，生地 30g，香附 12g，川连 6g，白头翁 12g，地骨皮 12g，前胡 12g，大黄 12g（后下），全当归 20g，牛膝 12g，田七 10g，侧柏叶 12g，旱莲草 15g，黄芪 15g，鱼腥草 15g，白花蛇舌草 15g，2 剂。

┃方解┃经验表明，石膏、神曲、生地、香附 4 味组合，对舌尖呈收紧样、舌体中凸而又浊干者之发热或牙痛等具有良好的化解作用；川连、白头翁、地骨皮、前胡的组合对小肠有伏湿蕴火及肺胸虚焦所致的反复性发热，具有良好的标本兼治之功效；大黄、全当归的组合，能有效泄排肝肺及血液中的浊毒；牛膝、田七、侧柏叶的组合，能有效化解肺络及肌肤中的痰脂浊毒；旱莲草、黄芪、白花蛇舌草、鱼腥草的组合能有效扶正祛邪，排解三焦网膜及尿液中的浊毒；若酌加郁金、郁李仁、合欢皮则可有效解郁除烦。

叮嘱其食饮短期以稀粥为宜，切忌含高异蛋白类食饮品，冷甜滞腻及具有壅塞胃肠之食物。重症患者服中药宜将每次所煎的 300~500ml 之药汁分为 3~5 次服饮；每隔 20 分钟或半小时服 100~120ml。如果能够在停止静脉滴注的情况下服完中药的头煎或第二煎，则可以达到预期疗效——伴随小便量转多，大便中有泡积样腐臭物排出体外，则发热及口唇咽干都会逐步缓解。阐明如果能够达到上述疗效，则患者应该及早停止具有误本之嫌的各种药物，并早日出院有利于康复。

❖ 二诊（7 月 9 日下午）

其夫到本所讲述服昨天出诊方药后达到预期疗效（即不仅体温下降 1℃~2℃，而且有经带下排，腹痛明显减轻，精神状况好转）。因此于今天上午办理出院手续后回至家中，患者要求出诊。出诊所见与讲述相符。由于患者仍有恶风恶水的感觉，因此方药以上方加防风 10g、鬼羽箭 12g，2 剂。

7 月 10 日中午其夫前来讲述：因服药过急致发热之势轻度反弹，而腰腹胀痛则伴随二便解排及恶血下行进一步减轻，四肢仍胀麻，齿龃有时仍作。询问属于哪一种疾病？答曰：迹象表明已属血液系统恶疾，血瘀浊毒侵阻于脾肺肝肾，现代医学视之属"红斑狼疮"。如不相信或疗效不够理想，应该到广州大医院检查治疗。

7 月 11 日夜间，介绍此患者到本所求诊人前来讲述相关情况，并告知患者已于今天中午起程到广州南方医院进行检查治疗。

❖　**三诊（7 月 31 日）**

由于症情反复，患者重新返回本所要求中药调治。

主诉服 7 月 10 日所给方药后精神体力、胃纳及睡眠都有所好转。因应广州公安系统工作之兄弟要求，7 月 12 日前往广州南方医院中西医结合科作检查及治疗。西医诊断为系统性红斑狼疮，中医诊断为血湿。返回本所接受传统中医治疗时，患者头面虚湿，四肢疹疮加重，外加癣样斑圈，腰腿困痛，指掌胀麻，牙衄明显，头晕目眩，饱气嗳呃，阵热恶寒。

┃方药┃ 大黄 10g，全当归 20g，麦芽 12g，蒲公英 12g，侧柏叶 10g，牛膝 12g，丝瓜络 10g，鱼腥草 15g，藿香 12g，生地 30g，黄芪 20g，白花蛇舌草 20g，鬼羽箭 12g，3 剂。

❖　**四诊（8 月 3 日）**

发热已不明显，恶水解除，仍恶风扇（肺虚表不固也），口干作渴。

┃方药┃ 狼毒 15g，白鲜皮 12g，白芍 20g，桑枝 12g，当归 20g，大黄 10g，车前子 10g，牛膝 10g，藿香 12g，生地 30g，麦芽 12g，蒲公英 15g，白花蛇舌草 20g，黄芪 20g，侧柏叶 12g，白茅根 15g，3 剂。

❖　**五诊（8 月 7 日）**

头面虚湿开始消退，四肢关节酸痛有所减轻，牙衄已不明显，手肘指掌部位之狼疮局部起焦痂，精神好转（交来住南方医院 "1999 年 7 月 12 日至 7 月 28 日" 出院证明——西医诊断：①系统性红斑狼疮合并感染；②类风湿性关节炎。中医诊断：发热、伏暑、热痹。带药：强的松、生保灵、舒宫宁等）。叮嘱停止西药，给予下列方药。

┃方药┃ 麦芽 12g，蒲公英 15g，大黄 12g，全当归 20g，赤芍、白芍各 12g，桑枝 12g，藿香 12g，生地 30g，田七 10g，牛膝 12g，白花蛇舌草 20g，黄芪 20g，白鲜皮 12g，狼毒 15g，3 剂。

此后一年多时间里每隔 3 天、5 天或 10 天，依据 "有是症用是药" 的原则调治，诸症基本解除。2001 年春节后患者遵嘱返校上课，以利于康复。

❖ **随诊概述**

2002年暑假期间前往广州复查，回来后不幸又出现缠腰火疗（对应脾内浊毒，此乃病根之一）。经本所3~4个月左右的调治，使缠腰火疗解除后重新返校上课。

2004年至2005年（具体时间原医案可查），发生右腿被严重烫伤的不幸，引起肿痛溃烂令人担忧。经过半年时间的连续调治，可喜又获康复，而且无疤痕遗留。

2007年12月上旬，摩托车搭载女儿来本所求诊的路上，由于路旁沙堆引起扑跌，导致右脚盘及踝骨撕裂。严重紫肿欲溃的约一个月时间，皆由其夫背负患者到本所求诊。其多灾多难，令人心酸！经过整整3个月时间的纯中药调治，可喜又奇迹般得以康复，再次建议返校上课。

至2010年春节后，患者之头面仍有轻度虚湿，舌平伸质淡而边侧胖（脾肝湿阻仍未完全解除也），口干涩，剥象中覆盖黄浊腐渣样物（对应肠道所在菌群生化仍异常，凡进食高异蛋白类食品，仍容易发生腹中饱气、尿浊排不畅等症状）。下肢湿肿虽已退解却仍有少许皮下黄青紫绀顽而未去；乱后之月经仍未通下。此外，对应脾肺肝所在的手掌内前几年开始冒出的淡灰色菜花样疣，难于促成枯脱，甚至有传扩之势。希望她继续振作精神，从容应对命运之不幸，则康复可期、晚景可欣！

本人近期仍接治着多例此类患者，但愿同道同仁中有志于攻克此类疾患者，能不吝赐教，切磋提高，使遭受此疾的善良之人能早日得以康复。

案三 系统性红斑狼疮合并肺部感染

张某某，女，15岁，家住坜陂镇三度桥。2001年2月23日至2003年11月13日医案。

病案简述——（依据其父母讲述）2000年6月间患者低热反复，多方求治却风疹起伏，月经紊乱，唇口生疮。2001年春节后，因腹痛、发热、病呕，再次进住兴宁某医院（201房、301房）。经过多项检查化验后，诊断为系统性红斑狼疮合并肺部感染。2001年2月中旬起，低热转为高烧，气促痰涌，卧床不起，关节酸痛，头面四肢疹疮蜂起。2月20日起病呕不止，跌仆眩晕。经多次会诊、抢救，院方声称病毒凶恶，病情危重，五脏六腑都已遭受病毒侵害，并向家属发出病情危重通知。经亲朋好友提议，其父母于2001年2月23日到本所请求出诊。建议患者父母在上述笔录下方签名后，本人答应其请求，并随同出诊至301病房。

首诊达到预期疗效后遵嘱出院，紧接服药2个月后恢复自主行走，半年后趋于康复，返校复读1年后症无反复。

❖ **首诊概况（2001年2月23日中午）**

患者气促呻吟，头面虚肿暗晦，山根二侧青筋，鼻准及两翼沟暗藏瘀毒，四肢胀肿且布满疹疮之毒，唇口肿烂内藏蜂蛹状脓疮，扶坐片刻，力不能支，让其俯伏，少气懒言，问而不答，心虚手作颤，时作嗳呃唉叹，头发已脱至稀疏焦黄，头顶脑门位覆盖着黑褐色胎垢样毒痂；手脚指掌胀肿，紫赤相间，内藏疮毒，溃烂恶臭、令人欲呕。舌平伸，质淡白如水洗；舌边尖及侧呈溃疡状烂剥、间有紫暗瘀迹，舌根所在苔垢浊黄腐渣样。六脉细滑代结。

｜病案分析｜ 患者既往的腹痛、咳嗽及低烧反复，应追究于脾虚食伤、气弱肠滞、便秘尿短、血湿经痛及其所致的浊毒逆冲，使三焦及肺卫皆受累损。既往脾失健运、肠滞尿浊、肺失宣开，其治未求通解，因而诱发过敏性风疹及月经紊乱。月经的乱后及肺卫的受累损，使血湿浊毒滞留于肌肤，此乃诱发痘疹及疮疔的重要根由。血湿浊毒、尿毒便毒在体内的反复侵淫，是促诱麻痘及风疹恶化而致狼疮（败坏血液）的前因与后果。令人遗憾的是，仍有为数不少的从业医者，背离治病求本及标本兼顾的重要基本原则，对发热咳嗽及疴呕痒痛等疾，不分辨属于主动还是被动而妄加对抗或制止，无视呼吸与食饮、二便及汗泄等对争取康复的影响与制约，这是小病误治成大疾、大病，进而误成顽恶的主要原因。敬盼医者及患者以此为鉴，时刻顾护生命之本！

｜治则｜ 益气助运，消解浊毒，标本兼顾，托毒外透。

｜方药｜ 全当归20g，黄芪20g，白花蛇舌草20g，鱼腥草15g，川连6g，白头翁10g，白芍12g，桂枝10g，生地30g，藿香12g，连翘15g，蛇蜕6g，麦芽12g，枳实10g，大黄10g，牛膝10g，前胡12g，陈皮10g，3剂。

　　叮嘱食饮戒口及中药煎煮与服饮须知，言明服药后可能出现的、患者可以感受而护理人员亦可捕可视的呼吸食饮、睡眠及二便排解等转化情况。如果有所好转，应该尽早停止使用那些已经表明可以给患者增加痛苦的一切药物；中药达效后能够及早出院者，原则上都可以控制其恶化，减轻其痛苦，促使其康复。建议其家属将服药后的变化情况详细记录，复诊时带交本所参考。

　　2001 年 2 月 25 日下午，患者父母来电告知服 23 日出诊方第一剂所煎药汁后，小便及大便得以下行，胸肺间的满闷开始减轻，并且已于 24 日下午办理出院手续回至家中。服第二剂中药后嗳呃明显减少发作，少腹有时仍痛甚，便前尤为明显。因此来电询问是否需要加药。答曰服完第三剂后视情况而定。再三建议记录服中药后的变化情况。

　　2 月 26 日，患者之母及叔母一起到本所讲述服出诊方后的效果，并交来出院后完全排除其他药物干扰情况下的好转记录。既鉴于上方疗效令人鼓舞，又由于当时候诊者众而无法脱身出诊，守方再给 3 剂，答应下次给予出诊。

❖　**二、三诊（3 月 2 日、3 月 7 日应邀出诊于其家中）**

　　患者头面虚湿逐步退减，下肢肿胀及外阴肿胀至溃烂所致痒痛逐日缓解，虽因脾肝肿大等因素仍然无法躺下睡眠，但是痛苦呻吟已经逐日减少。双下肢脚盘的肿胀感染、溃烂、恶臭，已伴随二便趋畅而减轻，口唇之疮已开始结痂。呼吸虽然仍促，胃纳及精神状况已经明显改善，发热无再发生。有鉴于小腿仍冷硬肿胀，给予下列方药。

　　｜方药｜大黄 10g，当归身 20g，白花蛇舌草 15g，黄芪 20g，车前子 10g，牛膝 10g，猪苓 12g，防己 12g，附片 12g，败酱草 12g，赤芍、白芍各 12g，桂枝 10g，人参 12g，茯神 12g，麦芽 12g，蒲公英 12g，连翘 12g，蛇蜕 6g，3 剂。

❖　**四诊（3 月 12 日）**

　　患者张口困难已经消失，唇疮已经起痂脱落皮屑 1~2 次；指掌疮毒肿胀溃烂的恶化已被控制，气味恶臭逐步减轻。患者高兴告知，前天开始已经可以躺下睡眠。但脑门仍偏胀肿，其上方所盖淤泥样皮屑仍未脱尽，脱发开始萌生，疗效令人可喜。守方再给 3 剂。

❖ **随诊概述**

3月18日起每隔4~5天或7~8天由其母背负至本所求诊。4月7日至4月11日起逐步恢复自主行走，生活可以自理。

|方药|以桂枝或桑枝、白茅根、生地、大黄、当归、赤芍、牛膝、白花蛇舌草、黄芪、麦芽、蒲公英、狼毒、白鲜皮、桃仁、田七、连翘等随症加减。

以内服为主，有时结合苦参、狼毒、白及、金银花藤、野麻甲等外洗或湿敷，促使头面四肢的疹疮及湿肿一次又一次消解退脱，促成改头换面。治疗过程有肿胀溃烂之照，有排解过程的瘦极之照，有重新焕发青春之照；还有遵嘱收回的20片病指（趾）甲，及其本人所写的情况陈述等。这些对于非议中医药者，可促其醒脑明目。

5月18日复诊时告知因脾肾肝肺被浊毒侵淫促成的脓腊状手指甲和脚趾甲，开始以新替旧的形式自主脱落。患者遵嘱将脱甲逐一收回，并于7月12日至8月18日复诊时将逐步脱落的共20颗脱甲，全部交给本所保存，可供有志者考证。

7月22日复诊后四肢肌肉逐渐开始丰满（解毒过程中曾经表现骨瘦如柴、皮肤赤褐、酷似烤焦）。

2001年8月12日起患者开始帮助料理家务等。体态恢复正常。

9月24日起，随着体力的恢复，患者独自骑自行车（约10千米）到本所复诊。自诉有时仍作咳嗽，左肋下有时仍隐痛；上唇内仍有湿疮未获完全排解（对应脾肠之毒无疑）。此后每隔7天或2个星期，都自己骑自行车到本所调理。

2002年春节后依据患者的健康状况，建议返回原学校读书。

2003年3月28日放学回家途中，被他人冲撞导致跌仆擦伤左脸，经治好转及停药一段时间诸症并无反复。

2003年9月18日至27日本人赴北京参加"国际中医药创新发展高级论坛会"期间，患者内伤食饮外感风寒求治于中医院，引发急性肾炎，转为尿毒症。此外误信于到其家中改建炉灶的泥水匠黄某某的"专治肾炎"之单方草药，导致头面四肢湿肿异常。

2003年10月11日至11月13日返回本所求诊的2~3方疗效未能达效，因此建议患者速转往广州大医院。一个多月后由其邻居求诊者口中了解到，该花季少女已经撒手人寰。可叹呼？可悲乎？引人深思，亦有愧于所学未能再次挽救其性命。

案四　隐性红斑狼疮（副银屑病）

邱某某，女，26 岁，深圳市某公安分局，2008 年 2 月 13 日至 7 月 19 日医案。

病案简述——既往有肝胃不和、腹痛失眠及过敏性鼻炎被误治失治史。2005 年产后未曾促使恶露下行而导致心烦意乱，继之风疹、湿疹反复发作，曾求治于家乡及深圳、广州等地的多所大医院，相继被诊断为湿疹、荨麻疹、副银屑病、牛皮癣、隐性红斑狼疮、红斑狼疮等。由于多方治疗皆不理想，心灰意冷而请病假。回到娘家精神萎靡不振之际，其父亲（某局局长）经同事及亲朋介绍，于 2008 年 2 月 13 日下午带患者到本所求诊。

经过缜密分析，阐明脾肺气虚之人产后恶露少排而妄加清宫消炎止血类药物，是酿成子宫积毒、继发风疹并因药物抗过敏及抑制而转为血液系统恶疾的重要因由。患者及其父亲听了上述分析后心悦诚服、精神振作，乐于停止其他一切西药，并且遵嘱戒口食饮。经过半年左右内服中药调治，并适当结合中药外洗，达到预期疗效后返回单位上班。2 年后回访，症情并无反复。

❖　首诊概况（2008 年 2 月 13 日）

患者似结实但偏瘦，头额至山根、上下睑胞及口唇部位，偏黄带青晦；印堂、上唇及人中沟所在皆有疹毒（对应脾虚肠滞、内有伏毒）。双眉有锁紧之势（苦郁也），声嘶缘于慢性咽炎（对应尿道宫颈具有尿浊、白带内阻所致之炎症）。

舌平仲质淡，舌尖收紧样有剥象（对应心肺及大肠之疾）；舌体中根部位有花斑性溃疡圈点（对应于患者有慢性胃肠炎，及因之所致的睡眠不良）。主诉近 2 年时间曾经多次求治于广州、深圳等地的多所大医院，不仅痒痛未能解除，而且疹疮开始由下肢向头面等部位传扩。因此心烦欲绝，精神恍惚而无法坚持工作。

❘论治❘症属产后恶露未获及时排解，以及由于营养过剩吸收不良所引起的浊毒逆乱于气血，既往的抗过敏药物、致恶血合浊毒滞留纠缠于胞宫及肌肤之内。此乃疹毒转化为狼疮的主要因由。

┃治则┃补气益血，清营化浊，排解疮毒。

┃方药┃川连6g，白头翁12g，土茯苓20g，当归头20g，赤芍12g，牛膝12g，狼毒15g，白鲜皮12g，旱莲草12g，黄芪20g，藿香12g，生地30g，麦芽12g，蒲公英12g，蒲黄10g，田七10g，3剂。

并叮嘱食饮须知。

❖ **随诊概述**

经二诊（2月17日）、三诊（2月28日）、四诊（3月28日）后，经带之毒往外排解，疮毒逐步消散，舌花斑伴随消失，胃纳睡眠日趋良好。

2008年5月9日复诊时，患者自认疮毒已经排解，要求返回单位上班。但依据唇口上下仍有少量瘀毒隐伏，建议抽空回来调治。后经2008年6月15日及7月19日方药的扶正祛邪，至2009年12日已有一年多时间，诸症未再复作。

依据本人已经接治过的近五十位红斑狼疮之治疗案例，这种多发于少女或少妇的关节肿痛合肌肤恶疮、被西方医学定性为血液系统之恶疾的患者，普遍具有既往麻疹痘毒未曾及时托排和经带失常的情况。这种脾肠伏湿、乱害于肺肾的血液病变，其治必须醒脾化浊、益气解表、活血逐毒才能唤起生机，并有效阻止其向尿毒症、败血症转化。

狐惑案

案一　狐惑误治而致绝食

何某某，女，17 岁，住坭陂镇或兴城镇某医院宿舍。1998 年 4 月 17 日至 6 月 7 日及 2002 年 8 月 25 日医案。

病案简述——据诉患者拥有医疗界众多亲人（母亲为某医院副院长，姻亲中有省级名老中医，有保健院的医生护士等）。自 1997 年春节后起腹痛头晕、经带失正、心烦失眠；经多方检查治疗，不仅拒绝服药、肌注或静脉滴注，而且多次拒绝进食，声言寻短见以示不满及反抗。在此尴尬时刻，其外祖母陈某某经他人介绍后，于 4 月 17 日搀扶患者到本所求治。经 4 月 20 日、4 月 24 日、4 月 25 日、4 月 30 日、5 月 3 日、5 月 7 日、5 月 18 日及 5 月 26 日复诊，至 6 月 7 日复诊时患者诸症悉除。2000 年婚合，2001 年喜生贵子。

❖　**首诊概况（1998 年 4 月 17 日）**

患者伏案不语，经劝导之后哭泣流泪。

头面湿虚，白净中山根及下睑胞呈黄晦青，口唇淡白，干而欲裂。舌平伸质淡短大，内有暗瘀及砂点，舌根位苔浊腐垢积（对应妇科白淫黄淫内阻）。气浊逆而臭，满闷欲绝（肠滞伏湿）。下肢肿硬、毛囊阻塞（此乃妇科经带失正者，被反复使用黄体酮等激素类药物治疗后的共有症状）。

阐明患者之所以痛苦欲绝，既因于营养过剩及缺少劳动，又因于过食生冷甜滞使脾阳受损而气滞血湿、浊毒滞留，经带失正误治于内转为白淫、黄淫；激素类药物的反复刺激，使肺肾受损而额冒冷汗；消炎药物在对抗过程中的病理产物，给肝肾构成的毒积之害是心烦失眠的重要缘由；白淫、黄淫未促化排而致的"狐惑"（阴痒及咽中异物感）日益加重，致使患者痛不欲生。以上分析恰到好处，促使患者疑虑解除，乐于配合治疗。

▎治则▎益气助运，促黄淫、白淫化解排除，使脏腑气血协调和谐，经带趋正则康复可求。

▎方药▎山楂 12g，炒莱菔子 12g，贝母 10g，全瓜蒌 12g，郁金 12g，郁李仁 12g，侧柏叶 12g，苍耳子 12g，赤芍 15g，土牛膝 12g，蒲黄 10g，五灵脂 10g，大黄 12g（后下），桃仁 12g，全当归 20g，土茯苓 20g，白鲜皮 12g，3 剂。

叮嘱服药及戒口须知。

❖ 随诊概述

经 4 月 20 日复诊，至 4 月 25 日四诊后，大小便逐日趋畅顺，阻于胞宫的白淫黄淫不断往外排解，胸腹之闷热亦日益减轻。方药承上小变再给。

经 4 月 30 日五诊、5 月 3 日六诊之后久闭之经促成下行，胸咽阻塞逐渐消失，开始面带笑容。

七诊、八诊（5 月 7 日~18 日）服药过程，自诉有几次由阴道或肛门排出近半碗"煮猪血"般的恶血，该聚藏之恶血排解过后感觉甚为舒服。

九诊（5 月 26 日）诸症解除。十诊（6 月 7 日）自诉月经已再次下行，月经色泽及行程趋正。建议返校复读，叮嘱戒口须知。患者婚育及分娩后，都专程到本所报喜。

案二 狐惑误补而致疯癫

曾某某，女，38 岁，罗岗福盛人。2006 年 2 月 19 日至 2008 年 10 月 1 日医案。

病案简述——患者具有多年的身痒阴痒、咽炎吭咯病史，由于反复接受对抗性药物治疗，导致双下肢湿肿及甲癣、趾癣等日益严重。误于燥补引起幻觉而夜间喜趁家属入睡后逃至山岗丛林躲藏，闹得家人坐卧不安时刻，经人介绍后于 2006 年 2 月 19 日由其丈夫等人护送患者至本所求诊。

经过如下三至五诊，促使患者滞留于子宫内的淫毒不断外排，幻觉逐步消失，因幻觉而致的怪行亦随之解除。下面简述治疗概况。

❖ **首诊概况（2006年2月19日）**

患者下肢湿肿严重，左脚盘荆棘创伤引起感染裹着纱布，全身散发出恶臭之气。服精神病院所发药物后呈神呆不语状。依据其夫的讲述，判断患者之疾症属白淫黄淫所致的阴溃狐惑，被误于对抗治疗及进补公鸡炒酒，导致尿浊排不净，进而浊毒逆冲乱害于心脑肺。逆冲之气引起耳鸣，浊毒上窜而产生幻觉，致使患者夜间往山岗丛林躲藏。

｜治则｜化排浊毒、降逆醒脑。

｜方药｜大黄12g（后下），桃仁12g，赤芍15g，土牛膝12g，怀牛膝12g，降香12g，苏木10g，蒲黄10g，田七10g，薏苡仁20g，败酱草15g，苦参12g，甘草6g，杏仁12g，侧柏叶12g，5剂。

建议戒口食饮冷甜及燥补。

❖ **二诊（3月12日）**

服上方2剂药后排出大量恶臭之黄绿色黏稠白带；服第五剂中药后，久闭之经开始下行，经行夹杂瘀块及鞘膜样腐败物。

｜方药｜首诊之方加全当归20g、土茯苓15g、白鲜皮12g等，再给5剂。

❖ **三诊（3月18日）**

主诉耳鸣及幻音幻影的症状已有近十天没再发生，惟身痒及下肢湿肿未解尽。

｜方药｜甘草6g，苦参12g，前胡12g，陈皮10g，大黄10g，桃仁12g，土牛膝、怀牛膝各12g，田七10g，赤芍、白芍各15g，桑枝12g，猪苓12g，防己15g，益母草12g，全当归15g，土茯苓20g，白鲜皮12g，5剂。

服上述中药后患者自认康复，因恶中药味苦而不愿意通过复诊解除双下肢的湿肿及癣疮。但2008年8月21日至10月1日其夫曾某到本所求诊时从中获悉，患者的怪异之疾近二年半时间无再发作，下肢药物性皮炎确仍时反时复。

皮肤恶疾案

案一　疱疹误治转化为黄水疮

钟某某，男，12 岁，兴宁市岗背镇人。1998 年 7 月 9 日至 7 月 25 日医案。

病案简述——患者因发热咳嗽接受人民医院静脉滴注，治疗过程中项咽侧长出几颗疱疹。疱疹接受乳霜样药膏涂抹后约 24 小时，转化为黄水疮，继之传及头面左侧、左耳轮及后脑等部位，脓疮腥臭，又痒又痛。听到医师声称症属险恶之后，其母亲于 7 月 9 日下午带患者到本所求诊。

经过 7 月 11 日、13 日、16 日、19 日复诊，脓疮完全消失。再经 25 日 5 剂中药的调治，头面及颈项的恶疮完全消解，且无疤痕，3 个月后无再发，此后 10 年恶疮亦无反复。

❖　**首诊概况**（1998 年 7 月 9 日）

患者呼吸气促；项下胸前黄水疮合脓疮，致左脸面、左耳轮、左侧头部呈大面积感染，恶臭异常。张口困难，转头艰辛。

∣病案分析∣病起营养过剩吸收不良，因尿浊短、气逆上冲而起的咳嗽之治疗过程中，对抗性药液残留为血液中的浊毒；营血失正，交换循环、排解受阻，此乃酿成恶疮的缘由。言明必须急速通调二便及清除营血中的浊毒，恶疮才不至于反复。

∣方药∣大黄 10g（后下），桃仁 10g，赤芍 12g，牛膝 12g，夏枯草 20g，蒲公英 12g，连翘 12g，蝉蜕 6g，炒莱菔子 10g，炒山楂 10g，灯心草 5g，鱼腥草 12g，2 剂。

叮嘱戒口食饮，短期内切忌生冷甜滞及高异蛋白、钙奶类及辣燥卤味鹅鸭等，停止其他任何药物。建议回去速煎中药的同时，以清茶或牙膏将外涂药膏尽快洗去；内服药后结合下列药物洗涤或湿敷患处，帮助减轻患者的痒痛之苦。湿敷主药是：苦参、浮萍、土茯苓、金银花藤、地榆、白及等。

❖ **二诊（7月11日）**

主诉服首诊方后小便逐日畅排，大便中排出腥臭的黏液后，项下及头侧等恶疮部位渗泄的黄色腥臭液汁逐步减少，上方再给2剂。

❖ **三诊（7月13日）**

脓疮开始干瘪起痂，恶臭已经不明显。

│**方药**│首诊之方加甘草6g，杏仁10g，麦芽10g，给予3剂。

❖ **四诊及五诊（7月16日、7月19日）**

承上方小变，内服及湿敷各3剂。

❖ **六诊（7月25日）**

主诉上两诊后，头面项下、后脑部耳轮等处的疮痂已经逐一起屑脱落。

│**治则**│解毒清营、益气固表。

│**方药**│牡丹皮10g，泽泻10g，白茅根12g，生地20g，侧柏叶10g，牛膝10g，甘草6g，杏仁10g，土茯苓12g，当归12g，旱莲草10g，黄芪15g，连翘12g，蝉蜕8g，5剂。

治愈半年无复发，此后10年遵嘱少吃生冷甜滞，疹疮无再发。

案二 阴囊湿疹误治，头面胸前起丹毒

曾某某，男，39岁，罗岗福盛人。2003年7月22日至8月27日医案。

病案简述——患者是煤矿井下工人，多年强体力劳动、汗泄过度后冷饮过量，导致阴囊湿疹作痒。接受慢性病防治站一段时间治疗后，睾丸肿痛未能解除，头面

及胸前丹毒蜂起。在头面眼目因丹毒加重发生视力障碍的严重时刻，于 2003 年 7 月 22 日由其姻亲练某某护送至本所求治。

经过 3 诊 25 剂中药，使病苦获得解除。2 年后（即 2005 年 8 月 21 日至 10 月 1 日医案），类似症状再发时，亦到本所给予中药化解排除。此后 5 年遵嘱食饮，丹毒无再发生。

❖　**论治概况**

治疗上述阴囊湿疹接受慢性病防治站西药治疗引起项下胸前、头面眼目丹毒重症患者的方药主要药物如下。

|方药| 地骨皮 12g，前胡 10g，密蒙花 10g，谷精子 10g，苦参 12g，甘草 6g，大黄 10g，牛膝 10g，荔核 12g，桃仁 12g，生地 20g，赤芍 15g，夏枯草 15g，蒲公英 12g，连翘 15g，蛇蜕 8g，土茯苓 20g，白鲜皮 12g 等。

案三　风疹误治引起全身多处疹毒癣疮

李某某，女，27 岁，兴田路童装专卖店。2005 年 6 月 6 日至 2008 年 1 月 3 日医案。

病案简述——患者体态健美，主诉既往风疹误治引起头额、耳门前、腮角、项下、双手肘外侧及左右小腿、左足盘、足大趾等部位，疹毒癣疮此起彼伏。在左足大趾癣疮合并感染日益严重、痒痛失眠、心烦意乱、经带失正的严重时刻，经其姨姑介绍，于 2005 年 6 月 6 日起求治于本所。此后每隔半月、1 个月或 2 个月复诊。

至 2007 年 11 月 12 日复诊时，仅左小腿外侧余毒未解尽；至 2008 年 1 月 3 日复诊时趋于痊愈。

❖　**论治概况**

|治则| 调和经带、宣肺解毒、托毒外排。

|方药| 赤芍、白芍各 12g，桑枝 15g，狼毒 15g，白鲜皮 15g，甘草 6g，苦参 12g，薄荷 10g（后下），荆芥 12g，川芎 10g，牛膝 20g，土茯苓 20g，全当归 20g，连翘 15g，蝉蜕 8g，蒲黄 10g，田七 10g 等。

案四　鼻炎误治引发药物性皮炎

周某某，男，34岁，东莞地方税务局。2006年12月2日至2009年1月2日医案。

病案简述——患者因鼻炎咽炎反复接受对抗性药物治疗后，引起药物性皮炎，此起彼伏。曾经接受东莞、深圳、广州多所大医院、专科综合性医院或门诊治疗。在四肢指掌及臀部药物性皮炎转为癣疮的苦恼时刻，经黄某某、张某某等人介绍，于2006年12月2日起到本所求诊。在遵嘱停止任何西药的情况下，经过近1年时间5~7诊的治疗，取得显著疗效。此后每隔3个月、半年或1年复诊1次，至2008年春节后复诊时，不仅四肢指掌、臂部及足盘等部位的远年的神经性皮炎及疖瘰趋于解除，而且远年鼻炎、咽炎亦获减轻。至2009年1月2日及2010年春节后返回本所作调理巩固，症情皆无反复。

❖　**论治概况**

▏处方主药▏赤芍、白芍各12g，桑枝、桂枝各12g，土荆皮15g，白鲜皮12g，夏枯草20g，苦参12g，蚁巢或露蜂房8g，土牛膝12g，田七10g，败酱草12g，薏苡仁30g，侧柏叶12g，辛夷10g（后下），连翘12g，蛇蜕8g，杏仁10g，甘草6g等。

每次发给5剂或10剂，有时患者要求带药15剂（本人为追求疗效，对中药品质要求较为严格，需要炮制的中药均遵循古法炮制，外地求诊者往往要求给药8~10剂，甚至有要求15剂者），叮嘱每剂（帖）中药煎煮2~3次。凡慢性病患者1剂中药分2天服。

案五　清宫术后引发荨麻疹，继发梅毒

黄某某，女，43岁，深圳罗湖区某服务工司员工。2006年10月27日至2007年11月28日医案。

病案简述——主诉尿道炎及宫颈炎接受对抗治疗后导致子宫肥大、月经淋沥，接受深圳某医院清宫消炎止血的治疗后，引起药物性皮炎；半年后转为荨麻疹；往广州多家大医院求治后，继发梅毒感染。近期皮炎合并感染，疹疮由四肢向胸腹及

头面传扩至全身肌肤及外阴，疹毒无处不发。在单位制止其继续上班的痛苦之际，经亲朋介绍后，于 2006 年 10 月 27 日起到本所求诊。建议完全停止其他内服及外用药物的前提下，经过 1 年时间往返 8 次的诊断发药，及另外 3 次的要求原方再给，为患者解除了四肢及胸腹、头面及外阴等部位的荨麻疹及梅毒恶疮，而且 3 年后并无反复。

❖ **首诊概况（2006 年 10 月 27 日）**

患者体态壮肥、头额及颧腮等部位具有结节性杨梅疮毒。主诉近几年已求治过广州深圳多所大医院的专家教授，由于疹疮传于头面日趋严重，招致用人单位的辞退。掀衣察看患者的四肢及胸腹，病况令人惊异，不仅头面各部位皆有梅毒恶疮，其四肢及胸腹、大腿及臀部、外阴及肛周无处不受荨麻疹及梅毒的侵淫；其脚盘及趾间疹疮已呈溃烂。

对此皮肤顽疾，主诉各大医院的诊断不尽相同：有说是银屑病，有说是荨麻疹，有说是变态反应，有说是恶性皮炎，有说是异型狼疮或梅花疮，总之历经注射、内服外治，症情日益复杂。

│病案分析│本人认为患者的复合性皮肤恶疾，既关系于经带失正、尿道阴道的复合感染，更应该追究于脾肠及营血，是运化紊乱、经毒带毒合菌毒以及既往对抗治疗过程的残留药物滞于肌肤及血脉所致。医者如果不分青红皂白，不针对营卫气血扶正祛邪，不鼓舞气血、调和经带、促毒外排，可致菌毒由外及内、由气及血而伏藏更深，不仅使得肌肤不断粗糙变态，而且肺脾肝肾都将遭受浊毒瘀毒、菌毒药毒的积淀及转移之害。

│治则│祛邪扶正，顾护肺卫，鼓舞心肾，调和经带，化排菌毒。

建议戒口食饮，叮嘱服药须知等。经 1 年时间的 8 诊及 3 次药方复取，使头面及全身的肌肤恶疾获得解除。至执笔整写此案时回访患者及其生母，获知恶疾并无再发。

│处方主药│大黄 10g，桃仁 12g，赤芍 15g，土牛膝、怀牛膝各 12g，苦参 12g，甘草 6g，地骨皮 15g，前胡 12g，蒲黄 10g，田七 10g，连翘 15g，蛇蜕 8g，土茯苓 20g，当归 15g，白鲜皮 12g，土荆皮 15g，薄荷 10g，荆芥穗 10g 等 5 剂。

❖ **二至七诊**

此后的复诊日期是：二诊 12 月 12 日，三诊 2007 年 1 月 21 日，四诊 2 月 20 日（3 月 17 日复取 10 剂），五诊 3 月 17 日，六诊 5 月 7 日（6 月 7 日复取 10 剂），七诊 7 月 28 日（8 月 20 日复取 10 剂）。

服完上述七诊之方及复取之药后，患者电话中告知，头面及全身的皮肤恶疾都已化解排除，且已经获准返回原单位上班。此后 3 年并无复发。

❖ **八诊（2007 年 11 月 28 日）**

主诉痊愈后，已有近 2 个月时间不仅皮肤诸疾无再反复，而且近 2 个月的月经及白带亦已趋于正常。2010 年 10 月 9 日时患者回访的病例照片表明，恶疾并无再发。类此病案本人医案中有 5~7 例，大多数属于女性，坚持治疗并遵嘱戒口者均能获得痊愈。

变态性皮炎案

刘某某，男，27岁，深圳电信员工。2009年9月27日至2010年5月31日医案。

病案简述——主诉在校求学期间对冷冻饮料的伤害认识不足，经常在剧烈运动后喝饮大量冰冻饮料，饮后汗出不畅、汗腺受阻致身痒反复而毒积肌肤。抗过敏药物的反复使用，使疹毒由下而上、由外而内蔓延。

已求治省市级多家大医院未能抑制传扩侵淫，双下肢小腿肌肤日益粗厚；脚盘及脚趾呈变态性皮炎，疮痂内伏藏恶臭黄色黏稠液汁。在触觉日益衰退的严重时刻，经亲朋等人介绍后于2009年9月27日起转至本所求诊。

❖ **论治概况**

丨治则丨活血化瘀、托毒外透、清营泄浊。

丨方药丨赤芍、白芍各15g，桑枝15g，白鲜皮12g，土荆皮15g，甘草6g，苦参12g，夏枯草20g，蒲公英12g，露蜂房8g，蚁巢8g，连翘15g，蛇蜕8g，薄荷8g，荆芥12g，土茯苓20g，全当归15g等。有时酌加大黄、桃仁，或加蒲黄、田七等，每次5~10剂。

经过半年多时间内服上述方剂加减，结合浮萍、苦参煎湿敷或地瓜粉稀糊外搽，不仅使恶臭之黄汁逐步减少，而且促成3~5次毒痂退脱，皮肤的敏感度开始提高。依据经验，告知患者或许还须服药半年至1年的时间，才有可能达求真正康复；同时叮嘱仍须戒口食饮，防止节外生枝事故造成反复。心理上应对此有所准备。

证属脾肠受损、肠滞伏毒，侵淫于肺肾的综合性疾病，其治不可顾此失彼，否则可致尿毒症、肾功能衰竭等。

此外2010年2月18日起至执笔之日（5月22日），为东莞刘某某等3个

6~10 岁男孩逐步解除药物积淀所致的头面、唇口、四肢、胸腹、耳轮及后项等部位的特异型皮肤恶疮。其病例照片对既往滥用抗生素致人积毒者，将有如投枪或匕首，起到警醒之作用。

麻风病案

钟某某，男，48岁，兴宁市刁坊镇人。2001年6月至9月医案。

病案简述——患者主诉属遗传性疾病，头面四肢及全身皮肤覆盖灰白色鳞屑，肌肉萎缩，双手指掌关节拘急。患者告知其父辈曾沾梅毒转为麻风，致使其成为遗传性麻风受害者。

❖ **论治概况**

|治则| 托毒解表。

|处方主药| 炙麻黄10g，桂枝10g，土茯苓30g，白鲜皮15g，蒲黄12g，田七10g，甘草6g，苦参12g，连翘12g，蝉蜕8g，当归身15g，白芍15g，藿香12g，生地20g，麦芽12g，枳实10g，荆芥10g，大枫子12g等。言明服药后逐步托毒外出。

第四次转方时，患者之胸前及背后开始有麻疹透外，但患者恐全身及面部内藏之麻风杆菌被再次托出时奇痒难忍，因此未曾再来复诊，所以无法进一步总结经验。特录此案警示后人，性病梅毒麻风，确实可遗传于后代儿孙。

临床经验向人类又一次昭示——性不忍乱大谋，性无制起病虫……起于乱性之耗气伤阴所导致的性病梅毒，若误治失治，是可以酿成令人早衰或终生悔恨的皮肤及关节之恶疾。此外，风疹、麻疹之毒，如果屡遭对抗性药物抑压之治，其传播及反复侵淫，亦可以促使证候向红斑狼疮或麻风、艾滋病转化。祈盼青少年学生，不可执意冒犯。

病案手记六
骨疡病证

—— 骨囊肿合并感染案
—— 骨髓炎合并骨膜肿案
—— 股骨头坏死案
—— 破伤风危重症案

骨囊肿合并感染案

廖某，男，23 岁，新圩镇人。2001 年 7 月 16 日至 8 月 14 日医案。

病案简述——主诉 3 个月前因多吃苦瓜等苦寒沉降食品，引起小时候曾经撞伤过的左下肢骨肿作痛，使用跌打医师之外敷药后引起症情恶化。经医院多项检查，诊断为：左胫骨改变，骨肿瘤（恶性）合并感染。

住院多天，未能控制肿痛恶化，于 2001 年 7 月 16 日经其舅薛某介绍后扶着手杖到本所求诊。

经 7 月 22 日、7 月 28 日、8 月 2 日、8 月 14 日复诊，肿痛消除，步履趋正；8 月 21 日复诊后，带药外出返回原单位上班，此后 5~7 年并无反复。

❖ 首诊概况（2001 年 7 月 16 日）

患者手持手杖，走路甚为艰辛。自诉约 1 个月前起左下肢肿痛日甚，纳呆失眠，体重下降 15 斤左右。医院诊断认为必须截肢手术，才能防止进一步扩传，因此到本所求诊。

头面偏赤黄晦，鼻音重，鼻炎头晕；声微嘶，咽炎项困。舌平伸，边侧胖，有瘀象及烂剥；舌根偏厚，苔浊腐（对应脾为湿困，肠滞尿浊，前列腺增生，下焦有伏毒）。察看左下肢胫骨肿起大如伏掌；肿突所在气血循环交换受阻已致肌肤呈赤紫，外表起疹毒、胀硬欲溃烂；左脚掌背近日亦肿。

❙辨证❙脾阳受损、失于健运、营血失正、祸及精髓、交换受阻、骨肿乃起。

❙治则❙调和气血，护骨养髓，软坚散结，解毒消肿。

❙方药❙生地 20g，全当归 15g，大黄 12g，桃仁 12g，土鳖虫 8g，田七 10g，赤芍 15g，牛膝 10g，入骨丹 20g，透骨消 12g，伸筋藤 15g，络石藤 15g，威灵仙 12g 等 3 剂，结合外敷苦参、白及、芒硝、黄柏煎。

❖ **二诊（7月22日）**

主诉疗效良好，不仅肿痛逐日减轻，手杖已经抛开（原来因肿积而不能伸屈的左腿已经可以伸屈，所以已无须手杖），而且夜间腹中的胀热痛楚亦已明显减轻。大便转畅，睡眠好转，口感亦好转。但舌体边侧的剥溃，仍未解尽。

▎**方药**▎前方加川连6g，白头翁12g，再给5剂。

❖ **三诊（7月28日）**

逐日好转过程中，因伤食后感受风寒而作呕眩晕。给予如下方药。

▎**方药**▎防风10g，姜竹茹6g，甘草6g，杏仁10g，大黄10g，当归12g，侧柏叶12g，苍耳子12g，车前子10g，牛膝10g，前胡10g，陈皮10g，2剂。

建议先服此方，风寒解除后再服上诊所发之余药。

❖ **四诊（8月2日）**

自诉肿痛已消，步行趋正，给予调理方药。

▎**方药**▎蒲黄10g，田七10g，桑枝12g，桃仁10g，川芎10g，牛膝10g，白芍15g，当归身15g，牡丹皮10g，泽泻10g，藿香12g，生地30g，入骨丹15g，络石藤15g，骨碎补15g，透骨消12g等，5剂。

经五诊（8月14日）调治，六诊（8月21日）后带药返回原单位。5年后回访，并无复发。

骨髓炎合并骨膜肿案

刘某某，男，13岁，兴宁市大坪镇人。2000年5月29日至6月15日案。

病案简述——患者属聋哑人。其母代诉5月中旬发现患者走路失正，误以为跌伤，先求治于外伤科。因肿痛加剧，到人民医院外2科住院治疗。诊断为骨膜肿、骨髓炎。在药物过敏致肿痛加剧，右下肢外侧皮肉紫肿欲溃烂的严重时刻，其母于5月29日傍晚带患者到本所求诊。

经5月31日二诊，6月10日三诊时肿痛基本消失，行走趋于正常。6月15日复诊后，返回聋哑学校。此后近10年时间里并无反复。

❖ **首诊概况（2000年5月29日）**

患者由其母亲背负至本所。代诉面部之擦伤，因于住院期间（前天）注射青霉素后发生过敏时的突发震颤、虚脱跌仆所致（当时曾经急救）；其人之聋哑，因于小儿期中耳炎的误治失治。

白青人，下睑胞呈青紫肿，对应下焦膀胱有伏湿、瘀浊为患；张口呼吸，因于气逆上冲；腮冷肢冷，因于脾肾阳虚。舌质淡而带紫，对应血虚气滞及循环欠妥。右下肢骨肿处肌肤欲溃烂，与外敷之药过敏有关。建议速将无助于消肿止痛的外敷之药掀去。肢肤冷而骨中痛，其痛处喜按者，对应内寒、运化失正、血虚精弱、骨中空虚。

┃治则┃潜阳纳气，软坚消肿，益肾填精。

┃方药┃骨碎补15g，牛膝10g，磨盘草15g，熟地20g，威灵仙12g，络石藤12g，独活10g，防己12g，甘草6g，杏仁10g，牡蛎20g，田七6g，透骨草10g，牛大力15g，补骨脂12g等3剂。

❖ **二诊（5月31日）**

其母代诉，服上方三剂后，肿痛逐日消解。5月30日下午起，患者自己行走到外面与其他孩童玩耍。由于患者之祖父认识糊涂，强行再次外敷所谓跌打药，导致今晨肿痛有所反复，行走又不协调。胃纳已随大小便转畅而逐日好转。效不更方，上方再给3剂。

❖ **三诊（6月10日）**

肿痛已不明显，行走已趋平稳，给予下列方药调理。

┃**方药**┃桔梗10g，陈皮10g，甘草6g，杏仁10g，独活10g，田七8g，骨碎补15g，土牛膝、怀牛膝各10g，当归15g，熟地20g，白芍12g，桂枝10g，入骨丹15g，透骨草12g，牛大力15g等3剂。

6月15日，患者之母罗某某，前来告知已送患者返梅州聋哑学校。此后近10年并无反复。其间，有其2009年11月16日因伤食于冷甜，引起腹股沟疝肿痛到本所求诊案及11月26日复诊的医案。

股骨头坏死案

杨某某，男，15岁，新陂镇黄沙陂人。1997年11月7日至12月14日案及1998年4月22日和27日案。

病案简述——患者因右坐骨神经痛反复发作，多年的治标误本疗法导致右侧股骨头坏死。在合并感染引起臀部肌肤紫肿溃烂的严重时刻，由其父母等人将患者背负至本所求治。经过一个多月时间的综合调治，不仅使患者的骨痛逐步减轻，趋于消失，而且使左臀部外侧因受感染的溃疡及瘀阻亦趋康复。

❖ 首诊概况（1997年11月7日）

经过四诊合参，依据已有经验，给予化排浊毒、消肿散瘀、疏络填精护骨方。

❙方药❙ 桃仁10g，田七10g，赤芍12g，土牛膝、怀牛膝各12g，红茜根10g，白茅根15g，泽泻10g，生地30g，入骨丹15g，络石藤15g，独活10g，威灵仙12g，透骨草10g，附片12g，败酱草15g等3剂。

首诊及二诊方中有大黄10g（后下），全当归20g，促排瘀毒。

此后复诊依气血营卫、病因病灶具体状况适当加减。经过一个多月时间的治疗后趋于康复。

❖ 随诊概述

1998年2月7日，患者骑单车赴城途中惨遭车祸，致右下肢粉碎性骨折，接受住院治疗。1998年4月22日患者的右下肢严重致骨肉坏死时刻，其父到本所讲述后索药救治。

1998年4月27日，其父再次要求发药。既鉴于其父母曾多次违嘱于本所，又鉴于目前症情已至骨紫暗、肉坏死，若不截肢则无药可救之期，向患者之父亲说明本人对此症之治缺少经验，因此不再发给方药，建议早日转至广州大医院综合治疗。半年后探访于到本所求诊的其亲邻，获悉患者已不幸病逝矣！

上述对比性医案旨在警醒病疾之治切勿错失良机。

1987 年至 1988 年医案中，有出诊兴宁市人民武装部，为刁部长减轻腰椎手术后之痛苦折磨的详细记录。

2002 年至 2004 年医案中，有为股骨头坏死患者陈某某等人减轻了痛苦，延长了有积极意义的寿命之记录。

2005 年 9 月 23 日至 10 月 23 日医案，有应中华医学会原秘书长孙某某的要求，为右脚大趾创伤后住院导致骨感染的北京市台某某女士传真方药。

略总，本人应用所学，曾为几位骨疾患者避免了截肢或转移的痛苦。

至于对风湿骨痛以及因风湿性关节炎被反复误治而致关节肿大、弯曲不能者治疗好转的案例，在此不再罗列。

破伤风危重症案

　　林某某,男,41岁,兴宁市福兴镇梅子村人。2006年11月13日至12月19日、31日案。

　　病案简述——主诉2006年11月2日或3日,竹木刺伤右手虎口。11月7日起急住人民医院,诊断为破伤风。注射抗破伤风疫苗等药液后,未能控制症情恶化。11月9日医院向家属发出病情危重通知。在症情进一步恶化至噤口失语,筋脉拘急转为背项强直、角弓反张、耳反唇缩、口难张开、苦笑面容的危重时刻,于2006年11月13日中午由其亲人将患者抬至本所求救。面对如此危重的患者,建议速转广州大医院;但家属不听劝导,强求本人救治。无可奈何之下,要求其妻及父兄等人,在原医案记录下方书写"请求尽力救治,若无回天之力,亦无怨言"等多人签名后,给予诊治。

　　经后续11月15日、11月17日、11月23日再诊,至12月8日复诊时,患者失视解除,神志转清;再经12月19日调治患者返回建筑工地干活,愈后半年多时间症无反复。

❖　**首诊概况（2006年11月13日12点30分至13点30分）**

　　依据上述症状及原虎口刺伤处仍有瘀脓内阻,给予下列疏络化瘀排毒方。

　　|方药|　大黄10g（后下）,全当归15g,赤芍12g,土牛膝10g,神曲12g,生石膏30g,香附12g,生地30g,川菖蒲10g,灵芝菌12g,地龙12g,鱼腥草15g,前胡10g,陈皮10g,桑枝12g,皂角刺12g,2剂。

　　叮嘱速煎中药,每煎取汁400ml左右,设法频频喂服,大小便能够转畅则有可能挽回;短期内的食饮必须遵守淡清,以食盐拌稀粥最利于争取康复。此时此

景，十多位旁观群众一致认为此患者十有九死……服此 2 剂中药后，伴随体内柏油样粪便的不断外排，症情获逐日减轻。

❖ **二诊（11 月 15 日）**

达到预期疗效上方再给。

❖ **三诊、四诊（11 月 17 日、11 月 23 日）**

┃**处方主药**┃僵蚕 8g，蜈蚣 1 条，钩藤 12g（后下），地龙 10g，杏仁 10g，甘草 6g，赤芍、白芍各 12g，桂枝 10g，生地 30g，泽泻 10g，大黄 10g，全当归 15g，车前子 10g，土牛膝 10g，防风 8g，姜竹茹 6g，麦芽 12g，蒲公英 12g，2 剂及 3 剂。

❖ **五诊（12 月 8 日）**

神志已逐日转清，失视已趋于解除；上下唇内疹毒及右手虎口创伤处的毒痂已趋于脱落。12 月 6 日开始，恢复自主走路，惟大腿关节仍痛。

┃**方药**┃川菖蒲 10g，灵芝 10g，灯心草 5g，鱼腥草 15g，大黄 10g，当归 15g，侧柏叶 12g，土牛膝 12g，赤芍、白芍各 12g，桂枝 10g，生地 30g，藿香 10g，杏仁 10g，甘草 6g，旱莲草 15g，黄芪 20g，蒲黄 10g，田七 10g 等 5 剂。

❖ **六诊（12 月 19 日）**

主诉趋于康复，给予调理方药。

┃**方药**┃蒲黄 10g，田七 10g，败酱草 15g，薏苡仁 30g，白芍 15g，当归 20g，甘草 6g，杏仁 12g，生地 30g，藿香 12g，杜仲 12g，牛膝 12g，前胡 10g，陈皮 10g，旱莲草 10g，黄芪 15g 等 5 剂。

❖ **七诊（12 月 31 日）**

主诉已经康复，12 月 19 日后已经返回建筑工地干活。同意上方再给 5 剂。

2007 年 7 月 5 日，其妻及姨姑到本所调治时，告知患者已参加劳动半年多时间，恢复良好，无后遗症。

此外，约 1988 年夏秋，本人在福兴街开诊所期间，有应邀出诊人民医院接治破伤风危重症患者刁坊镇移民房捕蛇蛙为业的钟某某，五至七诊后病苦完全解除案。

1997 年 9 月至 10 月间医案，为左脚尾趾创伤处，因误撒可引起溶血性反应的利福平胶囊粉后的 2 天，在伤口呈现瘀浊内陷型急性异型破伤风（即红窜蛇直冲大腿的危重症）患者福兴镇陈某某，免除了其可能截肢或暴亡的不幸。

2011 年 3 月至 4 月医案，刁坊镇刁某某，因右手食指创伤，医院注射抗破伤风疫苗后，伤口紫肿、血水仍流、整夜失眠、阵热恶寒、痛不欲生。经三诊后解除了痛苦，五诊后康复。

病案手记七
气血津液病证

—— 白血病案
—— 再生障碍性贫血案
—— 地中海贫血案
—— 高血糖、高血压、高血脂案
—— 糖尿病足危重症案

白血病案

案一　慢性粒细胞性白血病

李某某，男，37~50岁，兴宁市叶塘供销社。1993年8月24日至2006年12月医案。

病案简述——主诉儿童期患过蚕豆黄病和肠伤寒，曾多次使用强力霉素及氯霉素等。1992年12月起胃脘不适，嗳呃腐酸饱气，住兴宁市某医院诊断为白血病（血检白细胞数18.7万/mm^3）；转至省人民医院作骨穿刺等多项检查，诊断为：脾肝肿大及慢性粒细胞性白血病等。

然后又转至中山大学肿瘤医院再进行全面检查，诊断结论与省人民医院相同。

治疗药物为氢基尿、白消安、维生素C、肝泰乐及中药白花蛇舌草、溪黄草等。肝脾肿大短期有所好转，精液遗滑的现象却日益明显（此乃肾系统的固纳之职能遭受破坏的重要表现）。此后结合使用美国进口的细胞干扰素，每星期注射2~3支。

一个多月前起，肝脾肿大复发而致头晕作眩日甚、头重脚轻、腹胀欲呕；用手拧捏肌肤，自觉肌肤内砂虱样物日益聚藏，皮肤时起恶风状鸡皮疙瘩；大便溏薄、日益呈现五更泄的不可忍耐状；小便黄赤，排解时呈恶寒状（俗称排尿颤栗）；夜间遗精日益频繁、四肢日益倦困、嗳呃日趋频繁、小腿肌肉胀硬、双侧颈筋时有落枕样酸痛感觉（此酸困痛对应于肝肺无疑）。原医案中附录有广州市三所大医院的方药及相关检验报告单。面对症情日重，因此回家求治中医。

在停止其他一切西药的前提下，经过本所1年时间的中药调治，此后12~13年时间白细胞数一直控制在8 000~9 000/mm^{3}之间。其间有过发热、咳嗽、食伤、疴呕以及跌伤骨折等险情，亦由中药排解。比其他几位同类住院治疗的患者，延长了十多年时间的有效生命。

❖ **首诊概况**（1993 年 8 月 24 日）

头面及四肢黄晦、黄疸腹胀如瓮，头项下倾而且时作摇摆（神衰形不定），尿浊臭腰腿痛，嗳呃气上冲……写满 2 页的症状记录及综合分析，促使患者有信心配合治疗（即遵嘱戒口食饮，依嘱逐步减少以至停止服用已经表明能够对肝肾构成严重伤害的相关药物）。

┃方药┃柴胡 12g，当归身 20g，大黄 10g，茵陈 12g，泽泻 10g，牡丹皮 10g，藿香 12g，生地 30g，川连 6g，白头翁 10g，鸡内金 10g，枳实 10g，川金钱草 20g，石韦 10g，前胡 12g，车前子 10g，陈皮 10g 等 3 剂。

❖ **二诊**（8 月 30 日）

主诉服上方，不仅胃纳、精神及体力有所改善，夜间遗精、头重脚轻、视力模糊及晕眩欲跌的情况亦有所减轻，走路较为平稳；早起便急情况有所减轻，双脚趾间的疹毒托出渗释腥臭液后痒痛减轻，着地转为有力，头额冷汗减少。惟早起口仍淡涩，上腔牙齿仍松痛，嗳呃及心悸有时仍作。鉴于患者的舌两侧甚为瘀紫，以首诊方药加乳香、没药各 6g，再给 3 剂。

❖ **三诊**（9 月 2 日）

主诉不仅头额虚汗进一步减少，而且视力开始好转；手指脚趾间的湿癣，伴随大便中排解大量黄赤色发酵样稠滞液后，痒痛进一步减轻；夜间遗精、滑精的现象已经逐步减少。所服西药氢基尿已遵嘱由日服 3 次，每次 2 片，逐渐递减至昨天起日服 1 次，每次 1 片。惟口唇内因脾肠伏湿蕴火引起的干热感仍较为明显。效不更方，二诊之方加白鲜皮 12g，再给 3 剂。

❖ **四诊**（9 月 5 日）

四肢指端湿癣托出开始焦枯，既往左手时作拘急的情况已有所缓解，面部湿肿已有较为明显的消退，唇内干热感有所减轻，嗳呃腐酸有时仍作，小便有时仍偏赤浊。两腮角仍偏凉，左耳有时仍有不适之感。方药以三诊方药再给3剂。

❖ **五诊（9月8日）**

主诉服上方继续排出柏油样或溏鸡粪样恶积之大便，排积便后腹中不适逐步减轻；四肢开始转温，肢肤瘀毒所致之彩斑开始退脱，肢端湿癣多次枯脱；指掌胀麻逐日减轻，起蹲时的头晕状况逐步减轻，体力伴随睡眠好转逐步恢复，骨关节酸痛及响音仍然存在，口臭有时仍明显。

┃方药┃四诊之方加佩兰10g，再给3剂。

❖ **六诊（9月11日）**

主诉不仅自我感觉诸症已明显减轻，而且刚才到兴宁市人民医院血检表明白细胞数已由12 000/mm³降至9 100/mm³（据说6 000/mm³左右为正常值）。患者精神进一步振奋，完全停止各种西药后的恐惧心理因此得以消除。上方再给3剂。

9月14日，自诉感觉良好，守方再给3剂。

❖ **七诊（9月12日）**

自诉饱气嗳呃已逐步消失，食饮逐步有香味感，手脚转有力，大便中开始有浅黄色泡样积便排出，排后感觉十分舒服，效不更方，守方再给3剂。

❖ **随诊概述**

1993年10月17日，主诉前天吃"柿子"引起腹中十分不适（柿子乃甜涩之品，脾虚肠滞者往往促成尿浊难排，大便阻滞）。给予通解方药。

┃方药┃菖蒲10g，灵芝菌10g，白花蛇舌草15g，黄芪15g，炒莱菔子12g，神曲12g，前胡12g，陈皮10g，当归头12g，大黄12g（后下），白豆蔻8g（后下）等3剂。

20日复诊，尿畅，便通，症情排除。

此后每隔3天、5天或10天半月转方调治。

1994 年春节前患者到医院血检自诉白细胞数已降至 8 000/mm³ 左右，精神体力趋于康复，逐步帮助商店采买及销售。

在此必须补充的是，1995 年夏夜因停电，患者不慎跌仆引起左踝骨撕裂，求治于骨伤科 7 天后，感染引起紫肿欲溃及牙衄鼻衄复发的危重时刻，返回本所要求救治。

经过 3~4 个月时间的综合性治疗，不仅使跌伤的足疾完全康复，而且使白细胞数亦控制在 9 000/mm³ 以内，促使患者重燃生命之火。此后 10 年每隔半月或 1 月转方 1 次。

2006 年 12 月下旬因左足大趾冻疮被创伤溢血，求治于圩镇的卫生站，所施的急速止血及抗菌消炎的对抗治疗使气逆上冲，恶血内阻且急速攻心。当患者返回本所求治时，令人痛心及惊叹：左脚大趾重度紫肿，头面青晦，有气无力。证属恶血内陷合并急性尿中毒，病情险恶。建议速到大医院综合治疗。无奈于患者强求方药，综合考虑后给予下列方药。

┃方药┃ 川芎 10g，牛膝 10g，白芍 12g，桂枝 10g，附片 12g，败酱草 15g，土茯苓 20g，全当归 20g，大黄 10g，乳香、没药各 6g，黄芪 20g，白花蛇舌草 20g，前胡 12g，陈皮 10g，皂角刺 12g 等 3 剂。

言明服药后，如果原左足大拇趾创伤之处若见恶血渗出，应视为顺治，无需惊恐；否则症情可能急速恶化。

后经探访获悉，服药后确如本人所料，不仅大小便中皆有浊毒排出，而且伤口恶血渗释。令人遗憾的是，因其家属未能领会本人促排恶血及浊毒的良苦用心，却将患者急送医院施于消炎、止血及抗菌等。住院不足十天，患者终因尿毒败血而撒手人寰。

下面再举引人深思的同类型病例，对有志于弘扬中医治病救人者，于开扩思路或许具有可鉴之处。

案二 慢性粒细胞性白血病

罗某某，男，2 岁，兴宁市宁中镇人。2002 年 8 月 22 日至 2003 年 10 月中旬医案。

病案简述——产后 3 个月起因反复性低热住某院作肠伤寒治疗。由于头项无力、头额虚汗、口角流涎等症状日趋严重，2001 年冬前往广州儿童医院检查治疗，诊断为白细胞数及淋巴细胞百分比等项严重偏高，红细胞数则严重偏低的白血病。经半年多时间治疗无明显好转情况下，经亲朋介绍于 2002 年 8 月 22 日起求治于本所。

经过 3 个月左右纯中药治疗，不仅胃肠功能明显好转，而且各种症状亦明显减轻，血检白细胞数由 17.7 万 /mm³ 下降至 11.4 万 /mm³，淋巴细胞百分比下降，红细胞数上升。再经过近一年时间调治，不仅颈软无力、口角流涎等症几个月无再发作，而且发音亦逐步趋于正常。

❖ **首诊概况（2002 年 8 月 22 日）**

  I 病案分析 I 初起之所谓肠伤寒，可归属中医脾肾阳虚所致的运化失正，肠滞伏毒引起的肝肺受累。口角流涎属脾虚土不制水及肾气虚亏的表现。颈软无力者肝肺气阴两虚。白细胞数超高，究由营卫失正，浊毒阻肺，肺失宣开；淋巴细胞百分比超高，肺肾大小肠膀胱必有伏湿所致之蕴火及痰脂浊毒滞留。患者之舌呈广谱性花斑，对应于胃肠及三焦有浊毒所致之慢性炎症无疑。

  I 辨证 I 脾肾阳虚，肠滞伏湿，浊毒内乱，伤害气血。

  I 治则 I 化浊健脾，调和营卫，温补气血。

  I 方药 I 当归身 15g，黄芪 15g，白芍 10g，桂枝 10g，生地 20g，香附 10g，地榆 10g，白蔻仁 6g（后下），川连 4g，白头翁 10g，前胡 8g，陈皮 8g，麦芽 10g，神曲 10g，佩兰 8g，苍术 10g 等，依据大小便排解状况酌情选用，加减变通。

  嘱戒口食饮及每剂药分 2 日服。

❖ **随诊概述**

  二诊（2002 年 8 月 22 日）至 9 月 8 日、9 月 18 日复诊。此后每隔十天或半个月皆由其祖父或祖母抱来求诊。

  2002 年 11 月 2 日，其祖父依据化检单的好转变化情况，在相关化检单下方对治疗效果作出满意的陈述。此后凡遇伤于食饮或伤于风寒咳嗽等不适皆抱来本所求诊。至 2003 年 10 月间求诊时，发音亦开始趋于平正，体态等与正常孩童已无差异，对疗效深感满意。报告单复印件上写有情况陈述。

案三　急性髓性白血病

何某，女，20岁，广州中医药大学2005年级生。2006年9月1日至12月18日医案。

病案简述——主诉2006年春节期间伤于食饮（如生冷甜滞的柑桔柚果及年糕等）引起肠滞发热、月经乱后及咽炎咳嗽反复缠绵。节后返校接受校医治疗，由于病情加重转到广东省中医院住院治疗。出院后不足1个月，因症情反复而再次进住省中医院，此时被诊断为：

急性髓性白血病（AML-M3b），急性血癌（气阴两虚，邪毒内蕴）。

2006年6月2日至6月13日第三次住院期间，于6月5日起开始结合DA化疗（柔红霉素60mg/d1-3，阿糖胞苷针200mg Qd/d1-7）及口服参芪白血饮加减，并且结合依信含漱液及香莲外洗液坐浴等预防感染的辅助治疗。

2006年7月1日至7月11日第四次住省中医院，4日起予以HA方案（H4mg/d1-7，A200mg/d1-7），结合贞芪扶正胶囊、回生口服液等。因嗳呃饱气日益加重，体力日益衰弱，在多位学友的再三建议之下，于2006年9月1日起在其父母陪同下到本所求诊。

经过二个半月时间的综合调治，患者自认趋于康复——即至11月17日第十一次接诊时发热咳嗽已有近1个月时间无再发生；容颜好转，脱发复生至已可以不使用假发；乱后接近3个月之月经已重新下行；食饮睡眠及大便小便趋于正常……

❖　首诊概况（2006年9月1日）

患者头面虚湿，口唇淡白如洗，头戴假发，饱气嗳呃，晕眩欲跌。面对症情危重，建议患者在她口述的笔录之下方，签名后给予论治发药。

｜论治｜患者之饱气因于脾肾虚亏、肠滞伏毒；嗳呃因于浊毒逆冲、肺失宣肃；发热因于肠滞日久，湿久必生蕴火，咳嗽因于气逆咽痒；脾虚肠滞日久，尿浊经带失正，气阴两虚，促成白带内阻而致月经紊乱；尿浊带臭未曾及时扶正祛邪，此乃众多女性“慢性咽炎”、低热缠绵或气逆咽痒作咳嗽的重要缘由。此时对慢咽咳嗽，梅核气吭咯，阴溃狐惑的治疗，如果医者不会启用前贤关于上病下治的原理及其法则，浊毒可以导致对肺脾肾的积毒之害。患者头面虚湿，月经乱后，上下唇内有伏毒，毛发脱至几无，都在表明病情已经属于脾肠损及肺肾的运化紊乱、营卫失正、营不化血之期。上述医院仅以"气阴两虚"、"邪毒内蕴"作概括，也许过于笼统。

丨辨证丨脾虚湿阻、运化紊乱、浊毒滞留、肺肾受损、营血失正。

丨治则丨祛邪扶正、化解浊毒、补气益血、通腑疏络。

丨方药丨白芍 15g，当归身 20g，旱莲草 12g，黄芪 20g，生地 20g，藿香 12g，鸡内金 12g，枳实 10g，前胡 12g，车前子 12g，大黄 10g，牛膝 12g，蒲黄 10g，田七 10g，益母草 12g，白豆蔻 8g（后下）等 3 剂。

切戒生冷寒凉，食饮宜淡清，确保肺气及胃肠不再受侮、受累损。此外，原则上应停止其他药物；服药后首求二便能够逐步趋正，使胃纳逐步健强。每帖中药的头煎及二煎各取汁 500ml 左右，每次所煎分 2~3 次服。

❖ 二诊（9月7日）

主诉服药后小便转畅顺，嗳呃气促、发热咳嗽皆有所减，守方再给 3 剂。

❖ 三诊（9月15日）

口唇、后项及头顶有疹毒被托出。

丨方药丨首诊之方加蒲公英 12g，连翘 12g，3 剂。

❖ 四至十一诊

经过 9 月 25 日四诊及 9 月 30 日的五诊，患者的头面虚湿基本消解，发热咳嗽已不明显，头部脱发开始再生，精神状况逐日好转。

再经过 10 月 3 日、10 月 11 日、10 月 21 日、10 月 30 日、11 月 8 日、11 月 17 日复诊时，久闭之经开始下行 3 天，头发复生至可以去掉假发。患者提出返校复读的意向，于 11 月 25 日返回学校与老师及同学聚会。11 月 30 日将第三、第四次的住院病案的复印件带回交给本所。

❖ **十二诊（11 月 30 日）**

主诉前天开始突发腰腿困痛，发现双下肢原因不明性紫绀复起（估计聚会时伤于食饮或喜乐过后风寒束表，误治于通降排解），因此急速返回复诊。

┃**方药**┃生地 20g，香附 12g，红茜根 12g，石韦 10g，土茯苓 20g，当归头 20g，白花蛇舌草 20g，黄芪 20g，炒山楂 12g，炒莱菔子 10g，前胡 10g，陈皮 10g 等 3 剂。

❖ **十三诊（12 月 9 日）**

主诉服上方后饱气仍未解除，下肢紫绀亦仍明显，二便仍欠畅。

┃**方药**┃香附 12g，生地 20g，瞿麦 10g，石韦 10g，大黄 12g（后下），当归身 20g，前胡 12g，陈皮 10g，海金沙 15g，郁李仁 12g 等 3 剂。

言明如果此方疗效仍不理想，应该尽快到医院作综合性检查治疗（因有鉴于既往多例，凡属于多次介绍后才到本所求治的危重症患者，大多会有节外生枝的反复，而且难于再次获救，因此作出上述建议）。

2006 年 12 月 18 日早晨及中午时刻，其父亲及母亲曾分别来电要求出诊或开方。既因于就诊者众多无法出诊，又鉴于上述所言的经验，因此再次建议速到医院洗肠及导尿。在再三要求方药的情况下无奈电传下列方药。

┃**方药**┃①可试服北京同仁堂安宫牛黄丸促求通解大便；②白花蛇舌草 20g，黄芪 20g，大黄 12g（后下），当归身 20~30g，海金沙 15~30g，六一散 35g，前胡 10g，车前子 10g，取汁 400ml 左右作茶饮，促求小便能畅排则气促可以缓解（目前经验而言，上述方剂中追加川金钱草 20~30g，红茜根 10~12g，白豆蔻 8~10g（后下），也许能给患者解除倒悬之危）。

事后获知患者及其家属，既因于经济困难或精神崩溃，不愿意再将患者急送医院，又因于上述方药多间药店不知六一散（滑石 30g、甘草梢 5g）为何药而未取。如此花季少女因之不幸于当天夜间病逝。

上述病案表明，凡疑难恶疾危重患者，好转之初应该躲避大喜及大悲，谨防伤食再次引起胃肠紊乱致症情反复而精神崩溃。

凡肥胖尿短、浊毒逆冲的危重患者，洗热水澡都可能诱发病情急速恶化，因此本所都会再三叮嘱：切勿泛补，少洗热水澡，慎用发散及止疴的药物，食饮切忌高异蛋白等，这些都是有益于康复的经验之谈。

再生障碍性贫血案

黄某某，男，12岁，家住兴宁市城东。1993年7月18日至2001年医案。

病案简述——据诉，既往有鼻炎头晕及牙衄鼻衄史，6岁时起因发热等曾经多次住院。1992年10月起因下肢时起紫癜、两腮角有蛛网样血丝而多次住院，每次住10~12天，由血液科主任医师罗某某主治。

初始诊断为血小板减少症，后经骨髓化验等诊断为白细胞增加型再生障碍性贫血。

药物以维生素C、康力加、维生素K4、山莨菪碱、叶酸片等为主；曾经2次靠输血控制恶化。几个月前开始结合（每隔10~15天）抽取自体血液酌加某些药物后再注回患者身体中的穴位疗法。由于患者多饮多溲、头面虚湿、鼻衄牙衄日趋严重，饱气嗳呃致呼吸日促，因此于1993年7月18日起到本所求治。

经过1年多时间的纯中药调治，各项化检基本趋于正常。其后建议返校复读，并且继续调治。考入初中前后的3~5年时间，无论遇到伤食或风寒等疾，都到本所开中药调治。升高中体检及高考前体检的各项指标均属正常或良好（原造血系统的病变，伴随鼻炎咽炎、牙衄鼻衄等症状的消失而不复存在）。

❖ 首诊概况（1993年7月18日）

患者头面虚湿黄晦，口唇及齿龈淡肿，内有伏毒（脾虚湿阻、肠滞尿浊、少腹隐痛）；两腮冷肿、皮内隐伏蜘蛛网样血丝（此乃慢性肾炎、脾肾阳虚、尿浊潜血者的典型症状）；齿根淡肿，唇内伏毒，可知患者具有脾虚湿阻寒凝所致之伏毒。

|病案分析| 既往过敏性鼻炎、作嚏或鼻塞头晕，被过度清凉与散解，既损伤脾肾之阳，又使肺气弛张，有如吹气球过分胀大，导致鼻黏膜脆弱破裂，此乃

鼻孔衄血之缘由。饱气因于脾虚失于健运，发热因于肠滞伏湿、尿浊日久所生之蕴火。

身为脾虚肠滞尿浊（即营养过剩吸收不良）之患者，其父母误信于蛋白流失宜加强营养的片面认识，无视脾虚不堪峻补的经验教训，令患者多食营养成分偏高的肉汁、龙骨水、生果等，这是促成饱气尿浊、发热及牙衄反复发作的重要缘由。所以说脾失健运致营卫失正而累损肺肾，此乃酿成再生障碍性贫血的关键所在。建议患者之父在原医案下方签字"同意遵嘱戒口及停止其他药物"之后，给予下列方药。

丨方药丨 红茜根 10g，萹蓄 10g，炒山楂 10g，炒莱菔子 5g，川连 5g，白头翁 10g，生地 20g，香附 12g，大黄 10g，当归头 20g，白花蛇舌草 15g，黄芪 15g，侧柏叶 10g，仙鹤草 10g，白蔻仁 8g 等 3 剂。

经验表明，大黄、当归头、侧柏叶、牛膝，酌加红茜根或仙鹤草，对于牙衄、鼻衄及紫绀反复发作者，具有止而不留邪的确实疗效。

❖ **二诊（8月21日）**

主诉服上方精神有所好转，饱气有所减轻，守方再给 3 剂。

❖ **三诊（8月26日）**

主诉服后胃纳好转，牙衄鼻衄已不明显，守方再给 3 剂。

❖ **四诊（9月2日）**

主诉服三诊第二剂中药后大量浊毒外排，父母恐而给予止痢药后，引起患者饱气及牙衄鼻衄复作。未将上述情况转告本所，而又急忙住院，住院期间，患者门齿右侧的上下牙各被拔去 1 颗后给予输血等（未知属于何种疗法？），因为近日嗳呃不止，所以又返回本所求诊。

本人认为症属浊毒误止于内，未促排浊毒而输血输液，反致肺肾受侮，所以纳呆饱气、嗳呃不止。给予下列顺气逐浊饮。

丨方药丨 前胡 10g，车前子 10g，旱莲草 10g，黄芪 20g，山楂 10g，炒莱菔

子 10g，贝母 8g，葶苈子 10g，大黄 10g，当归身 15g，泽泻 10g，生地 20g，降香
10g，姜竹茹 6g，2 剂。

❖ **五诊（9月5日）**

主诉及代诉，服上方二便转畅后，嗳呃逐步解除，胃纳及睡眠随之好转。守
方再给 3 剂。

❖ **六诊（9月10日）**

头面虚湿逐步退减，舌质仍淡甚，小便有时仍会有恶寒感（发尿颤）。

┃方药┃生地 20g，藿香 12g，川金钱草 20g，石韦 10g，当归头 20g，黄芪
20g，旱莲草 10g，鱼腥草 15g，白茅根 12g，侧柏叶 12g，白蔻仁 8g（后下）等 3 剂。

此后每隔三五七天复诊 1 次。鉴于患者时有原因难明而起的风寒、饱气及鼻
衄反复，因此于 11 月下旬应邀到其住地察看，发现患者之住地的通风、采光及
排污等设施皆不利于健康。因此建议患者全家应于春节前后搬回祖屋居住，而且
再三阐明如果相信本人应该切实遵嘱戒口，切切不可再滥用其他药物，否则本人
对疗效概不负责。

1994 年春节前患者全家依嘱搬回祖屋居住，并且真实无再结合其他药物情
况下接受本所的中药治疗。续服 4~6 月中药后，患者之牙衄、鼻衄发作明显减
少，饱气及虚湿亦逐一消解。此后其父亲或母亲坚持不间断带患者到本所复诊，
至 1994 年 9 月秋季开学前，患者之饮食、睡眠及精神状况已伴随二便畅顺而恢
复正常状态。建议让患者返校复读，利于缓解精神恐惧与抑郁的压力，有利于气
机舒畅；并言明只要坚持再调治一段时间，可以达到完全康复。因此遵嘱返校上
课，并且坚持每隔一二个星期主动要求调理巩固。

返校复读 2~3 个月后，症情并无反复，牙衄鼻衄亦少有发生。此后偶有外感
咳嗽或运动剧烈所致鼻衄亦求治于本所。1997 年升初中体检表明身高、体重及
其他各项皆属于良好范围，2000 年高中毕业上大学前的体格检查，各项指标皆
优良。

地中海贫血案

洪某某，男，4岁，原籍揭阳，随父母住兴城镇。2001年7月22日至2009年12月医案。

病案简述——其母于产后2~3个月期间，发现患者头面黄晦，腹中饱气，嗜睡等。于是住汕头市人民医院，经过对患婴及其父母之血液等项的检查之后，诊断为地中海贫血。此后每隔1~2个月时间需返回汕头市人医输血2~3袋。连续3年时间的多次住院治疗，饱气低热一直反复，气促喘逆缠绵。

2001年7月22日起开始到本所结合中医药治疗，经过2年多时间中药治疗后，输血量降至每隔2~3个月1袋。2004年春节后，依据好转状况，建议上幼儿园利于康复。2006年秋读1年级起至2009年11月21日，每逢伤食饱气或伤寒发热咳嗽，都到本所寻求中药调治。令人痛心的是其父仅重于治标而不重于治本，每逢饱气发热或牙龈鼻衄症状解除之后，不再带患者来扶正固本。因此，据说每隔3个月或5个月，还须到汕头医院输血1袋。

❖ **论治概况**

I**病案分析**I患者之胎黄，既与其母分娩时难产所导致的羊水呛肺有关，更与其母在孕期过分肆意于生冷寒凉使胎儿的脾肾之阳受损有关。

I**治则**I醒脾化浊，温肾益气，强壮血脉。

I**方药**I以白芍6~10g，当归身8~15g，杜仲4~6g，牛膝4~6g，藿香4~8g，生地10~15g，鸡内金4~8g，枳实4~8g，枸杞子10~15g，败酱草6~12g，黄芪8~15g，红茜根6~8g，旱莲草6~10g，侧柏叶6~8g，仙鹤草4~8g等为主；酌加白蔻仁4~8g，或加白头翁6~10g，或加牡蛎8~12g，或加川连2~4g、肉桂2~4g（冲服），能够控制恶化，可以争取康复。

总之，患者自 2001 年 7 月 22 日到本所求诊之日起 9 年多时间里，无论遇到发热咳嗽或疴呕气促等病况，患者都会主动要求带到本所调治。就目前的体征而言，上唇内的瘀脂浊毒及头顶部位的灰白癣仍未解尽！

医案中还有多例因胎黄而致的类此患者，如罗某某、饶某某等，遵嘱调治皆得以康复，在此不再赘述。

高血糖、高血压、高血脂案

案一 高血压引发中风

曾某某,男,76岁,兴宁市宁新镇洋里村人。2001年1月29日至3月29日案。

病案简述——患者有远年鼻炎头晕及尿酸偏高、类风湿膝关节酸痛史。2000年秋季赴台湾探亲坐飞机回至香港,因血压急剧攀升而住院治疗十天左右。出院后继续服医院所发的多种药物。由于近2个月起,头晕腿痛不断加重,于2001年1月29日起求治于本所。

经过后续六方综合调治,诸症解除。此后每逢食伤、气逆咳嗽或营养过剩所致的尿浊头晕、腰腿酸困,皆到本所调治。

❖ **首诊概况(2001年1月29日)**

肥壮高大人,面赤红(气热无疑),双目下睑胞胀坠(对应下焦膀胱伏湿),尿短浊臭(内含蛋白及脂类)、腰腿困痛。膝关节肿痛伸屈不利(多因湿浊下注或者尿酸高误补于钙类,引起痰脂毒聚)。口干(因于肠道伏湿蕴火),尿浊(因于营养过剩、运化失正),浊毒合痰脂逆冲乱害于心肺脑,这是引起舒张压与收缩压同时偏高或单一舒张压偏高的重要缘由。

丨**病案分析**丨本人对舒张压及收缩压同时偏高者称之为"实性高血压"(真高血压);对因于误补燥热或心情激动,运动加剧所导致的短期内血压偏高,以及下午3~5点因伏湿蕴火所致的舒张压偏高,则称为"假性高血压"。

对于实性高血压宜清热降火,通便泄毒;对于仅舒张压飚高的假性高血压,宜以潜阳纳气，利尿化浊为原则。因曾某某之高血压为虚实夹杂，其治宜通腑与利尿兼顾，顺气化浊与化解痰脂通络同步。

｜方药｜ 大黄 10~15g，桃仁 10~12g，赤芍 10~15g，牛膝 10~15g，前胡 10~12g，地骨皮 15~20g，桑枝 12~15g，络石藤 15~20g，威灵仙 12~15g，土鳖虫 8~10g，田七 8~12g，女贞子 12~20g，旱莲草 12~20g，独活 8~12g，透骨消 10~15g 等，或加地龙 10~15g，鱼腥草 12~15g。

经二诊（2月15日）、三诊（2月21日），右侧偏瘫趋于康复；经四诊（3月15日）、五诊（3月29日），自认诸症悉除，此后遵嘱清淡食饮，偶有小疾返回调治。

案二 "三高"引发手脚麻颤

刘某某，男，79岁，香港。2004年4月3日至2008年4月4日医案。

病案简述——患者因老年性结肠炎、前列腺增生引起的头晕气促，接受医院 2~3 年西药治疗。后患有高血压、糖尿病、类风湿、心脏病等，经香港几所大医院多年的综合治疗，头晕耳鸣、作饥口干、小便频数等症状未能解除，手脚麻颤的感觉却日益明显。在下肢乏力不听使唤，药物性皮炎痒痛缠绵、烦燥易怒令家属不安的严重时刻，接受朋亲的介绍后返回原籍兴宁，于2004年4月3日起到本所求诊。

在遵嘱停止服用医院所发的一切药物，并合理戒口食饮的情况下服饮本所中药。经过4月13日、5月11日复诊，疗效显著。5月21日诊后要求带10剂药返回香港。此后每年清明期间返回原籍为祖先扫墓后，都到本所复诊取药。

❖ **首诊概况（2004年4月3日）**

患者（夫妻俩人由其儿护送到本所求诊）气热上冲、头面赤红、鼻准及鼻翼赤沙隐隐兼有血丝；声偏重浊、呼吸气促、下肢乏力、走路不稳；主诉头晕耳鸣、身痒失眠、心烦意乱、作饥口干，服降血压、降血糖及治疗风湿关节痛等药已有多年时间。

｜辨证｜ 肠滞胃火旺、尿浊气上冲；气热血湿、血液偏稠。药物残毒在肝肾及肌肤内的滞留，是导致皮炎反复、身痒失眠、燥烦易怒、心悸气促及关节酸痛之因由。

┃治则┃益胃阴、清虚热，降浊逆、解血湿，清营解表、涤除痒痛。

┃方药┃地骨皮 15g，前胡 12g，侧柏叶 12g，杏仁 10g，甘草 6g，苦参 12g，白鲜皮 12g，土茯苓 15g，赤芍 15g，土牛膝、怀牛膝各 10g，泽泻 10g，天花粉 10g，蒲黄 10g，田七 10g，藿香 12g，生地 30g，白茅根 15g，连翘 15g 等，大黄 12g 另包备用。依情适当加减，发给 5 剂或 10 剂。

叮嘱患者大便畅排后，大黄可以不后下或去掉，时刻注重二便通调，运化良好。

上述方药对于气热上冲、面色赤红兼有药物性皮炎的结实人，疗效可靠稳妥。肥胖者可去侧柏叶、生地，改加桃仁 12g、芒硝 12g（冲服），或加贝母 10g、全瓜蒌 12g；瘦极气阴两虚者，可加麦冬 10g、五味子 10g，或加西洋参 12g、黄芪 20g，或加旱莲草 12g、牡蛎 20g 等。

总之，对于血压的认识宜分虚高或实高，血虚或血湿，伏湿或气虚等。对于糖尿病消渴的治疗须分上消、中消或下消（三消症）。上消者头项汗甚，主责心肺；中消者易饥，主责肝胃；下消者尿频，主责脾肾。其中，天花粉、泽泻，或川连、白头翁，或石膏、神曲，或芡实、莲子为止渴除烦之要药；薏苡仁、败酱草，或田七、萆薢为降糖之良将。

案三　桑拿引发全身瘙痒

钟某某，男，74 岁，台湾平东人。2003 年 3 月 21 日至 4 月 2 日及 2009 年 4 月 12 日至 4 月 21 日医案。

病案简述——主诉有高血压、高血脂及糖尿病史。多年来从未间断服用台湾大医院所给的综合性治疗药物（台湾空军飞行中队长退役，享受医疗费用全免）。2003 年春节前蒸汽浴后紧接进行桑拿浴，导致全身疹毒蜂起，在台接受 2~3 所知名医院综合性治疗后，疹毒似乎消失，但是仍然阵作奇痒。春节期间妻儿等人因害怕其会传染曾各作躲避，因此元宵后急速返回原籍，到本所求诊。

❖ **论治概况**

┃辨证┃汗泄受阻、瘀浊内伏；正邪相搏，正气虚弱难于驱逐瘀毒外透，此乃奇痒之由。若然再施抑压，势必转为癣疾或者毒积肺脾。

┃治则┃益气宣开，逐浊疏络，解表排毒。

┃方药┃甘草 6g，苦参 12g，荆芥 12g，薄荷 10g，山楂 12g，炒莱菔子 12g，前胡 12g，车前子 10g，田七 10g，牛膝 10g，连翘 15g，蛇蜕 8g，白鲜皮 12g，大黄 10g，桃仁 12g 等。

首诊给予 3 剂，二诊再给 3 剂。至 4 月 12 日三诊时，自认奇痒已经少作，前方加当归身 15g 再给 3 剂。

服后患者自认已经痊愈（鉴于患者不愿意停服医院所发药物，因此不劝其人再作综合调治）。

此外，有 2007 年秋及 2009 年 4 月 12 日至 4 月 21 日，因食伤合风寒引起失眠及头顶白斑癣奇痒而返回本所给予治愈的医案。

案四 药物性皮炎、过敏性瘙痒

邱某某，男，69 岁，住北京国防大学训练处操场附近将军宿舍。2003 年 9 月 23 日至 10 月 26 日医案。

病案简述——本人 2003 年 9 月下旬赴北京参加国际中医药创新发展高级论坛会后，应邱将军原部下王先生之邀请，到原北京国防大学训练处为其老首长作诊断治疗。

❖ **论治概况**

患者体态健壮、头面赤红、额热腮冷，下睑胞胀坠。自诉腰脊及下肢骨中酸痛，上身及四肢时作奇痒；下肢关节近期外贴药膏，导致过敏性感染而步履艰难。舌平伸质淡边侧胖，舌中根薄粗干。

患者之风湿性关节炎，因于结肠炎及前列腺增生；营养过剩致尿浊排解短促频数；肠滞伏湿、湿久生热、气热血湿，是引起高血压及糖尿病的重要缘由；既往对高血压、糖尿病的对抗性治疗，不仅病根未获兼顾排解，而且对抗过程的药物残毒滞留于肌肤血脉，此乃导致四肢及胸腹疹毒身痒的重要缘由。

｜治则｜ 清营疏络，化瘀逐毒，护骨养髓。

｜方药｜ 赤芍15g，牛膝12g，泽泻12g，天花粉12g，地骨皮15g，前胡12g，甘草6g，杏仁10g，大黄10g，苦参12g，萆薢15g，田七10g，威灵仙15g，络石藤15g，桑枝12g，连翘15g，蛇蜕8g，白鲜皮12g等3剂。

2003年10月26日，患者电话中告知上述方药取12帖服后，身痒及腰膝酸痛皆已明显减轻。电传上方追加黄芪20g、白花蛇舌草20g，或加牛大力20g、覆盆子10g。2年后回访痒痛皆无明显反复。

此外，1992年8月28日出诊人民医院综合科，以中医中药为身患三高综合征（高血压、高血脂、高血糖）八十岁左右的原福兴卫生院刘某某，减轻了病痛的折磨。

1995年至1996年医案中，为身患三高综合征接受西药治疗多年后已处于视力模糊、气虚缩阳、足不能履的香港中医师陈某某减轻了痛苦，延长了三年多的寿命。

2006年至2008年医案中，为十多位因患三高综合征已经严重致腰不能伸、腿不能提的患者解除了药物副作用所致的痛苦。经验表明：糖尿病、高血脂、高血压这类三高综合征，其病根皆系于脾肠运化紊乱而致的营血失正、传导受阻；是浊毒为患促成血脂血糖偏高，是运化紊乱，营血失正导致的血压失常、虚高或实高，是营血失常致运行受阻，而关节酸痛。因此，其治宜注重调理运化及营液、血液。

糖尿病足危重症案

案一　糖尿病足瘀毒肿溃

王某某，男，79 岁，兴宁国税退休干部。2009 年 2 月 4 日至 8 月 19 日医案。

病案简述——主诉 60 岁前后因头晕耳鸣、腰腿酸困求治于人民医院，诊断为高血压及糖尿病等。70 岁以后，症情逐渐加重，多次接受医院的综合治疗。2007 年起双下肢药物性皮炎此起彼伏，进而肌肤肿硬、关节失灵，双足踝骨内外及脚盘、脚趾等处瘀脓内伏、感染溃烂，气促痰涌。在步履艰难、恶臭令人作呕的危重时刻，经亲邻介绍后，于 2009 年 2 月 4 日下午起由亲属扶送至本所求诊。

面对重危的证候及如此的高龄，建议家属在原医案下方写明请求用药后给予论治及发药。在遵嘱清淡食饮，并且完全停止服用降压、降糖及消炎抗菌等针剂及片剂的情况下，经过 5 个月时间、七至八诊的纯中药调治，使患者双腿的形态及功能恢复正常。此后再经过 2 次调治，至 2010 年 5 月 20 日回访患者，诸症无反复。

❖　**首诊概况（2009 年 2 月 4 日下午）**

患者步履艰难，时作气逆咳嗽，双下肢肿胀冷硬，触压有如泥塑。双脚盘及左右踝骨内外侧大面积紫肿溃烂，渗出黄稠恶臭之黏液；左足大拇趾外上方，脓毒被瘀阻所围束。主诉隐痛、刺痛日益严重，近日更有恶寒之势（此乃脓毒欲转内陷之信号也），患者的双目之下睑胞及两腮角明显胀坠，触之偏冷。右睑胞外下方长有黄豆般大小的紫黑色菜花样恶痣，右颧外上方长 1 颗混合样血管纤维瘤。舌平伸质淡滞，边侧微有乳脂样，舌根偏厚苔微黄浊。

Ⅰ病案分析Ⅰ患者既往之头晕耳鸣、高血压，源于前列腺增生、尿浊短，伏湿蕴火而致的气化过旺。血糖偏高因于脾失健运、营养过剩、大便溏薄；肢冷而汗出不爽因于肝失条达、肺失宣开。前列腺增生、营养过剩所致的尿浊短，是引起舒张压偏高、下午头晕明显的道理所在。舒张压偏高（本人又称其为肾不纳气的血压虚高），误投降压药物，是导致下肢药物性皮炎的重要根源。

对于下肢药物性皮炎的治疗，没能清除积淀于下肢肌肤内的药物残留，是酿成下肢肌肤胀硬如泥塑的祸端；药物残毒在下肢肌肤内的反复积淀，降压药物导致的气血运行升降失常，是引起下肢远端的脚盘足趾及踝关起瘀聚，继之肿溃的重要因由。

下睑胞及两腮角胀坠如水袋，密切对应下焦湿饮；此湿源于脾为湿困及肾阳虚衰。

┃治则┃醒脾助运、排解浊毒、调和升降、疏肝通络。

┃方药┃麦芽 12g，蒲公英 15g，土茯苓 15g，全当归 20g，土牛膝、怀牛膝各 10g，田七 10g，大黄 10g，桃仁 12g，黄芪 20g，白花蛇舌草 20g，海金沙 15g，六一散 15g，泽泻 12g，防己 12g，赤芍、白芍各 12g，桑枝 12g 等 3 剂。

❖ **二诊（2 月 13 日）**

痛情减轻，小便转清长，前方再给 5 剂。结合外用苦参、白及、土茯苓煎湿敷。

❖ **三诊（3 月 20 日）**

下肢溃疡处分泌物逐日减少，恶臭减轻，湿疮起痂，脚盘肿胀开始消退，左脚大趾外侧瘀毒趋于化解。前方再给 5 剂。

❖ **四诊（4 月 3 日）**

双下肢肌肤冷硬开始软散、内部药毒托出，脚趾、脚盘、足跟等部位湿肿消解百分之三十左右，足踝溃疡处第二次疮痂呈松树皮样欲脱。

┃方药┃川芎 10g，土牛膝、怀牛膝各 10g，赤芍、白芍各 12g，桑枝 12g，附片 12g，败酱草 15g，麦芽 12g，蒲公英 10g，土茯苓 20g，全当归 20g，蒲黄 10g，田七 10g，大黄 10g，乳香、没药各 8g，泽泻 12g，天花粉 10g，5 剂。

❖ **五诊（5月15日）**

患者步履逐日趋于平稳，双脚盘之湿肿已经完全消解，右踝骨上方原溃疡部位老松树皮样之毒痂第二次脱落（遵嘱收回交本所保存）。上方再给5剂。

❖ **六诊（5月31日）**

患者及陪同人员自认已经趋于康复。经查下肢湿肿及胀硬确实已被化解，膝关节及足盘诸关节的功能已经趋于灵活，但是原溃疡处四周仍有余毒未解尽，建议再作调治。

┃**方药**┃赤芍、白芍各12g，桑枝12g，川芎10g，土牛膝、怀牛膝10g，蒲黄10g，田七10g，大黄10g，桃仁12g，土茯苓20g，全当归20g，麦芽12g，蒲公英15g，甘草6g，苦参12g，白鲜皮12g等5剂。

❖ **七诊、八诊（6月15日、7月8日）**

主诉夜尿仍偏多。

┃**方药**┃上方去川芎、桃仁，加杜仲12g，淮山药20g，覆盆子10g，给予5剂。

❖ **九诊（8月19日）**

主诉诸症悉除，给予下列方药调理。

┃**方药**┃白术15g，淮山药20g，白花蛇舌草20g，黄芪20g，杜仲12g，土牛膝、怀牛膝各10g，白芍15g，当归20g，苦参12g，甘草6g，乳香、没药各6g，大黄10g等5剂。

至2010年春节后回访，患者遵嘱清淡食饮，偶尔以上方自我调理，一直保持健康状态。

案二 糖尿病头癞足疮

刘某某，男，81岁，兴宁五金三店退休。1990年3月27日至5月3日出诊医案。

病案简述——患者有多年的高血压及糖尿病史。在住院治疗期间，头顶癞疮恶臭，下肢湿肿不断渗泄黄稠之液，时作嗳呃的严重时刻，其四儿及儿媳请求本人出诊（原河唇街 1 号）。建议戒口生冷甜滞及燥辣，停止其他一切针剂及药片的前提下给予降脂化浊、调和血压、清除血糖的方药。经七诊、八诊之后不仅头顶癞疮、下肢湿肿趋于消解，而且化检血糖已趋正常。

❖ **论治概况**

❘方药❘ 夏枯草 20g，蒲公英 12g，麦芽 12g，枳实 12g，苦参 12g，甘草 6g，桃仁 12g，大黄 10g，赤芍 15g，桑枝 15g，车前子 10g，土牛膝、怀牛膝各 10g，川连 6g，白头翁 12g，土茯苓 15g，全当归 15g，泽泻 12g，天花粉 12g 等 3 剂。

❖ **随诊概述**

以上述方药为主体，经过 3 月 30 日二诊、4 月 13 日三诊、4 月 16 日四诊、4 月 18 日五诊、4 月 20 日六诊之方后，头顶癞疮逐日枯萎脱落，项下淋巴肿趋于消散。再经 4 月 23 日七诊、4 月 26 日八诊，不仅下肢湿肿趋于明显消解，开始恢复自主步行，而且告知血糖化检已经趋于正常，原癞疮处的头皮已经开始萌生黑色绒毛。

4 月 29 日，患者吃了偏于寒凉的黄瓜等，引起腹痛拉肚，给予下列分导饮。

❘方药❘ 麦芽 12g，神曲 12g，灯心草 5g，鱼腥草 15g，前胡 12g，车前子 10g，石菖蒲 10g，茯苓 12g，草薢 12g 等。

5 月 1 日再次应邀出诊，患者腹痛解除，胃纳恢复正常，腿足恢复有力，给予下列康复饮。

❘方药❘ 白术 15g，淮山药 15g，白芍 15g，桑枝 15g，杜仲 12g，牛膝 12g，甘草 6g，苦参 12g，桃仁 10g，田七 10g，土茯苓 15g，全当归 15g，泽泻 12g，生地 20g 等 3 剂。

5 月 3 日，其儿媳依患者要求到本所要求前方再给 3 剂。经询此后二年多时间无再住院治疗。

案三　糖尿病合并喘咳

张某某，女，69 岁，家住兴宁市叶南汤湖。2001 年 1 月 7 日至 2009 年 5 月 21 日医案。

病案简述——患者因于肠滞气郁及更年期误治误补，经医院诊断为高血压、糖尿病，住院接受降糖、降压治疗，引起心悸气促、目蒙腿倦的严重时刻，于 2001 年 1 月 7 日起转到本所求诊。

经过近 1 年时间的治疗，诸症悉除。停止服药半年多时间，症情并无反复。此后 6 年时间，诸症无严重反复，另有 2009 年 4 月 23 日至 5 月 21 日及 2011 年 3 月中旬，因食伤肠滞、咳嗽胸痛返回本所求治医案。

❖　**论治概况**

│处方主药│赤芍 15g，牛膝 12 g，泽泻 12 g，天花粉 12 g，大黄 10 g，当归头 20 g，蒲黄 10 g，田七 10 g，桔梗 10 g，陈皮 10 g，甘草 6 g，杏仁 10 g，枸杞子 15 g，败酱草 15 g，密蒙花 10 g，谷精子 10g 等。

依症酌加白花蛇舌草、旱莲草、黄芪，或桑枝、桂枝，或炙麻黄、石膏，为患者解除了气促目昏及腿足无力之苦楚。

案四　肥胖病尿、足盘肿溃

刘某某，女，64 岁，家住兴城镇团结路。2004 年 4 月 15 日至 6 月 22 日医案。

病案简述——患者子女富有，因滥于食补及药补（人参、黄芪、枸杞子、元肉、鹿茸等，注射氨基酸、白蛋白等），促成痰阻痛风、作饥口干、肥胖湿肿、多饮多溲、糖尿病、类风湿关节肿等。

❖　**论治概况**

2002 年 11 月至 2003 年 1 月 28 日医案中，有患者住院时糖尿病足严重溃疡之时刻，求治于本所好转的记录。

由于患者忌服中药，而且不乐于戒口食饮，致使 2004 年春节后，再一次到医院接受综合治疗。住院期间，患者双下肢足盘肿胀以至皮肤裂开、合并感染，在溃疡之毒趋于内陷的危重时刻，其儿于 2004 年 4 月 12 日请求本人出诊。给予 2 剂中药取得预期疗效后，于 4 月 15 日起出院转本所接受治疗。

经 4 月 24 日复诊，恶化趋势得到控制。再经 5 月 1 日、5 月 6 日复诊，至 5 月 11 日复诊时，双足踝关上下，其内部所藏药毒及瘀浊被逐步托出，胀痛明显减轻。然而患者对逐毒外出的现象不仅不感到高兴，反而担心清淡食饮有损于健康长寿。据此建议患者及其儿媳，顺应患者之意向，寻求能够迎合患者要求、给予贵重药材峻补的医师，或者速往广州大医院接受综合治疗。

不幸的是，患者服用刘某某医师的峻补之剂后，下肢湿肿迅速加重，因此再次进住中医院。6 月 22 日下午，患者之儿电话中再次请求为其母亲出诊，鉴于患者对疗效与补药关系的错误认识，阐明应将患者转至广州大医院综合治疗，待患者有所醒悟时，本人才会考虑是否再给方药。因此转至广州某医院。3~4 个月后探访获知，患者已离开人世。特录此医案，目的在于警醒世人——治病必须求本，若然治标而误本，待到病入膏肓之日，悔之则晚矣！

病案手记八

经络肢体病证

—— 舞蹈病案

—— 腰腿疾案

—— 坐骨神经痛案

—— 帕金森综合征案

—— 下瘫失语（脊椎炎）案

—— 老年性痿痹案

舞蹈病案

张某某，女，14 岁，家住兴宁市城北。1993 年 5 月 23 日至 8 月 16 日医案。

病案简述——患者 1~2 岁时有过发热住院史。1993 年春节后起夜睡不宁，手脚时作不能自控的扭摆；右口角时作抽提，右手抓举失灵。求治于市人民医院及中医院，但未能控制症情恶化，上个月中旬起患者开始感觉有视物倾斜的怪现象，近日症情加重，常跌跌撞撞，因此到本所求治。

经过二个半月的中药治疗，病疾解除。5 年及 10 年后回访病情皆未反复。

❖ 首诊概况（1993 年 5 月 23 日）

患者偏瘦，头额、唇口、上下睑偏于黄晦（湿浊所致）；下睑胞下方有青紫色横卧（对应下焦有瘀毒）；唇口上下有疹毒（对应脾肠有浊毒），左手右足时作扭摆，右口角上提（肠滞尿浊，肝风内动）。主诉尿频、月经乱后闭（脾虚血虚，肾不纳气）。

丨治则丨益气补血，疏络安神，逐浊化瘀，调和肝脾。

丨方药丨白芍 12g，全当归 20g，川芎 10g，牛膝 10g，蒲黄 10g，五灵脂 10g，防风 10g，白术 12g，钩藤 12g（后下），地龙 10g，甘草 6g，杏仁 10g，乌药 10g，覆盆子 10g 等 3 剂。

建议戒口生冷甜腻。

❖ 随诊概述

经 5 月 26 日、6 月 5 日、6 月 8 日、6 月 11 日复诊，疗效逐日体现，口角抽提、手脚扭摆发作减少。此后前方酌加木贼、谷精子，或加败酱草、枸杞子，每隔三五七天转方 1 次。

7月6日复诊时，视力已趋正常。

至7月29日复诊时，主诉停闭已近半年的月经已下行，而且诸症消失已近1个月无再发作。

腰腿疾案

王某某，男，81岁，书法家。2009年10月25日至2010年1月22日案。

病案简述——有老年性结肠炎、肺气肿、前列腺增生、高血压、高血脂、糖尿病、药物性皮炎等病史。误补误治导致弯腰曲背、气促难续，自认重危之际，于2009年10月25日起求治于本所。

❖ **论治概况**

在遵嘱清淡食饮并且完全停止西药的情况下，纯用中药治疗所取得的神奇疗效，令患者感激并赠予墨宝。治愈1个月后，因其妻恐老伴食饮淡清会营养不良，而接连多天强求患者进食超出身体需求的骨、肉之汤及奶制品等；几天之后又引起双脚沉重、腰椎弯曲。在自认厄运难逃的危重时刻，于12月3日扶着手杖、腰背弯至几近九十度角情况下，由其亲人扶送至本所求治，三诊后又奇迹般康复。

|治则| 化浊降脂，疏肝通络，调和气血。

|方药| 伸筋藤12g，络石藤15g，蒲黄10g，田七10g，大黄10g，桃仁12g，前胡12g，陈皮10g，丝瓜络10g，鱼腥草15g，川芎12g，土牛膝、怀牛膝各10g，赤芍12g，当归身20g，山楂12g，炒莱菔子12g，贝母10g，全瓜蒌15g等5剂。

服上述方药2剂之后患者电话中告知本人，声言"腰腿之疾即明显缓解"；服第三剂中药之后，再次电话中告知，已经可以帮助其妻拿扶竹竿筑围菜地。建议再作调理，上方再给5剂。2010年春节后电话询问，既往诸症并无反复。

坐骨神经痛案

案一 月经崩淋误治引发坐骨神经痛

饶某某，女，38 岁，家住兴宁市城东。1993 年 7 月 12 日至 9 月 11 日医案。

病案简述——患者因月经崩淋接受保健院或人民医院多次清宫、止血消炎的综合治疗，此后引起腰腿作痛。经广州大医院诊断为子宫肥大、坐骨神经痛。在起卧皆须丈夫帮扶的严重时刻，转到本所寻求治疗。经过 2 个月时间的连续治疗，经带趋于正常，腰腿之疾完全消失。此后 5 年时间症情并无反复。

❖ **首诊概况（1993 年 7 月 12 日）**

患者体态肥壮，两颧腮严重潮红，走路须人扶持，心烦意乱、坐立不安。舌平伸，偏短大，边尖侧有齿印及暗沙点，舌根苔浊黄。

▍辨证▍气热血湿、浊毒下注、经带失正、筋膜积毒、伸屈受阻。

▍治则▍清热除烦、疏络疏肝、调和经带、化瘀浊、通关节。

▍方药▍赤芍 15g，土牛膝、怀牛膝各 10g，田七 10g，蒲黄 10g，地龙 10g，鱼腥草 15g，地骨皮 15g，前胡 12g，威灵仙 12g，络石藤 15g，大黄 10g，桃仁 12g，桑枝 12g，独活 12g，白茅根 15g，伸筋藤 30g 等 3 剂。

❖ **二诊**

主诉服上方后，既往消炎对抗治疗过程，凝聚于子宫内的白带不断外排；病情减轻，睡眠好转。

❖ **三诊**

乱后之月经下行，腰腿及右坐骨神经痛明显减轻。

四诊、五诊之后主诉趋于完全康复，叮嘱其防范子宫之疾，如若反复，可能引起恶变。此后近 5 年时间症无反复。

令人惋惜的是，在 2005 年 5 月 20 日及 2010 年 5 月 5 日医案中，患者之女到本所治疗鼻炎、咽炎、调和月经时，问及其母情况，获悉患者 1999 年至 2000 年春节期间，由于嗜食苦瓜等寒凉沉降品，再次引起月经崩淋，急送某某医院，由于恶血被急迅止留于宫内，转为子宫积毒，接受子宫肿瘤手术，继之放化疗；2000 年夏秋时节并发转移，其悔恨忘记本所当时忠告，惨苦离世。

案二　鼻炎淋病误治引发坐骨神经痛

刘某某，男，32 岁，兴宁交通局工作。2003 年 3 月 1 日至 5 月 7 日医案。

病案简述——患者因鼻炎及淋病接受医院清热消炎的针剂及片剂治疗近半年时间后，诱发左坐骨神经痛。接受医院半年多时间的药物内服、定点封闭及针灸等综合治疗后，症情反复，经同事及亲朋介绍后到本所求诊。

❖ **论治概况**

经过二个月左右时间的连续服用本人所开方药，不仅解除了鼻炎及前列腺增生积毒的苦恼，而且使坐骨神经痛完全消失。

┃处方主药┃侧柏叶 12g，苍耳子 12g，丝瓜络 10g，佛耳草（鱼腥草）15g，大黄 10g，桃仁 12g，赤芍 15g，牛膝 12g，地龙 12g，威灵仙 15g，络石藤 15g，伸筋藤 15g，土鳖虫 8g，田七 10g，桑枝 15g 等。

言明排解过程之中，有梦泄趋势勿恐。遵嘱服五至七诊的方药后获愈。

2005 年，患者连续多天下午路途期间，由于过量贪食冻西瓜，引起腰脊及大腿麻痛，再次返回本所求治。给予疏络温通方亦获排解。疏络温通方的处方主药如下。

┃处方主药┃白芍 12g，桂枝 12g，泽泻 12g，茯苓 12g，熟附片 12g，败酱草 15g，丹参 12g，田七 10g，刁竹 8g，威灵仙 12g，地龙 10g，鱼腥草 15g 等。

案三 嗜于冷饮引发坐骨神经痛

曾某某，男，51 岁，兴宁市坭陂镇人。2007 年 12 月 16 日至 2008 年 3 月 16 日医案。

医案简述——患者头面四肢偏赤晦，长期过度劳作（属种养户）及饿时嗜于冷饮等，引起瘀浊阻络，导致气热上冲牙痛、血湿下注腰腿酸困而致坐骨神经痛。经过多方中西医治疗，招致双下肢痿痹。在无力踏摩托车起火具的严重时刻求治于本所，经过 3 个月时间的连续治疗，使多种症状趋于消失，体力逐步恢复。此后半年多时间每隔半个月或 1 个月时间调理巩固。至 2010 年春节后的 1 年多时间症情并无反复。

❖ **论治概况**

Ⅰ**处方主药**Ⅰ牡丹皮 10g，泽泻 12g，白茅根 15g，生地 30g，赤芍、白芍各 15g，桑枝 15g，田七 10g，土牛膝、怀牛膝 10g，大黄 10g，桃仁 12g，黄芪 20g，旱莲草 12g，地龙 12g，威灵仙 12g，入骨丹 15g，络石藤 15g，鸡血藤 30g 等。

此外，2005 年至 2008 年 7 月 29 日医案中，为广州港务局海运处刘某某、广州某设计院李某某，因于空调或嗜于冷冻饮料、奶制品等，致大便溏薄尿浊短，继之前列腺增生、腰椎增生、腰痛、坐骨神经痛等，分别以 3~5 诊的中药，化解排除他们的症状。愈后 2 年并无反复。

帕金森综合征案

饶某某，男，65 岁，宁中镇佛岭村厨师。2009 年 11 月 22 日至 2010 年 12 月 18 日及 2011 年 5 月 24 日案。

病案简述——患者有结肠炎痔疮史。退业后误于燥补鸽子，引起轻度脑血栓；住院给予降压后，引起双手震颤、腿足沉重，出院诊断为帕金森综合征，续服半年医院所发思考林、左旋多巴及抗震颤等药物。由于症情未获缓解，诱发便秘及药物性皮炎等，因此转而求治于本所。经过半年多时间服用通便泄热、益阴润燥、养肝息风的药物组合的治疗，使症情逐步得以缓解，建议患者逐步减少乃至停止服用医院所发药物，以期完全解除双手震颤的苦楚。五诊后疗效明显。

❖ **首诊概况（2009 年 11 月 22 日）**

患者体态似结实，头面赤红，呈赤砂点状（对应气热血稠也）；舌形偏细短，舌尖作颤而偏细收，剥象中有针刺样血砂点，呈干涩；舌根偏厚，苔微黄浊。双目微突，下睑胀（对应结肠炎心肺弛焦、前列腺增生、尿赤浊短、气化过旺、口舌咽干等）。

丨**治则**丨通便泄热，益阴润燥，养肝疏肝，息风解颤。

丨**处方主药**丨大黄 12g，当归身 20g，柴胡 12g，茵陈 12g，甘草 8g，苦参 12g，地骨皮 15g，前胡 12g，地龙 12g，红茜根 12g，生地 30g，侧柏叶 12g，土牛膝、怀牛膝各 10g，鱼腥草 15g，郁李仁 12g，车前子 12g 等 3 剂或 5 剂。

肠风肠鸣者，酌加防风 10g、竹茹 8g；口干多饮者，可加石膏 30~50g、神曲 10g，或加川连 6~8g、白头翁 10~12g；震颤兼手指喜拘急者，宜酌加桑枝 12~15g，钩藤 12~15g。

总之宜依气血寒热及二便状况对应选药，则可以达求疗效。

下瘫失语（脊椎炎）案

黄某某，男，70岁，原市政府科级干部。2002年11月13日至12月27日案。

病案简述——2002年6月20日，因排尿困难住某中医院，诊断为结肠炎、前列腺增生。治疗过程输液为主，中药为辅。第二天起进行导尿，此后每隔2天冲洗膀胱1次。冲洗过程一度导致其失去知觉，此后引起语言失正及下肢不听使唤。症情未见好转的情况下带着导尿管到本所求治。三诊后病苦解除。

❖ **首诊概况**（2002年11月13日）

体似壮胖，语言塞涩，头面赤红内有浊毒，下睑胞青晦（对应膀胱有瘀浊滞留）；下肢湿肿，伸屈不灵（源于尿浊排不净，对抗疗法使浊毒滞留于下肢肌肤内。若再用激素治疗势必引起下肢皮炎、湿疹溃疡，小腿肌肤及脚盘因瘀浊下注而呈泥塑样肿硬。此类脾肠及肝肾的患者本人医案中接治过多例，现代医学称"脊椎炎"，或小脑疾病）。舌体偏短缩，形微歪（对应发音失正，肩项某一侧困痛），舌根厚苔浊腐（对应下焦伏湿前列腺增生，对抗治疗日久，势必酿成前列腺有钙化样积聚）。齿根淡肿，牙床多蛀（对应脾为湿困，肠滞尿浊未及时疏化排除，伏湿蕴火引起牙蛀）。准头及肢掌偏冷（表明肺脾肝阳气受损），下睑胞胀热（表明膀胱伏湿日久，湿久已生蕴热，蕴热日久则膀胱约束力衰败，故使排尿无力而滞留于内）。目内角有黄泥样伏毒（对应胆囊收放失正，胆内已有黄泥样结石）。六脉细弦有结代（脾为湿困，对应肝气不疏）。

▎**辨证**▎脾为湿困，运化失正，肝失条达，尿浊癃闭，失于宣泄，升降紊乱而致脑梗阻。

▎**治则**▎疏肝醒脾，化浊通淋，清窍活络。

▎**方药**▎车前子12g，牛膝10g，地龙10g，鱼腥草15g，大黄10g，桃仁

12g，海金沙 15g，六一散 30g，前胡 12g，陈皮 10g，泽泻 12g，生地 20g，赤芍、白芍各 12g，桂枝 12g 等 3 剂。

叮嘱戒口须知，切忌高异蛋白及奶类，服本所中药第一帖后应将导尿管拔除，以利于浊毒外排，亦利于膀胱、大肠及脑部伏湿的解除。

❖ **二诊（11 月 18 日）**

代诉及主诉服上方第二帖中药后才遵嘱将导尿管除去，近日已无再导尿，呼吸略转顺，面赤红减退，心意烦乱减轻，语言开始趋正，下肢仍不听使唤。效不更方，以首诊方药加防己 12g，再给 3 剂。

❖ **三诊（12 月 16 日）**

二诊药后下肢湿肿全退，自认已康复，停药多天。近日伤于食饮（误补于鸡鳖炖汤），引起尿浊，排尿困难。误信亲朋之言，前天重新安插导尿管，引起发热咳嗽。患者难受异常，因此重返本所求治。

肢冷额热，头额自汗甚多，手作颤。所导尿液稠浊量少，下焦寒凝阻闭也。

｜方药｜赤芍、白芍各 12g，桂枝 12g，泽泻 12g，茯苓 12g，大黄 10g，当归身 15g，海金沙 15g，六一散 30g，黄芪 20g，白花蛇舌草 20g，前胡 10g，陈皮 10g，桃仁 10g，车前子 10g，3 剂。

再三叮嘱，切勿误补，忌生冷甜滞高异蛋白。

❖ **四诊（12 月 27 日）**

其儿前来讲述：上方 2 天服 1 帖，已拔除导尿管 4 天，小便逐日畅顺，下肢已转有力，语言逐日趋正，因天气阴冷，要求前方再给 5 帖。此后六年时间症情并无反复；至 2009 年 10 月，有过几次误补引起嗳呃，皆到本所以陈皮竹茹汤加地龙、鱼腥草等中药解除。

老年性痿痹案

何某某，男，88 岁，家住兴城镇老街。2008 年 6 月 30 日及 8 月 21 日医案。

病案简述——既往结肠炎、前列腺增生。因癃闭引起中风，下肢萎痹，无法步履有几年时间。经人介绍，由儿媳等人于 2008 年 6 月 30 日护送至本所求诊。

❖ **首诊概况（2008 年 6 月 30 日）**

患者瘦极，双目内陷（气阴两虚、精血虚亏），准头及上下内唇有伏毒（对应脾肠及肺有伏毒），阴虚内热（肠滞伏湿），下肢痿痹（对应肝肾气阴两虚）。

面对症重及高龄，建议到医院综合调治，患者及家属不愿离去，建议在医案下方签字之后，发给下列方药。

｜方药｜ 赤芍、白芍各 12g，桂枝 12g，地龙 12g，鱼腥草 15g，炒山楂 12g，炒莱菔子 12g，生地 30g，藿香 12g，大黄 10g，当归身 20g，柴胡 12g，茵陈 12g，田七 10g，牛膝 12g，鸡内金 10g，枳实 10g，威灵仙 12g，独活 10g 等 5 剂。建议首剂服后半小时结合开塞露推于肛门内，有助于排解积久之毒便。叮嘱食饮方面须慎戒生冷及燥热，二便能畅排则视为有效。

8 月 21 日，其媳王某某前来讲述：服 6 月 30 日方 2 剂后，症情即明显好转，原来无力站立及移动的双足，即可站立及移动；服第四五剂中药后，二便顺畅，胃纳趋正，自认康复；近日伤食，腿脚又呈乏力状，患者要求前方再给 5 剂。以原 6 月 30 日方加防风 10g、姜竹茹 6g，再给 5 剂。约二个月后，其儿媳前来求诊时告知，患者能基本自理日常生活。

病案手记九
五官诸窍病证

—— 复视案
—— 失视案
—— 耳鼻喉恶疾案
—— 甲亢案
—— 肛肠恶疾案

复视案

案一　清宫术后引起眩晕复视

　　曾某某，女，45 岁，兴宁市黄槐镇人。1999 年 8 月 20 日至 1999 年 10 月 30 日案。

　　病案简述——主诉有乱经及牙痛史。1997 年阴道息肉在保健院接受手术，此后常经行淋沥；接受清宫手术后引起眩晕、复视。近 2 年时间，曾求治于多所省市级大医院及眼科专家教授，一直经受崩淋及复视的折磨。经岗背镇刘某某（1998 年 2 月至 3 月医案，复视由本所治愈者）介绍后于 1999 年 8 月 20 日起到本所求诊。

　　经 24 日、28 日复诊及 9 月 4 日四诊，至 9 月 16 日复诊时，患者自认趋于康复。此后至 10 月 30 日进行过几次对经带的调治，使缠绵多年的妇科诸疾亦获解除。

❖　**首诊概况（1999 年 8 月 20 日）**

　　患者头面湿虚，下睑胞呈黄晦。主诉经行崩淋及牙痛、眩晕复视反复缠绵已有 1 年多时间。舌平伸质淡，边侧胖有齿印及瘀象，六脉弦滑。

　　Ⅰ病案分析Ⅰ既往营养过剩，吸收不良或脾为湿困，运化失正所致的尿道炎及宫颈炎，接受消炎止血的对抗治疗，是导致阴道囊肿及息肉的重要缘由。手术对息肉的治疗过程，未曾考虑根除引起阴道息肉的致病因素，致使浊毒仍在宫内继续为患。经验表明，反复清宫手术及其后的消炎止血，不仅常致子宫功能更加紊乱，而且能使浊毒上窜于头目，此乃酿成眩晕及复视的道理所在。据此，要想解脱眩晕及复视之苦，必须化解尿浊为患及清除滞聚于宫腔内的经带之毒。

　　Ⅰ治则Ⅰ化浊逐瘀，调和肝肾。

丨**方药**丨赤芍 12g，土牛膝 12g，白芍 12g，全当归 20g，蔓荆子 12g，柴胡 12g，大黄 12g，桃仁 12g，蒲黄 10g，田七 10g，密蒙花 12g，谷精子 10g，藿香 12g，生地 30g 等 3 剂。

叮嘱每次所煎药汁，分空腹及饭后半小时各服一半。

❖ **二诊（8月24日）**

主诉服后无不适，睡眠有所好转，牙痛及眩晕有所减轻。首诊之方再给 3 剂。

❖ **三诊（8月28日）**

主诉服上二诊之方药后，大便中不断有腥臭之积毒泡样排出，小便赤短转清长。淋沥之经颜色转鲜红，眩晕及复视进一步减轻。疗效使患者非常高兴，并再三讲述既往误治误补之苦楚。

丨**方药**丨首诊之方去大黄，加侧柏叶 12g，3 剂。

❖ **四诊（9月4日）**

主诉经行淋沥趋于停止，眩晕及复视已经趋于消失，胃纳及睡眠亦日益好转。方药以三诊方药再给 5 剂，叮嘱仍需戒口生冷甜滞、奶制品及高异蛋白类食饮品，防止营养过剩所致的尿中带浊再次发生。

❖ **五诊（9月16日）**

患者偕丈夫表示感谢。要求前方再给 5 剂。

❖ **六诊（9月26日）**

食饮燥热引起牙痛要求调治。

丨**方药**丨川连 6g，白头翁 10g，益母草 12g，牡蛎 30g，杏仁 12g，甘草 6g，赤芍 12g，土牛膝、怀牛膝各 12g，藿香 12g，生地 30g，金钱草 30g，石韦 12g 等 3 剂。

❖ **七诊（9月30日）**

主诉牙痛已减轻。月经复下行，经色仍稠滞，气味仍恶臭（既往误止于胞宫内的经带之毒，仍未解尽也）。

┃方药┃木香 8g（后下），川连 6g，白头翁 10g，石韦 12g，赤芍 15g，土牛膝、怀牛膝各 12g，蒲黄 10g，五灵脂 10g，生地 30g，藿香 12g，土鳖虫 8g，桃仁 12g，大黄 12g，全当归 30g 等 5 剂。

❖ 八诊（10 月 10 日）

主诉服上方后不断排出恶血瘀块，感觉十分舒服，晕眩及复视并无反复。上方再给 5 剂。言明服药后，经行色泽能逐步好转、腰腹不适能减轻是为中效，仍有瘀血外排勿恐。

❖ 九诊（2000 年 2 月 20 日）

主诉服去年八诊之方药后几个月感觉良好，诸症皆无复作。近期多吃水果引起小便欠畅，而致经行又呈淋沥。

┃方药┃生地 20g，藿香 12g，白豆蔻 8g，神曲 10g，白芍 15g，全当归 20g，仙鹤草 12g，黑蒲黄 8g，益母草 12g，白花蛇舌草 15g 等 3 剂。

❖ 十诊（2 月 25 日）

主诉服上方 3 剂中药后，小便已转清长，腰腹不适减轻，淋沥之经量转多后颜色转鲜已欲停。再次表示感谢。

┃方药┃上方全当归改为当归头 30g，再给 3 剂。

个人经验而言，与上述病例相类似，因于经带失正或产后恶露内阻，导致头晕作眩、复视或昏花失视后求治于本所获愈者医案中有多例。

治疗原则以调理肝肾及大小便为主，酌加柴胡、蔓荆子，或加枸杞子、败酱草，或加密蒙花、谷精子。女性结合经带、男性结合前列腺病变进行治疗，总体而言都可以达到解除病苦的疗效。

案二　旅游期间突发眩晕复视

黎某某，男，24 岁，家住梅县城区。2008 年 9 月 24 日至 11 月 25 日医案。

病案简述——患者有胃痛、淋病及甲亢史。赴东莞旅游期间（2008 年 9 月 3 日早上起来），突发眩晕及复视。求治东莞某人民医院后转至深圳眼科医院，诊断为"双目玻璃体混浊，伴后脱离"；深圳市人民医院头颅 CT 报告单："双侧脑筛窦慢性炎症"。后于 2008 年 9 月 24 日起到本所接受中药调治。

经 3 诊 15 剂中药，因左右目失衡引起的复视，兼视物倾斜的症状得以解除。后续 3~5 诊调治，肝胃不和所致的"胃痛"及既往淋病误治引起的前列腺积毒亦获解除。1 年后回访，诸症并无反复。

❖ 首诊概况（2008 年 9 月 24 日）

患者偏瘦，头面黄晦赤，鼻炎声重，咽炎声嘶，睑陷目突，项下有高碘所致之甲亢囊肿；左目上睑下垂，有难于启开之势。

主诉外出东莞期间，9 月 3 日早起突然产生复视重影的症状，求治上述 3 所大医院，症情仍未改善。面对病情加重的趋势，又听到医院医师说"此症属难治之疾，手术亦不能完全保证疗效"，因此寄希望于中医中药。

舌平伸质淡，形偏短促，时收时展；舌根偏厚（前列腺增生，下焦湿阻），苔微黄浊（肠滞浊毒）。目珠微突（肝郁气滞），下睑胞陷而赤晦热（阴虚而致尿呈赤浊短），左上睑下垂（对应脾肺气虚，责之劳损或伤于生冷甜滞沉降品）。

经验表明，大多数内因而致的目疾患者，都呈现左上睑下垂，依据脾主升散、肺主宣开、肾主藏精，因此归咎于肾阴虚导致的肝失濡润、脾肺气虚、阴损及阳。

丨辨证丨脾虚肠滞、肝肾阴虚、尿浊结石等，使双肾失于协调。

丨治则丨养阴益气，调和肝肾，疏络化浊，调和聚焦。

丨方药丨白芍 12g，当归身 20g，柴胡 10g，蔓荆子 10g，牡丹皮 10g，泽泻 10g，藿香 12g，生地 30g，密蒙花 12g，谷精子 10g，侧柏叶 10g，土牛膝 10g，贝母 8g，葶苈子 12g 等 5 剂。

建议戒口燥辣及生冷甜滞。

❖ 二诊（9 月 29 日）

主诉左目喜闭合的现象逐步减轻，睡眠亦有所好转，惟大便仍溏薄。

丨方药丨以首诊之方加牡蛎 20g，再给 5 剂。

❖ **三诊**（10月11日）

主诉服二诊方药后复视基本解除，但是仍不能久视，左右上下睑失衡的状况已经不明显。睡眠好转，体重增加2斤，有时候仍有作饥。

┃**方药**┃牡丹皮10g，泽泻10g，藿香12g，生地30g，柴胡10g，蔓荆子10g，杜仲12g，牛膝12g，枸杞子15g，菊花10g，金钱草20g，石韦10g，甘草6g，杏仁10g，白芍12g，当归身20g等5剂。

❖ **四诊**（10月17日）

主诉复视已经解除，要求调治项下甲亢囊肿。

┃**方药**┃田七10g，蒲黄10g，贝母10g，全瓜蒌12g，杜仲12g，牛膝10g，桔梗10g，莪术12g，白芍12g，当归身15g，藿香12g，生地30g，枸杞子15g，谷精子10g等5剂。

❖ **五诊**（11月2日）

主诉，复视好转已近20天无再发作，要求继续化解甲亢囊肿。

┃**方药**┃上方加僵蚕12g、壁虎10g再给5剂。

❖ **六诊**（11月25日）

主诉上方服后达到预期目的。早晨醒来，主动咯嗽痰涎，胸咽紧束之感觉似乎有所减轻。上方再给5剂。

此后复诊之方药以生地、香附、侧柏叶、牛膝、田七、蒲黄、贝母、瓜蒌、甘草、杏仁、桔梗、莪术、僵蚕、壁虎为主。依二便、胃纳及气血状况加减，促使痰脂浊毒由二便及嗽咯排解，促甲亢囊肿可逐步消失。2009年婚合，2010年喜添"千金"。

略总，本人医案中有众多目疾及甲亢患者经治疗后获愈的记述。目前整理的方药与原方药有某些更改，目的是使方药更具广谱性。

失视案

案一 颅骨骨折、右目失视案

何某某，女，16岁，兴宁市坜陂镇人。2011年2月10日至7月29日医案。

病案简述——患者原有慢性咽炎及鼻炎史，2011年春节那天（2月3日）上午外出途中，被摩托车撞伤而急送兴宁市人民医院，诊断结果：1、脑挫伤；2、颅骨骨折；3、右侧视神经挫伤；4、头皮裂伤，头皮血肿。住院至第八天、瘀肿未解，痛情依故，右目不能启开的悲苦时刻办理出院手续后，于2011年2月10日中午由其父母带患者到本所求诊。

经2月16日复诊，至2月27日三诊时右目外角上下睑胞及目白的青紫瘀肿已被化解排除；3月6日、3月20日复诊后，视力开始恢复，再经4月4日、4月27日复诊，至7月2日复诊时，视力已恢复至0.5，至8月12日复诊时，原来完全失视的右目之视力、已由0.5提高到0.7，至书写本医案时仍在本所治疗之中。

❖ **首诊概况（2011年2月10日）**

头面呈青黄晦及胀滞，右目外角及上下睑胞撞伤所致瘀浊聚肿呈紫暗及蓝青、目珠因瘀肿致启闭失灵。肠滞湿阻致内热恶风；舌呈淡肿有瘀象，舌根位苔厚浊。

∣辨证∣瘀浊阻络，目视受损。

∣治则∣化瘀活血，疏络排浊，调和肺肾。

∣方药∣桃仁12g，红花8g，赤芍15g，当归尾15g，大黄12g，土牛膝、怀牛膝各12g，木贼10g，谷精子10g，麦芽12g，蒲公英12g，侧柏叶12g，郁李仁12g等3剂。

叮嘱戒口生冷甜腻及燥辣之食饮品，服药后大便中有瘀浊呈泡涕排出后，则撞伤之右目及颅内之胀痛刺痛会逐步减轻。右目及上下睑之瘀浊肿切忌油膏类药物，只准适当结合保眼散或珍珠明目眼药水。

此后二至三诊上述处方有效再给。五诊（3 月 20 日）后的处方主药如下。

| 处方主药 | 枸杞子 15g，菊花 10g，密蒙花 12g，谷精草 10g，大黄 12g，全当归 20g，柴胡 12g，茵陈 12g，生地 20~30g，藿香 12g，麦芽 12g，蒲公英 12g，田七 10g，蒲黄 10g，侧柏叶 12g，土牛膝 12g 等，使肝肾健强，促撞伤所致于颅内的瘀浊继续化排。

有时酌加血竭 4~6g、桃仁 10~12g、白豆蔻 8~10g 等，从而使胃纳良好、二便畅顺，使撞伤所致失视的右目之视力获逐步恢复提高。

案二　鼻炎及撞伤、左目失视案

胡某某，男，16 岁，江苏省连云港人。2010 年 12 月 23 日至 2011 年 4 月 24 日案。

病案简述——患者有多年的慢性鼻炎及咽炎史，2008 年夏秋左颞位撞伤后引起左目视力逐步退减，在多方求治仍无法挽回左目之视力的苦恼时刻，经北京市田某某介绍后于 2010 年 12 月 23 日起到本所求诊。

经 2011 年 1 月 6 日二诊，1 月 25 日三诊至 2 月 20 日四诊时，不仅左目视力衰退获得控制，而且既往全身及四肢散发恶臭的病况亦获解除（患者告知因为头足散发恶臭被学校规劝休学）据此建议返校复读。2011 年 3 月 22 日五诊时，告之左右目视力已经趋于协调，已可以去除"眼镜"。至 4 月 24 日复诊时，告知视力保持平衡良好。同意此诊之方后停药一段时间，叮嘱仍须戒口食饮等。

❖　**首诊概况（2010 年 12 月 23 日）**

患者之身躯呈发育不良或手淫伤身的状况，面色少华汗偏粘滞。主诉左目趋于失视已达半年多时间，虽已求治过多所医院，未能取效，因此打探民间中医前来求诊（而且苦诉旅途遭受车托及医托之害）。经诊察及询问获知上述病况后，本人认为患者左目视力衰退致趋于失视，应责之肝肾之虚；患者之气臭及汗臭，宜责之气弱肠滞湿郁。

┃治则┃化浊除湿，益气宣肺，调和肝肾，疏络明目。

┃方药┃蔓荆子 12g，柴胡 12g，枸杞子 15g，谷精草 8g，生地 20g，藿香 12g，麦芽 12g，蒲公英 12g，大黄 10g，全当归 20g，侧柏叶 12g，土牛膝、怀牛膝各 12g，前胡 12g，陈皮 10g，甘草 6g，杏仁 12g 等 3 剂。

❖ **二诊（2011 年 1 月 6 日）**

主诉二便转畅，胃纳良好。

┃方药┃首诊之方加桃仁 12g，赤芍、白芍各 12g，5 剂。

三诊、四诊独自前来求诊，告知视力逐步恢复。二诊之方再给 10 剂。

❖ **五诊（3 月 22 日）**

告知左右目之视力已经趋于协调，既往左目时作捉摄的状况已有半个月左右无再发作，全身恶臭亦被解除。

❖ **六诊（4 月 24 日）**

患者及其母一致认为目疾已趋于康复，经予下列调理之方药。

┃方药┃牡丹皮 10g，泽泻 10g，藿香 12g，生地 30g，枸杞子 15g，菊花 12g，杜仲 12g，牛膝 12g，当归身 20g，白芍 15g，柴胡 12g，蔓荆子 12g，麦芽 12g，枳实 12g，10 剂。

建议注意食饮防患、适当结合微目朝阳的眼保健操等。

耳鼻喉恶疾案

案一 甲型 H1N1 流感合并感染

　　李某某，男，47 岁，深圳及五华业医牙科者。2009 年 12 月 9 日至 2010 年 2 月 15 日医案。

　　病案简述——患者有慢性鼻炎、咽炎及冠状沟疱疹病史（2007 年秋声嘶耳鸣、头痛欲裂求治广州某大医院怀疑脑肿瘤时刻，经朋友介绍转到本所求治，经 2~3 诊自认解除后未曾再作调理者）。此次因甲型 H1N1 流感发热咳嗽接受广州中山大学附属第一医院输液治疗后头痛不解。

　　CT 检查报告单：双下肺炎症感染；

　　电子镜：下鼻胛双侧肿大、充血；后咽壁淋巴滤泡增生、充血；室带及声带充血、水肿；

　　B 超：脾脏轻度肿大等。

　　在脑转耳鸣、双目视力急速下降的严重时刻，于 2009 年 12 月 9 日下午急由其妻陪伴到本所求诊。此后经 3 次复诊后，来电告知诸症已经消失。

❖ **首诊概况（2009 年 12 月 9 日）**

　　患者体态健强，但是头面赤红、声嘶鼻音重浊；两额油光过甚，盖有少许黄褐彩，鼻翼两侧赤沙点隐伏（对应脾肠有伏湿）。舌平伸，边尖及两侧有瘀浊砂点（对应脾肺之外膜已受瘀浊之污损）。

　　|病案分析| 言明鼻炎因于湿燥、肺胃苦于肠滞伏湿；慢性滤泡性咽炎起于尿浊便溏、伏湿蕴火；头晕因于气热上冲，浊逆长期未获有效排除，作喷嚏、抽

鼻涕或屏闭呼吸促排大便都可以促使鼻咽、鼻窦部位的痰浊逆窜于脑部；这种逆窜于颅内的痰浊，是大医院对鼻炎头晕者怀疑脑内存在肿瘤的原因。

这种状况在中医古籍中称为"无形之痰"。流窜于颅内的无形之痰，遇下焦伏湿所致的蕴火（逆乱之气）熏蒸，是引起头痛欲裂及视力昏蒙的重要缘由。停留于颅内的痰浊，如果未能及时通过泄热逐浊的药物进行排解涤除，则可以凝聚成肥皂泡样或豆浆花、鸡蛋花状的小肿瘤。此乃古人关于怪病多痰的具体内涵。

肺部之所谓感染，中医角度而言：浊毒所致的气逆咽痒作咳，其治若不侧重于排解下焦的伏湿蕴火，则咳嗽势必反复缠绵；反复咳嗽及咯吐咽中异物的过程，都要引起胸腔内肺器作不自主的提摄及弛张，这种迫于无奈的咳嗽、吐咯所引起的肺表与膈膜等之间的上下摩擦，使肺表皮膜薄弱而招致感染。

脾脏轻度肿大，因于湿阻或木不疏土，误于燥补或酸冷收束所致。

ǀ治则ǀ通便泄热，降解浊毒，宣肺止咳，疏络清营。

ǀ方药ǀ大黄 12g（后下），桃仁 12g，赤芍 15g，土牛膝、怀牛膝各 12g，前胡 12g，地骨皮 15g，贝母 8g，全瓜蒌 12g，夏枯草 20g，牡蛎 30g，麦芽 12g，蒲公英 12g，桔梗 10g，白茅根 15g 等。

经过 2009 年 12 月 15 日，2010 年 1 月 5 日及 1 月 25 日的复诊，3 月 12 日患者电告本所已经康复。建议注重食饮戒口，必须预防误治或误补，避免酿成肺脑积毒。

案二 中耳炎头痛耳后恶疮

刁某某，男，28 岁，珠海某银行员工。2003 年 2 月 6 日至 5 月 26 日医案。

病案简述——患者中耳炎多年，接受西医对抗消炎针剂片剂等治疗后，引起右耳后方串珠状结节性疮疖丛生，导致头晕项困、听力逐日减退时刻，到本所求诊。言明此毒源于既往肠滞尿浊引起的耳鸣或耳痛，失于化排致前列腺增生、浊毒滞留、肾有囊肿、息肉。

❖ 论治概况

ǀ治则ǀ清营化浊，疏络逐瘀，排解肾积。

┃方药┃大黄 10g，乳香、没药各 6g，薏苡仁 30g，败酱草 15g，夏枯草 30g，蒲公英 15g，麦芽 12g，枳实 10g，赤芍 15g，土牛膝 12g，金钱草 20g，石韦 12g，杏仁 10g，甘草 6g，侧柏叶 12g 等。

2 月 12 日二诊后带药返珠海。此后每隔半个月或 20 天回来复诊 1 次，服药三个多月后前列腺积毒及耳后疮疗皆获化解。此后遵嘱少食生冷甜滞的冻品饮料，至 2008 年及 2010 年春节后返回本所调治，耳后疮疗并未复发。

案三　鼻衄牙衄多次误止转为鼻咽癌

张某某，男，58 岁，原兴宁某镇书记、外经贸委主任。2001 年 3 月 3 日至 12 月 31 日（鼻咽癌放化后转移者）医案。

病案简述——患者豪饮后引起鼻衄，接受某医院住院治疗，诊断为鼻炎、冠心病、心肌炎。由于牙衄鼻衄多次接受强制性止血及消炎药物的对抗治疗，致使气热浊逆所致鼻部微血管破裂之血，在鼻咽部位反复凝聚成形，瘀毒疣结（鼻咽癌）。转广州肿瘤医院接受手术及放化疗后（长期服用医院所发的肌甘，维生素 B1、B6、B12，心痛定、地奥心血康、泰必治等），使得颌下腺、唾液腺等遭受严重伤害。在口舌干裂、恶臭异常，张口困难的痛苦时刻，经同事介绍于 2001 年 3 月 3 日起到本所求诊。

在遵嘱清淡食饮，并且完全停止服用医院所发药物的前提下，为患者减轻了痛苦，并延长了八个多月可以自理的生命。

❖　**首诊概况（2001 年 3 月 3 日）**

患者难于张口，舌短缩，舌面覆盖乳腐样剥落物；呼出之气恶臭，左手重度偏瘫，掌背肿胀欲裂；唇舌干裂，每隔 2~3 分钟则须饮水 1~2 次。

声声要求解除痛苦，给予润燥解毒方。

┃方药┃赤芍 15g，牛膝 12g，泽泻 12g，天花粉 12g，川连 8g，白头翁 12g，土茯苓 15g，当归身 15g，大黄 10g，芒硝 12g（冲服），杏仁 10g，甘草 6g，蒲黄 10g，田七 10g，白茅根 15g，生地 30g，侧柏叶 12g，桑枝 12g 等。

服本所中药 1 个多月后，放疗之前所拔牙齿的齿床处的脓毒样聚结，被药力逐步化解为腐臭的脓血由口角向外排解，张口困难之势亦由此而逐步减轻。令人遗憾的是 11 月中下旬患者违嘱迁住新居，装饰材料的异味、离开了熟人的空虚与苦郁，促成症情迅速恶化，嗳呃饱气，反复难解。12 月 31 日应邀出诊后，患者之肠滞嗳呃，疗效未能达求，患者声声悔恨于了解中医中药太晚！

案四　中耳炎脑转移

张某某，男，50 岁，原某镇副镇长。2001 年 3 月 3 日（应邀出诊）至 6 月 9 日医案。

病案简述——1998 年夏秋耳鸣接受中医院治疗，半年后转梅州市人民医院，诊断为中耳炎。3 个月后由耳痛转为脑中作痛（中耳炎转耳脓，耳脓内阻则脓毒窜脑），因此转广州南方医院，诊断为脑肿瘤。施以手术放化疗 2 次后，转回兴宁某医院继续治疗。2001 年 2 月 4 日起医院曾多次发出病情危重通知；在双目趋于失视、似乎成了植物人的严重时刻，抬回住地（东岳宫某巷）。患者之妻经同学介绍后，于 2001 年 3 月 3 日请求出诊。经本所二个多月治疗，为患者减轻了临终前的痛苦。

❖　**首诊概况（2001 年 3 月 3 日）**

患者张口呼气、神志昏迷，大便闭阻多天，小便则自遗，背腰及臀部多处褥疮恶臭令人作呕，舌呈短缩不易观察。患者之下肢被绳索束拉（据诉否则患者喜缩作一团）。

面对临近死亡的患者，给予安慰言辞，患者泪水渗释。建议其妻陈某某，在原医案下方签字后给予论治及选药组方。

┃方药┃大黄 10g（后下），土牛膝 10g，当归头 15g，土茯苓 15g，赤芍 12g，桑枝、桂枝各 12g，旱莲草 12g，黄芪 20g，川连 6g，木香 10g（后下），白头翁 10g，石韦 10g，地龙 10g，鱼腥草 15g，藿香 12g，生地 30g 等。

叮嘱注意事项，服药须知。

此后每隔 3 天或 5 天应邀出诊 1 次，或由其妻到本所代诉取药，经过 2 个月左右治疗之后，患者背腰及臀部的褥疮，大部分奇迹般得以消脱。转 5~6 月暑天，因患者所住是顶层与天棚相邻的杂物间，建议搬至 2 楼，利于减轻痛苦。家属恐生不测而未予配合……7 月下旬症情恶化离世。

案五　鼻炎息肉，手术放化疗后转移

江某某，女，60 岁，宁塘镇文一村人。2004 年 3 月 4 日至 4 月 23 日及 2006 年 5 月 5 日至 10 月 15 日医案。

病案简述——患者因鼻炎误于燥补致鼻衄及头晕时作。

❖　论治概况

2004 年 3 月 4 日至 4 月 23 日，经本所以侧柏叶 12g，牛膝 12g，白茅根 15g，生地 30g，杏仁 10g，甘草 6g，麦芽 12g，枳实 10g，夏枯草 20g，牡蛎 30g 等为主药，使头晕及鼻衄等症解除。

2005 年春节后再次鼻衄时，应其儿要求到佛山某医院接受鼻咽手术及防止转移的放疗；手术及放疗后的第三个月起，不仅舌干如火燎，而且左侧鼻软骨日益癃起，致使原来端庄秀丽的面部，改变为令家属及儿孙感到恐惧的模样。肿突至严重影响呼吸与视力时刻，于 2006 年 5 月 5 日返回本所要求解除痛苦。言明如果同意使用可以促使凝附于鼻膈的浊毒化为脓血、由鼻孔排解的药物，则痛苦有可能逐步减轻。患者同意上述治疗原则后，给予下列方药。

|处方主药| 侧柏叶 12g，苍耳子 12g，赤芍 15g，土牛膝、怀牛膝各 12g，夏枯草 20g，浮海石 20g，旱莲草 12g，黄芪 20g，白花蛇舌草 20g，田七 10g，壁虎 10g，生地 20g，藿香 12g，麦芽 12g，蒲公英 12g，泽泻 10g，天花粉 10g 等。

服上方 3~5 诊后，开始有脓血样物从鼻孔中渗出后，目珠胀痛等病况获得减轻。由于促使患者化排的数量小于病灶部位浊毒凝积的数量，因此未能控制左侧鼻软骨的异常增殖，患者手术后约 1 年痛苦离世。

目前经验而言，上述内服中药如果酌加透骨消、威灵仙，建议患者预留头煎药汁 1~2 小杯添加适量的风化硝，于内服中药约 20 分钟后漱口及滴鼻，则化解骨肿的疗效可以明显提高。可惜上述所言的外滴药液辅助疗法，是最近几年用于治疗食道阻梗及乳腺肿结获得疗效后才旁通所得……所以在医学工作中对自我临床疗效的总结，必须触类旁通才能对疑难性疾病的认识及治疗提出具有创新意义的真知灼见，才能符合患者的需求。

此外还有众多此类案例，在此不再详述。

案六 后咽壁正中恶疮

陈某某，女，37岁，家住五华县水寨镇。2007年5月17日至2008年5月18日医案。

病案简述——患者有尿道炎、宫颈炎、肾结石、胆囊息肉等病史。多次人流后的清宫、消炎止血，使瘀毒停积于子宫内，呈多发性子宫肌瘤。在接受医院对抗药物的治疗之后，引起经行不畅、白带内聚、浊毒逆冲，咽后壁正中长花生仁大白头尖顶疮。发热咳嗽、项咽刺痛的严重时刻到本所求诊。

经过五个多月的调治，恶疮被化解至针刺状细小。半年后因违嘱人流，引起恶疮复起成卵泡样；2008年5月18日再次返回本所，接受促排经瘀及带毒的治疗，再次有效控制了病情的恶化及恶疮的转移。叮嘱不可取样化检及激光治疗，否则可能急速恶化、引发脓毒性败血转移。

❖ **论治概况**

| 病案分析 | 对于上述妇科浊毒，因受对抗性药物反复刺激后内结为子宫肌瘤、上窜为咽喉恶疮、转移则成颈椎骨质增生及脓毒败血的患者，本人参悟古先贤关于上病下治的论述，遵循上病下治、统筹化排的原则选药组方，疗效可以让患者欣喜；然而须知宫颈子宫壁内积毒未完全化解，则所对应的咽后壁内恶疮的毒根，亦仍未排除。子宫之毒则责之脾肠所致的经带失常。

| 方药 | 以莪术12~15g，桔梗10~12g，夏枯草20~30g，蒲公英12~15g，赤芍15~20g，土牛膝10~12g，蒲黄8~12g，田七10~12g，土茯苓12~20g，全当归15~30g，大黄10~12g，桃仁10~12g，水蛭8~12g，地老虎（蜣螂）8~12g，藿香10~12g，生地20~30g，甘草6~8g，杏仁10~12g为基础。

虚寒者，酌加附片10~12g、败酱草12~15g，或加川连6~8g、吴茱萸8~12g。

气虚者，酌加黄芪 15~30g、五味子 8~12g，或加白花蛇舌草 20g、黄芪 20g，或加旱莲草 12g、牡蛎 20~30g，可以达到下促化排、上能枯解的良好效果。

至于痰带浊毒所致的慢性咽炎患者，反复误治于对抗性消炎，或者补钙治疗所引起的颈椎骨质增生之治，宜以赤芍、藁本、大黄、牛膝、杏仁、甘草、蒲黄、田七、前胡、陈皮、透骨消为要药。

误治引起项咽两侧淋巴肿大者，可选贝母、瓜蒌、僵蚕、壁虎、赤芍、牛膝、香附、生地、夏枯草、玄参、白花蛇舌草等为要药，是可以获取疗效的经验之言。

甲亢案

刘某，女，21 岁，原梅州地区药品调发家属宿舍。2001 年 3 月中旬至 10 月 29 日医案。

病案简述——主诉因月经淋沥被消炎对抗误止于宫内后，引起项咽间异物感，经医院诊断为甲亢，服他巴唑等未能解除咽项间的异物感。1998 年春节后到福建省龙岩市某医院接受具有放射性元素的药物治疗。此后第二个月起，月经不下行，脐腹部位时作不适的跳动，继之则脑转耳鸣、心悸气促、经闭失眠。在多方求治未能取效，悲痛欲绝的时刻，于 2002 年春节后由其父亲带患者到本所求诊。

经过半年左右时间的内服中药，促使聚藏于阴道、子宫及卵巢等部位的由于经带滞留而成的瘀毒及脓腐不断向外排解，并且促使放射性元素药物引起的双足大拇趾（对应于少腹内双侧卵巢）脓毒状病趾甲自行脱落。患者遵嘱将药力所催脱的病趾甲交给本所。此后经带逐月趋于正常，咽项间的异物感亦随之消失。

❖ **论治概况**

丨治则丨补气益血，疏络疏肝，促毒外排，调和经带。

丨处方主药丨赤芍、白芍各 12g，桑枝或桂枝 12g，全当归或当归身 20g，旱莲草 12g，黄芪 20g，川芎 12g，牛膝 12g，蒲黄 10g，田七 10g，生地 30g，藿香 12g，麦芽 12g，蒲公英 12g 为主药。可加桃仁 12g、红花 10g，或加桔梗 10g、莪术 12g，或败酱草 15g、薏苡仁 30g。

具有尿道炎症、小便短赤的患者，可酌加白茅根 20g，或白花蛇舌草 20g；大便实闭者，可加大黄 10g，芒硝 15g；大便虚秘者，宜加何首乌 30g，土炒白术 15g。

此外，钟某某，女，28 岁，原宁新镇财政所。1996 年至 1997 年医案中，患者因于甲亢曾经到福建省龙岩市某医院进行放射性元素药物治疗，引起目突、经带失正，婚后多年不孕。经本所以桃仁 10~12g，红花 8~12g，赤芍 12~15g，当归尾 15~30g，地龙 8~12g，威灵仙 12~15g，地骨皮 15~20g，前胡 10~12g，大黄 8~12g，通草 6~10g，蒲公英 12~15g，土牛膝 10~12g 等组方，经半年多时间的调治，为其解除子宫积毒后获得身孕，产下男婴。

全某某，女，31 岁，广西人氏。2001 年 8 月 26 日至 11 月 11 日医案。经本所以山楂 10~12g，炒莱菔子 10~12g，炒葶苈子 12~15g，牛蒡子 12~15g，地骨皮 15g，前胡 12g，田七 8~12g，败酱草 15g，薏苡仁 30g，赤小豆 30g，赤芍 15g，川贝母 8~10g，全瓜蒌 12~15g，牛膝 12g 等组方，为患者解除了项下"气瘿"及腰腿之痛的苦恼，至 2010 年春节后症无反复。

最近 5~7 年时间的医案，为十多位女性小学生或中学生，在遵嘱戒口生冷甜腻及不食加碘盐的前提下，逐步化排项下喉结或甲亢囊肿。从中意识到女性甲亢囊肿之病根，统属妇科经带失正及脾肝气郁。遵循上病下治可以获取使患者满意的疗效。

化排少女高碘型甲亢囊肿或项下喉结方剂的主要药物——桔梗、陈皮、甘草、杏仁、田七、蒲黄、赤芍、牛膝、贝母、瓜蒌、玄参、白花蛇舌草、夏枯草、莪术、生地、香附等。

肛肠恶疾案

案一　肛周脓疮，腹痛咳嗽

李某某，女，77岁，新陂镇福丰村人。2008年6月14日至2010年5月5日医案。

病案简述——患者有多年结肠炎及肛裂史。食伤引起腹痛咳嗽，被针剂片剂误止之后导致肛周肿痛渗血，肛门渗血症状多次被针剂急速制止后引起肛门急剧肿痛。医院诊断为直肠癌晚期，患者拒绝手术及放化治疗。于2008年6月14日由儿女护送到本所求诊。

经过近半年时间内服中药促化排、外用灌肠助清洁的治疗，使恶疮日趋消解。2009年春节后起每隔10天、半个月或20天到本所复诊，至2010年5月24日复诊时，保持精神良好，脚步稳健，声音清润，生活自理。

❖　**首诊概况（2008年6月14日）**

患者由众多儿女扶送至本所，瘦极神衰、双目深陷而赤晦。主诉及代诉，近日作饥口干、气促尿短、阵作寒热；每日需往厕所30~40次，每次泄释鼻涕样带血黏稠液少许（弄得众媳妇叫苦连天）。症属混合痔恶化，言明作饥因于肠滞，口干因于伏湿蕴火，气促因于浊毒逆冲，属西医气管炎、尿道炎、直肠肿瘤。

┃治则┃泄热解毒，清肠散结。

┃处方主药┃川连6g，白头翁12g，石韦10g，萹蓄12g，夏枯草20g，牡蛎20g，败酱草15g，田七10g，卷柏12g，蒲公英12g，藿香12g，生地30g，白茅根15g，红茜根12g，炒槐花12g，炮刺猬皮10g等。

建议于服中药后约二十分钟，结合下列药液灌肠。

┃**灌肠药**┃夏枯草 50g，牡蛎 50g，苦参 50g，败酱草 50g，旱莲草 30g，黄柏 30g，土茯苓 30g，千里光 30g 等。

取汁两脸盆左右置高处，以软管引药液插入肛门冲洗，进而冲洗肠道。2 个月后，日上厕所次数逐渐减至 10 次左右；3 个月后日上厕 4~6 次，肛周及肠道内的疮肿被化排约 70% 左右。

❖ **随诊概述**

2009 年春节后，患者每隔半个月或 20 天到本所复诊。

┃**方药**┃夏枯草 20g，牡蛎 20g，旱莲草 12g，黄芪 20g，白芍 15g，当归头 20g，藿香 12g，生地 30g，侧柏叶 12g，土牛膝 12g，炒槐花 12g，卷柏 12g，蒲黄 10g，田七 10g 等给予 5 剂或 10 剂。

至 2010 年 5 月 5 日及 5 月 24 日复诊时，保持日上厕所 2~3 次，精神胃纳皆良好，脚步稳健，声音清润。

案二　口唇及后项白头恶疮

石某某，男，35 岁，家住兴城镇或黄陂镇。2008 年 8 月 31 日至 10 月 27 日医案。

❖ **论治概况**

患者体态健壮、胃纳良好，但口唇上下及后项有反复性白头恶疮。接受本所治疗期间，言明此毒对应于肛周及前列腺部位具有类似的恶湿、瘀脂浊毒隐伏。化排过程对应部位可能具有促毒外排的反应，如梦色去除腐败前列腺液、肛周发疮或内痔出脓毒等。服 2008 年 8 月 31 日方后果然如此。

9 月 7 日患者听信亲属中业医者的建议，到梅州市人民医院进行检查，诊断为肛周脓肿、息肉、混合痔合并感染（怀疑为直肠癌）。医师建议患者宜立即住院，须经病理切片鉴定后作综合性治疗。

面对医院的诊断及建议，患者电话征询本人看法，给予下列解释：肛周脓毒正处于排解期间，若急于切片检查，创口遭受感染的风险将难于避免；如果给予消炎对抗药物治疗，须防酿成脓毒内聚，否则可致闭门留寇之祸。手术后如果施以放化疗，伏藏于前列球腺体及肠道内的、手术未能除尽的浊毒，可能向胸肺、骨髓甚至颅内转移。而且应该询问医师"手术是否存在风险"。如果不住院不手术，经验而言遵嘱戒口条件下服用本所中药可以争取浊毒化解排除。

患者经过全方位考虑后，拒绝住院及手术治疗，并于9月7日下午返回本所接受中药化排。发给下列方药，叮嘱晚饭前煎服。服药后夜间及凌晨溏臭之大便获大量排出，此后痛情即逐步减轻。服完3剂中药后肛周脓肿即明显消解。经过后续9月15日、9月27日复诊，至10月27日复诊时不仅肛周脓肿趋于消失，口唇上下及后项部位的白头恶疮亦趋于消失。再经11月13日复诊调治，此后一年半时间（即至执笔写此案例之日）肛肠恶疾并无反复。

┃首诊方药┃ 夏枯草30g，牡蛎30g，败酱草15g，薏苡仁30g，蒲黄10g，田七10g，甘草6g，杏仁10g，大黄12g（后下），土牛膝12g，侧柏叶12g，红茜根12g，卷柏12g，炒槐花12g，炮刺猬皮12g，白头翁12g，蒲公英12g等3剂。

此后酌情加减，发给3剂或5剂。

叮嘱空腹或半空腹服（头煎二煎各分2次服）。经验表明内服上述方药后，结合夏枯草、牡蛎、苦参、卷柏、败酱草等外洗及灌肠，对于直肠癌晚期阻塞严重的患者，同样具有减轻痛苦、延长寿命的显著疗效。

案三 直肠癌晚期严重贫血

王某某，男，28岁，湖北省襄樊市人。2005年10月17日至2006年3月26日医案。

病案简述——患者白青无华，气促、神疲、力弱，严重贫血之状。处于直肠癌晚期，由襄樊市肛肠专科孙某某医师扶送至本所求诊。

留住3天，煎服本所中药取得一定疗效（由日上厕所五六十次降至二十次左右）后，带药返回其家乡。此后每隔半个月或20天返回本所复诊1次。2006年3月26日复诊时，其在深圳打工的妻子一起前来，要求提高医疗效果。面对日上厕所次数已经由五六十次降至十次左右，精神体力、容颜气色已经逐步好转提高的直肠癌患者，本人只能以扶正祛邪求稳妥的言语回答患者之妻，并且建议可以再次到自认可靠的大医院接受治疗，从比较中认识优劣。5 月上旬患者之妻由深圳某医院打来电话，告之患者手术后医院发出病情危重通知，探问有无挽救之良方，答曰时机已过，本人再无妙法良方。

❖ **论治概况**

治疗上述直肠癌晚期严重贫血（气弱血虚）者处方主药如下。

┃处方主药┃ 白术 12g，淮山药 15g，白芍 12g，桂枝 12g，当归身 20g，黄芪 20g，夏枯草 20g，牡蛎 30g，败酱草 15g，炒槐花 12g，旱莲草 12g，卷柏 12g 等。

经验表明，凡慢性综合性肿瘤癌症患者，欲求速愈并加强营养者，必将加剧痛苦，加速病亡。

此外，2007 年春节前至 2008 年春节后医案中，为赖某某（女，67 岁，刁坊镇人），直肠癌手术后肺转移、左项侧淋巴肿大、肠道开孔携带便袋者，减轻痛苦，延长寿命一年半。

经验而言，称此类患者"术后肺转移"，倒不如称"术前对浊毒逆冲而起的咽痒咳嗽之治，有治标误本的积毒之过"。

病案手记十
脓肿结石病证

—— 脑肿瘤案

—— 主动脉瘤案

—— 舌癌案

—— 肺癌案

—— 肝癌案

—— 乳房肿癌案

—— 卵巢囊肿案

—— 子宫囊肿肌瘤案

—— 淋巴瘤案

—— 少腹巨大血肿积毒案

—— 盆腔内膜积毒案

—— 肠痈术后广泛转移瘤案

—— 齿床结石案

—— 胆囊结石案

—— 肾结石案

脑肿瘤案

案一　鼻炎误补形成脑肿瘤

钟某某，女，21 岁，原籍兴宁市岗背镇（就读广州外语学院期间）。1999 年 11 月 6 日至 11 月 21 日医案。

病案简述——右额角外侧有远年撞伤所致的骨膜肿，暑期在家误于进补，燥热引起鼻孔衄血，多次鼻衄被急速误止后引起左偏头剧烈疼痛。经广州市第一人民医院 CT 等项检查后诊断为脑肿瘤(右中侧颅窝蛛网膜囊肿，左侧额颞硬骨膜下积液，呈尾状核头钙化灶)。在医院认为必须实施开颅手术的紧急关头，为了避免手术可能具有的风险及伤害，患者采纳其叔父的建议，急速由广州返回家乡，并于 1999 年 11 月 6 日起到本所接受中医中药的治疗。

经 11 月 10 日、14 日复诊，头痛欲裂逐日减轻；11 月 21 日复诊后带药返回广州原学校完成学业。毕业后就职于某中学任教。此后十多年脑病无反复。

❖　**首诊概况（1999 年 11 月 6 日）**

壮实人，头额及下睑胞皆偏黄晦赤，鼻准及孔沟位皆有赤色疹点隐伏（对应远年鼻炎及鼻衄史）；右额角外侧头皮肿呈 3cm×5cm，椭圆形，肿凸高起约 0.5cm~0.7cm。左额角位青筋显甚。舌平伸尖收样，剥象中有瘀点（对应结肠炎肛裂史），舌苔浊黄（对应口干苦涩，白带黄稠尿浊短）。

|病案分析| 患者之所以头痛欲裂，究由鼻炎头晕期间的误于燥补，燥补引起气化过旺、气热上冲致鼻黏膜衄血。对于气热上冲所致的、鼻黏膜毛细血管胀裂性出血之治，如果背离清热下气、祛除伏湿，仅对鼻衄急速施于止血药物，则

逆窜于脑内的浊毒，会滞留于脑内，成为积液；该积液因伏湿蕴火或食饮燥补而受热膨大，因此头脑胀痛欲裂；其次患者因大便结团须憋气促排，憋气促排过程也会促使头痛更为剧烈。

｜治则｜ 清热下气，疏络化瘀，通腑解毒。

｜处方主药｜ 大黄12g（后下），桃仁12g，赤芍15g，牛膝12g，炒莱菔子12g，山楂12g，泽泻12g，生地30g，丝瓜络12g，侧柏叶12g，灯心草5g，鱼腥草15g，前胡12g，地骨皮15g，郁李仁12g等3剂。

建议戒口食饮，切忌燥热及高异蛋白；便前腹中微痛，大便中有泡样积毒排出后，痛情必将逐步减轻。

❖ **二诊、三诊（11月10日、11月14日）**

主诉服上方后，大便转畅顺，头痛欲裂之势有所减轻。

｜方药｜ 上方酌加地龙10g，僵蚕10g，赭石20g，旋覆花10g，使滞留于胸肺及脑内的积液，由二便排出体外。

❖ **四诊（11月21日）**

主诉乱后之经得以下行，胸咽及头脑不适趋于消失。

｜方药｜ 金银花12g，白术15g，白芍15g，桑枝12g，赤芍15g，牛膝12g，甘草6g，杏仁12g，川连8g，白头翁15g，土茯苓15g，全当归20g，泽泻12g，生地30g，侧柏叶12g等5剂，同意带药返校上课。

服完药12天后经医院复查，左脑内积肿已消失。2010年4月21日患者因父亲染上恶病，而致自我心烦多梦亦求诊于本所时询问告知，患者头颅内肿瘤化排后并无后遗症现象。

此外1988年至1989年医案中，有为梅子村黄某某解除了远年打伤所致脑内瘀血肿瘤后，体重增加10斤的记录。

案二　降压不排浊，引起积液脑肿瘤

王某某，男，36岁，司机，家住福兴新街。2009年9月26日至2010年2月23日医案。

病案简述——患者因鼻炎及前列腺增生引起的头晕及腰腿困痛，误于补益导致血脂、血压偏高，鼻炎浊毒冲脑，因降压过程没有兼顾化排脑中之浊毒，因此引发脑积液、脑肿瘤。接受脑手术等治疗后，症情加重，引发左侧偏瘫及肿瘤向颈椎腰椎等部位广泛转移。在手不能提、足不能步、难于抬头与张口、嗳呃频作、不断呻吟的痛苦时刻，由亲属牵扶至本所求诊。

经过二个月左右的治疗，促使胸前后背的恶积之疮毒，多次起痂及脱屑后，不仅嗳呃减少，痛情缓解至可以停止服用止痛药片，而且生活趋于自理，惟偏瘫之手仍不够灵活。

❖　**论治概况**

肥胖因于湿阻，脑积因于浊毒。手术短暂去除，无视诱因仍在产生浊毒，所以术后病况不解，而且嗳呃加重。敬请医者及患者皆能深思：何谓治病求本？何谓标本兼顾？谨防自讨苦吃，人财两空！

│处方主药│地骨皮15g，前胡12g，白术15g，黄芩10g，赤芍15g，牛膝12g，夏枯草20g，牡蛎30g，炒莱菔子12g，山楂12g，地龙10g，鱼腥草15g，贝母10g，全瓜蒌15g，白茅根15g，侧柏叶12g等。

令人遗憾的是，当患者及其众朋亲一致认为已经脱离险关，因而举办宴请庆贺之后，患者违嘱于11月21日自作主张到医院进行CT等项复查，受检查过程的射线刺激后，回到家中即频频嗳呃致头痛欲裂。给予方药并结合中药灌肠虽在短期内控制病情恶化，终因无法涤除肠滞尿浊、及脑神经细胞再次受激亢奋而致的嗳呃、头痛、便秘，不幸于2010年的元宵节前三天去世。

主动脉瘤案

王某某，女，34岁，家住国贸花园。2003年5月3日至6月19日医案。

病案简述——有慢性咽炎及潮热声嘶史。春节后应邀到深圳等地，过劳及食伤引起胸痛咳嗽致声嘶失音，于2003年3月2日进住深圳市血管病医院，诊断为心肺主动脉肿瘤等。3月26日施行半切除手术，手术后第10天转院至深圳市第二人民医院；住院半个多月症情未见好转情况下，回兴宁求治于中医院某主任医师，经二诊未能控制症情恶化。在术后1个多月伤口感染仍未愈合，发热反复、胸痛咳嗽、声嘶失音、食饮受阻、无法躺卧、悲痛欲绝的危重时刻，其家婆于2003年5月3日到本所请求出诊。

❖ **首诊概况（2003年5月3日）**

额角青筋、自汗如油、两颧潮红、声嘶失音、阵热恶寒、气逆痰涌、伤口感染、不能躺卧，俯仰及转身皆痛甚，吭咯无力，痰瘀阻滞胸肺间，咯则牵引胸前背后皆作引痛刺痛；大便已有5~7天未排解，小便赤浊短。

Ⅰ病案分析Ⅰ两颧潮红因于气热上冲，气热因于大便多天闭阻及膀胱气化过旺；声嘶因为咽炎滤泡、声带水肿及充血；罗音因于痰气相搏；痰浊因于营养过剩及运化失正；痛因感染及瘀毒内聚；阵热因于伏毒；恶寒因于肺虚表不固。面对错综复杂的证候状况，腑器须急通，气阴宜顾护，治以标本兼顾。

Ⅰ治则Ⅰ通便泄热，化痰逐瘀，益气助运，解毒清营。

Ⅰ方药Ⅰ前胡10g，地骨皮12g，丝瓜络10g，鱼腥草12g，蒲黄10g，田七10g，败酱草15g，薏苡仁30g，川连6g，白头翁10g，石膏30g，神曲6g，大黄10g（后下），牛膝10g，葶苈子12g，贝母10g，灯心草5g等2剂。

叮嘱宜清淡食饮及近日不可冲凉等。

❖ 二诊（5月5日）

主诉及代诉，服上方 2 剂后久闭之大便已通下，日排 4~5 次，小便 3~4 次；胸痛咳嗽减轻，发热逐日退减，胃纳开始好转，每餐食稀粥 1 碗。昨晚开始可以半卧半躺，但是仍然不能向右侧躺靠。

| 方药 | 蒲黄 10g，田七 10g，败酱草 15g，薏苡仁 30g，葶苈子 12g，姜黄 10g，贝母 10g，竹茹 6g，赤芍 12g，牛膝 10g，泽泻 10g，生地 30g，橘络 10g，桔梗 10g，杏仁 10g，甘草 6g，大黄 10g，当归身 20g，茜草 12g，鱼腥草 20g 等 2 剂。

❖ 三诊（5月7日）

主诉及代诉，咳咯减少，胸痛减轻，精神好转，已可正坐，开始自主进食，右胸肺仍有下坠样不适，手术伤口弥合处的脓样分泌物已逐日减少。咳嗽时头额自汗仍明显，舌边尖部位的瘀紫仍未解尽，起卧及躺下时仍须护理人员帮扶，大便 2~3 次 / 日，小便 1~2 次 / 夜间。六脉沉细、弦紧。

守方再给 3 剂。

❖ 四诊（5月10日）

两颧潮热及头额之虚汗已逐步消失；伤口之感染已日趋愈合，伤口已无分泌物渗释；主诉昨天开始已可以自主起卧，但是仍不能向右侧躺。

二诊之方药守方再给 5 剂。

❖ 五诊（5月20日）

主诉上方服后感觉良好。胸痛咳嗽已不明显，停药几天亦无反复，完全可以自主躺卧，有时候已经可以向右侧躺。因气血虚亏而致的经闭，已有欲行迹象，据此表明气血开始健旺。

上方加全当归 12g。

❖ 六诊（5月25日）

主诉月经正在下行。由于月经下行要消耗气血，所以仍咽干声嘶，可喜胸痛咳嗽及气促皆未曾反复。

|治则| 益阴利咽，养血荣经，清窍除烦。

|方药| 赤芍 15g，牛膝 10g，白茅根 15g，生地 30g，桔梗 10g，陈皮 10g，甘草 6g，杏仁 10g，当归身 20g，土茯苓 20g，旱莲草 12g，黄芪 20g，蒲黄 10g，田七 10g，败酱草 15g，薏苡仁 30g，人参须 12g，5 剂。

❖ **七诊（6月8日）**

患者遵嘱自己坐三轮车到本所作调理巩固。主诉久闭之经下行后诸症并无反复，感觉更加轻松。

|方药| 地骨皮 12g，前胡 10g，白术 12g，黄芩 10g，乳香、没药各 6g，田七 10g，败酱草 15g，薏苡仁 30g，当归身 20g，大黄 10g，桔梗 10g，人参须 12g，夏枯草 20g，牡蛎 20g 等，5 剂。

|方解| 前胡、地骨皮能顺气清虚；白术、黄芩益于肺胃；乳香、没药、田七能疏理心肺，祛瘀而不伤正；败酱草、薏苡仁善于排解肺与大肠的伏湿；当归身与大黄联合应用能有效排解血中之浊毒（肠癌、肝癌、肺癌，血脉有滞聚等恶疾患者，具有解毒而不伤血的功效）；夏枯草、牡蛎合桔梗组合，对肺咽之滤泡或疣息皆有良好的化排之效。

2003 年 6 月 19 日——患者委托其家婆，要求前方再给 5 剂。此后六年多时间症情并无反复。

舌癌案

案一　舌癌恶化控制后的感谢

刘某某，女，59岁，家住平远县城。2001年5月10日至2010年1月28日医案。

病案简述——既往有尿浊气上冲，闷满饱气，高血脂及高血压等病史。因咳嗽气促接受抗生素等治疗后，舌体具有胀痛麻痹感觉，舌右中侧表皮内有瘀毒呈菜花样聚结，医院建议切片检验，患者恐生祸端而拒绝手术，接受亲邻的介绍于2001年5月10日起到本所求治。

在停止服用降脂降压等西药前提下，经过二个多月时间的纯中药调治，咳嗽闷满及舌体胀痛消失，舌右中侧菜花状瘀毒肿聚之表面的乳腐样物退脱。此后每隔半年或一至二年，每逢伤于食饮或气促咳嗽等时刻，都返回本所请求给予中药治疗。

❖　**首诊概况（2001年5月10日）**

白净人，头面有虚湿，两颧有潮红。主诉气促痰阻，饱气纳呆，咳引遗尿；舌体有胀痛不适，医院诊断疑为舌癌，声称需切片鉴定。面对类似患者手术及放化疗后人财两空的凄惨情况，因此拒绝手术，转而谋求中医药治疗。察看患者之舌体质淡偏短大，边侧胖有齿印及剥象；舌右中侧，呈乳腐样，其内伏藏花生米般大小的菜花样紫黑色聚结。其舌右侧内阻之瘀毒，起于浊逆上冲时所引起的血泡，未被及时刺破，瘀毒致营血在舌体内的交换循环受阻，因此胀痛。建议最好避免手术刺激，若然妄加刺激，可能引起恶变。

▏**治则**▏顺气逐浊，化瘀解毒。

▏**方药**▏红茜根12g，白茅根15g，前胡12g，车前子10g，全瓜蒌12g，贝母

8g、葶苈子 12g、炒莱菔子 12g、当归身 15g、大黄 10g、夏枯草 20g、牡蛎 20g、牛膝 12g、赤芍 12g、皂角刺 12g 等 3 剂。

❖ **二至四诊（5 月 18 日、5 月 26 日、6 月 2 日）**

经 5 月 18 日二诊，5 月 26 日三诊，至 6 月 2 日四诊时，主诉满闷不适、舌体胀痛均已消失，自认趋于康复。言明毒未解尽，建议患者仍需调治，给予下列方药。

┃**方药**┃夏枯草 20g、败酱草 15g、乳香、没药各 6g、大黄 10g、白茅根 15g、侧柏叶 12g、当归身 20g、黄芪 15g、白花蛇舌草 15g、赤芍 12g、牛膝 12g、泽泻 10g、车前子 10g 等 5 剂。

❖ **五诊（6 月 16 日）**

依据舌右侧溃疡之乳糜，经治消失后已有多天无再反复，同意患者服此方后停药。再次建议仍须注意食饮，不可对舌右中侧仍未解尽的瘀聚毒肿施加刺激。此后每隔半年、1 年回本所调治，使舌右中侧的瘀毒处于沉寂状态，不至于影响食饮及健康。

案二　舌癌术后恶化者的控诉

陈某某，男，50 岁，兴宁市石马圩镇人。2002 年 7 月 23 日至 11 月 13 日医案。

病案简述——主诉既往有牙痛耳鸣及前列腺病史。2000 年 9 月至 10 月间因牙痛耳鸣，到家乡医院消炎及抗生素联合治疗后，引起舌右侧不适以至有痛感；随即赴广州南方医院检查，诊断为高分化舌癌，并接受手术治疗。出院后不到 2 个月，舌痛日益严重，颌下淋巴急速肿大。

转至广州肿瘤医院，诊断为左颌下窦癌细胞转移，2001 年 1 月 7 日实施淋巴手术；术后化疗 3 次，此后转到梅州市人民医院继续实施化疗。2002 年 6 月 7 日，重返广州肿瘤医院检查及化疗。由于身体无法再经受化疗的刺激，因此拒绝再次化疗返回老家。后经同类患者介绍，于 2002 年 7 月 23 日起到本所接受中医中药的治疗。患者要求减轻张口困难、食饮受阻等难于言表的痛苦之折磨！

❖ **首诊概况（2002 年 7 月 23 日）**

头面虚湿肿，头发脱至稀疏短少，下睑胀坠，肢肤冷而掌心热，手掌有疮毒。语音失正，吞咽困难，左腮角紫肿欲溃，颌下结疬累累。舌质淡甚，形向左弯卷，转动失灵；舌根肿大，张口困难，呈怪异状；舌中位有青黑腐苔，边侧盖有乳糜样物。

┃病案分析┃患者头面之虚湿胀肿，因于逆冲之浊毒阻于上焦；下睑胀肿，因于运化失正而致的尿浊排不净，对应下焦伏湿；语音失正，因于舌转失灵；舌体肿大变形，因于手术切除后所补肌肉的生长趋势与舌肌代谢不同步，并致气血循环受阻，而且对应于大肠及前列腺所在有伏湿为患；左腮之肿紫暗，表明该处血循环受阻已经日久；左颌下之淋巴肿，因于腮部及齿根所在之毒积，正气抗体已力弱而难于化解排除（现代医学称为"癌细胞淋巴转移"，中医观点则属于正邪相搏所致的残毒滞留于该处）；耳鸣因于浊气上冲；肢肤冷而掌心热，对应脾肺气虚肠滞有伏湿，伏湿蕴久内热起伏。

舌质淡者气弱血虚；舌弯卷者肝气不疏；舌中根部位苔呈青黑，对应胃肠瘀毒为患；舌边侧所盖之乳糜样物，对应中焦已有痰脂浊毒聚集，此乃众多恶性病变者共有的迹象。

┃辨证论治┃脾虚肠滞，浊毒恶血侵舌阻络，毒积为患，正虚邪恋，痰毒凝聚，淋巴肿大。

┃治则┃益气助运、通腑泄浊、活血祛瘀、疏络逐毒，促使瘀肿溃破、浊毒外溢，则痛情可减轻。

┃方药┃赤芍、白芍各 12g，桂枝 12g，泽泻 12g，茯苓 12g，土茯苓 15g，当归身 15g，大黄 12g，桃仁 12g，田七 10g，牛膝 12g，壁虎 12g，僵蚕 12g，皂角刺 12g，蒲公英 15g，前胡 12g，陈皮 10g，黄芪 15g，白花蛇舌草 15g 等。

叮嘱戒口食饮，切忌高异蛋白，如鱼腥、奶制品、蛋花、肉汁水、龙骨水、各种营养饮料及多汁甜滞的水果等。并且阐明：如果能够促成齿根或口角有恶臭之脓血渗出，则肿痛可逐步减轻；如果舌体伸缩能够逐步灵活，亦属好转迹象。切切不可妄求速愈，只可缓图，宜以大小便排解逐步爽利、呼吸畅顺、食饮不受阻、痛情减轻、恶化控制为前提。建议少用止痛药物，防止掩盖病情，加速病情的恶化及毒积的转移。

❖ **随诊概述**

经 7 月 28 日二诊、8 月 7 日三诊、8 月 12 日四诊、8 月 21 日五诊后，上述所言疗效逐步体现。由于患者对肿痛有急于消解的意向，同意患者到兴宁某民间草药医生处结合药膏外贴。由于患者忍受不了外贴夺毒或散解之药物所致的痛苦，于 8 月 31 日返回本所求治。

面对令人心痛的可怕状况——伤口腐溃，皮肉外反，恶臭异常。放化疗后所致的腐肉绽开，所见齿根骨呈木炭样焦黑。估计肌肉势必难于复生，因此建议患者最好返回原施手术及放化疗的大医院去综合治疗。但是患者及其亲属坚持要求给予能减轻痛苦的方药。

|方药| 以牛膝、田七、败酱草、薏苡仁、土茯苓、当归、白花蛇舌草、黄芪、白术、防风、白芍、桂枝、僵蚕、全蝎等，补益气血，拔毒生肌，通络止痛。

为了生命的延续，盼求奇迹能降临，患者以常人难以想象的超强毅力，自 2002 年 9 月上旬起至 11 月 3 日（临终前最后一次求诊）的二个多月时间里，为了使药液及饮食物不至于从腮角及颌下的溃疡口流出，以手掌捂住张口般大小的腐溃缺口，才能使食物及药液得以进入胃肠，使痛苦有所减轻。听了患者及其妻的相关讲述，自我内疚于再无它法能够让患者减轻痛苦，延长寿命。

2002 年 11 月 13 日，患者要求其妻再次前来讲求方药时，预言患者在人世的时日按理仅有几天时间，叮嘱顺应患者之意给予临终安慰，及早电传在外之子女回家探望。挥泪而别，令人心酸！

案三 舌癌术后转移者的苦楚

陈某某，男，61 岁，家住石马镇秀水村，教师。2002 年 7 月 18 日至 2002 年 12 月 25 日医案。

病案简述——主诉因结肠炎及口腔溃疡，反复误治引起舌体生疮，经广州某医院诊断为舌癌。施以手术后，癌细胞逐步向左右项侧及颌下腺转移。在张口困难、食饮受阻，悔恨手术招致痛不欲生的磨难之时，经人介绍后到本所求诊。经本所治疗，患者减轻了痛苦，延长了半年的寿命。

❖ **首诊概况**（2002 年 7 月 18 日）

主诉结肠炎、便秘史。瘦人赤晦，目珠偏突，下睑胀肿，唇口有瘀毒。舌体经手术切除及利用臀部之肌肉填补后，由于舌肌与所割补之肌肉生长速度、代谢趋势等不同，引起舌体扭曲变型，舌体左侧胖大而右侧萎缩，舌根部位起疣样息肉。手术后放化疗引起的癌毒转移，使左右项侧的淋巴肿大有如多颗蛋卵堆聚，因此咽吞受阻、颈项僵硬。

Ⅰ**病案分析**Ⅰ头面之赤晦，因于气热血湿；双目之肿突，对应肝气郁结；下睑之肿胀，对应膀胱有伏湿，关系于前列腺增生尿短浊；上下唇内之瘀毒，对应脾肠有瘀阻；项下两侧大如鸡卵的瘰疬堆聚，源于口糜及项咽气血循环受阻所引起的痰脂浊毒聚积；舌体严重变形，既因于舌体具有排异性，又因于所割补移接的臀部肌肉之生殖分裂、与舌体细胞的分裂生殖之差异所导致的不协调。

这些差异，手术医师在进行手术及割补之前，是否有所考虑？对于将人体生理病理置于割裂状态下的微观认识，以及背离了客观的、视肿瘤癌症为局部病变的认识，及这些认识指导下的手术，未能从根本上消除致病因素。这是对病灶施以手术之后既可能复发，又存在"癌细胞转移"的重要缘由。只有依据整体恒动的客观趋势，对患者给予标本兼顾的治疗，才能真正令癌症患者减轻痛苦，延长寿命。

Ⅰ**治则**Ⅰ益阴清热，软坚散结，下气逐毒，疏络化浊。

Ⅰ**方药**Ⅰ赤芍 12g，当归 20g，大黄 12g，桃仁 12g，壁虎 10g，僵蚕 10g，全瓜蒌 12g，贝母 10g，田七 10g，牛膝 12g，泽泻 12g，生地 20g，麦芽 12g，蒲公英 15g 等。

❖ **随诊概述**

经过 2002 年 7 月 23 日、7 月 30 日、8 月 7 日、8 月 13 日、8 月 22 日、8 月 29 日、9 月 13 日、9 月 23 日复诊，诸症逐步好转，肿疡开始软散。

2002 年 11 月 13 日、11 月 27 日复诊时，追加炮山甲 8~12g，皂角刺

10~15g，服后多次由咽颌处咯出脓疮样腐败物。自诉肿病处所藏腐臭物被咯出后，感觉十分轻松。令人遗憾的是，上节例举中病员的不幸离世，使患者在旁人的煽动之下，产生动摇及怀疑，停药十天左右。2002 年 12 月 13 日，返回本所求治时，因颌下及双项侧的淋巴肿已呈内外皆腐溃、恶臭之势，适当安慰之后给予方药如下。

┃方药┃麦芽、蒲公英、白花蛇舌草、黄芪、丹参、田七、败酱草、薏苡仁、生地、藿香、大黄、牛膝、土茯苓、当归等。

12 月 25 日再次返回本所复诊，终于因无法阻止舌下根系至颌下正中的腐溃性穿孔，患者精神进一步崩溃，令人心酸，催人泪下！希望相关医务工作者，能对类似患者实地跟踪，实事求是加以分析纠正，真正造福人类。上述斗胆之言，目的在于引起人们的重视与反思……

面对日益增多的口齿舌咽之恶疾，本人对其治疗紧扣脾肠肺胃。无论急性慢性，都应调和气血营卫，时刻关注二便状况；无论急性慢性，切忌滥补而致壅塞。无论哪一类型，皆可试用下列广谱方剂，定能取得一定疗效，不致误事。

1. 急性口齿舌咽溃疡或疮痛方药主药——

川连 4~8g，白头翁 6~12g，土茯苓 10~20g，白鲜皮 8~15g，大黄 8~12g，牛膝 8~12g，前胡 10~12g，车前子 8~12g，薏苡仁 15~20g，败酱草 10~15g。

依气血状况及寒热虚实可加泽泻、生地，或加白芍、当归，或加灯心草、鱼腥草，或加夏枯草、玄参等。

2. 慢性口齿舌咽溃疡或疮痛反复发作迁延日久者，其方药主药——

炒山楂 8~12g，炒莱菔子 8~12g，败酱草 15~20g，白头翁 6~12g，田七 8~12g，牛膝 8~12g，当归身 10~20g，土茯苓 10~15g，麦芽 8~12g，蒲公英 8~12g，夏枯草 10~20g，牡蛎 15~20g 等。

依气血状况，阳虚者，可加附片 8~12g、败酱草 10~20g；虚火者，加川连 4~6g、肉桂粉 4~6g（冲服）；大便实秘者，加枳实 8~12g、大黄 8~12g；虚秘者，加炒槐花 8~12g、侧柏叶 10~12g 等。

总之对于口齿舌咽之疾的治疗，切切不可过用升散燥热之品，宜升中有降促化排，确保肺胃及二便通畅。

至于扁桃体肿大化脓者，其方药主药——

夏枯草 20~30g，牡蛎 20~30g，桔梗 8~12g，莪术 12~15g，败酱草 12~20g，薏苡仁 20~30g，赤芍 10~15g，土牛膝 8~10g。

阴虚者，加生地 15~30g，泽泻 8~12g；便秘，加芒硝 12~20g，大黄 8~12；纳呆加麦芽、鸡内金各 10~12g；痔疮或鼻衄者，加槐花 10~12g，侧柏叶 10~12g；失音者，加射干 10~15g，浮马勃 10~12g 等，会有确凿疗效。

肺癌案

案一　肺癌骨肝转移

刘某某，男，74岁，水口镇洋槐村人。2004年5月26日至2008年11月4日医案。

病案简述——患者有病尿、类风湿、肾结石及由此引起的糖尿病、高血压等多种疾病综合史。2004年春节后因排尿困难住院治疗，初诊为老年性结肠炎、前列腺增生积毒钙化。长时间输液及对抗性药物治疗，引起胸痛咳嗽、长期便秘遗尿。2004年5月10日至14日经CT、B超等多项检查，诊断为"左肺周围型肺癌、骨肝脏广泛转移"及"左股骨及腰椎等多处直接侵犯、骨破坏"。心电图诊断"肢导联低电压、心电轴左偏、左前分肢前导阻滞"。其他检查多项严重失衡。在住院至病情极为危重时刻，于2004年5月26日，由家属用藤椅抬至本所，要求中药救治。

经6月2日至6月9日三诊，病情逐步减轻。此后每隔5天至10天，或半个月代诉取药或就诊，在完全停止西药的情况下，用中药为患者减轻痛苦、延长寿命四年半时间，于2009年元旦前安详辞世。

❖　**首诊概况（2004年5月26日）**

患者由其儿及儿媳等人用藤椅抬至诊所。

双目白黄浊中布血丝（对应脾肠及肺部瘀浊为患），上下睑黄晦赤兼多瘀斑，左目内角上方有黄泥样聚结（对应胆囊内有黄泥样结石），双鱼尾部位多瘀斑疣（对应尿浊结石史），准头偏冷而下睑热（对应脾为湿困，肺失宣开，下焦伏湿）。舌平伸，边侧胖有瘀象，舌中位有斑剥象（对应脾肝有伏毒，肠道有炎症）。下肢双膝关节肿大，伸屈受阻，不能步履，左脚盘变形及歪斜。小便淋沥遗漏，气味恶臭；大便多天未下行。因胸腹肩项、腰椎、腿膝皆刺痛或引痛而呻吟不停。

❙**辨证**❙ 气滞血湿、浊毒内蕴，脾肠之恶积侵肺传肝肾。

❙**治则**❙ 清肠解毒，疏肝清肺，化瘀通络，醒脾逐浊。

❙**方药**❙ 蒲黄10g，田七10g，败酱草15g，薏苡仁30g，大黄10g，牛膝12g，桔梗10g，杏仁10g，地骨皮15g，前胡12g，鸡内金12g，枳实10g，泽泻10g，生地20g，赤芍、白芍各12g，桑枝12g，透骨消12g，白花蛇舌草15g等3剂。

建议戒口食饮，切忌高营养成分的蛋白类食品，如鸡、鸭、鹅、鱼腥、龙骨汤、奶制品等。便前腹痛切勿恐惧，大便中所排泡样毒积愈多，则症状减轻愈为明显。食饮淡清则疗效更为显著。

❖ **二诊（6月2日）**

其儿前来讲述上方疗效明显，但夜间口仍干甚，下肢冷麻痛仍较明显。

❙**方药**❙ 原方加木香8g，川连6g，再给3剂。

❖ **三诊（6月9日）**

服本所6剂中药后大便逐日转畅，痛情减轻，胃纳明显好转，所遗小便恶臭有所减轻，呻吟咳喘减少，声音转清晰，自认危险期已避开，信心倍增。

❙**方药**❙ 蒲黄10g，田七10g，败酱草15g，薏苡仁30g，大黄10g，全当归12g，侧柏叶12g，葶苈子12g，赤芍、白芍各12g，桑枝12g，地骨皮12g，土鳖虫8g，桃仁12g，藿香15g，生地30g，川金钱草20g，石韦10g，透骨草12g，威灵仙12g，5剂。

此后每隔5天或10天，有时隔半个月其儿或媳前来代诉取药或就诊。方药围绕首诊及三诊之方药，依据呼吸、食饮及二便状况作适当加减。

天寒地冻痛情较为严重时，酌加全蝎、蜈蚣，或加壁虎、金钱白花蛇；若遇小腿肌肉作抽，则加甘草、杏仁，或加钩藤、地龙；食伤则加神曲、麦芽，或加山楂、莱菔子，或加白豆蔻；若咳痰带有血丝，酌加红茜根、侧柏叶，或加芦根、仙鹤草；大便阻闭时，酌加牵牛子或大黄；小便短促时，酌加海金沙、六一散，或加白花蛇舌草、黄芪；腹中隐痛时，酌加五灵脂、蒲黄，或加川楝子、香附；

若遇恶风恶水，酌加防风、鬼羽箭；肠滞发热时，酌加川连、白头翁，或加石膏、神曲。从而控制恶化，减轻痛苦，延长寿命。

案二 肺癌纵膈转移

黄某某，女，45岁，深圳南山区人。2007年9月27日至2010年5月29日医案。

病案简述——患者因反复性气促、咳嗽1年多，引致胸闷、胸痛2个月后，于2007年9月14日至9月25日入住深圳南山区人民医院。诊断为"左肺中央型支气管鳞癌合并感染、纵膈转移、淋巴肿大，左下肺阻塞性肺气肿"。住院治疗12天后，因气促咳嗽、胸闷胸痛、咳痰带血、潮热自汗、盗汗等症状未能减轻，经朋亲等人介绍后于2007年9月27日到本所求治。

在遵嘱食饮淡清及停止其他药物的情况下，服中药2个月后，气促、胸闷、咳嗽、胸痛明显减轻，自汗盗汗趋于消失，精神及体力状况明显好转。由于患者之父母等人对中医药持怀疑态度，因此于2007年12月13日至12月25日入住深圳市人民医院进行检查治疗，出院小结为——"患者已属肿瘤局部晚期，无法行根治性切除，遂以多西他赛100mg加卡铂400mg化疗"。化疗后不仅乏力气促加重，胃纳明显减低，而且引起"左下肺不张，胸膜及胸腔出现积液，肝右叶见低密度转移病灶"等。面对化疗耗伤正气后的症情加重，患者悔悟后出院治疗。

患者于12月29日返回本所接受中医药治疗。又经过2~3个月时间每隔5天或10天复诊1次，咳喘胸痛又趋于平缓，再经过半年多时间的中药调治，不仅精神状况及体力日趋好转，而且因化疗引起的月经闭阻亦重新下行。服2008年12月18日复诊所发方药后，于2009年1月5日到深圳市人民医院复查，结果表明病灶已有缩小，积液已经消失。

2009年秋，患者亲属违嘱多次给予金钱龟煲鸡等高异蛋白食补，又一次引起咳嗽加重，胸痛复作。2009年10月29日至31日，经深圳人民医院复查证明，"肺部病变轻度加重，左胸腔少量积液，右肺少许陈旧性感染灶"。电询本人后再次拒绝医院关于化疗的建议，于11月3日返回本所给予方药。经2009年11月8日及11月11日复诊，至11月18日及11月30日复诊时，不仅恶化被控制，而且诸症再次逐步减轻。至 2010 年 5 月 29 日修改此稿之日，患者症情稳定，精神良好，不仅生活可以完全自理，而且间有参加锄地种菜等体力劳动。

❖ **首诊概况（2007 年 9 月 27 日）**

患者头面肤色偏黄晦，双目下睑胞丛生虫卵样粟疮（对应肛周湿毒、内痔、蛲虫为患）；唇口上下部位，藏露血湿所致之疹疮（对应脾肠有伏毒，既往有经带失正史）；双目内角下方陷而赤晦甚（对应脾虚肠滞、长期尿短赤浊）；头额及项下自汗或盗汗（对应肠滞、肺虚表不固）。主诉咳嗽胸痛、咳咯之痰带有血丝。

∣**病案分析**∣说明病起肠滞尿浊，浊毒逆冲而致的气逆气促、咽痒咳嗽，既往治疗过程对抗性药物的反复使用，使浊毒痰脂积于肺胸，瘀聚日久而致恶疾，病根在脾肠、二便及妇科之疾。上述住院期间的 CT 及 X 光检查，其射线波粒，对胸肺的正邪双方，都具有一定刺激而致抗争加剧，所以每次检查过后，胸痛咳嗽等症状都会加重。因此建议日后不可滥于检查，应以呼吸能否趋于平顺、食饮睡眠是否良好、大小便排解是否畅利有序、机体是否轻松有力为健康与否的主要依据。对生命现象的整体恒动、气血脏腑、身躯各部的平衡协调，切不可割裂认识，否则有顾此失彼，治标误本之嫌。大便小便、汗泄及经带等是排解体内浊毒的最主要机制，呼吸食饮及睡眠是维护健康的最有效补给。据此，建议患者及其家属，应密切关注上述相关方面的变化状况，此乃鉴别治疗方药是否对症、是否有利于康复的最主要依据。不可迷恋于具有麻醉性、抑制性掩盖痒痛的治疗药物，应充分认识其伤害。

∣**方药**∣炙麻黄 10g，桔梗 10g，杏仁 10g，甘草 6g，槟榔片 30g，石韦 10g，生地 30g，藿香 12g，蒲黄 12g，田七 10g，薏苡仁 30g，败酱草 15g，紫菀 12g，款冬花 12g，牛膝 10g，大黄 10g 等 3 剂。

∣**方解**∣炙麻黄、桔梗、杏仁、甘草宣肺止咳平喘；槟榔片、石韦清大肠及膀胱之伏毒；生地、藿香和胃益阴；蒲黄、田七、败酱草、薏苡仁组合能疏肺络、化浊毒；款冬花、紫菀，清肺止咳；大黄、牛膝，引浊毒下泄；槟榔片、石韦、大黄，对肛周湿毒尿短赤者，具有良好的清解之功效。

总之对肺部恶疾之治，桔梗、陈皮、甘草、杏仁、牛膝、田七、橘络、丝瓜络、芦根、白茅根、薏苡仁、败酱草、紫菀、款冬花、前胡、降香、红紫草、红茜根、大黄、蒲黄等为清肃降解首选；槟榔片、白头翁、白鲜皮、百部、僵蚕、壁虎、贝母、全瓜蒌、苦参、甘草、连翘、露蜂房等为解毒之要药；百合、沙参、太子参、薏苡仁、西洋参为益肺阴之要药；荆芥、黄芪、人参、茯苓等为益气之要药；补血以当归身、白芍或以何首乌、黄精为效佳；红茜根、白茅根、仙鹤草、黑蒲黄是解除咳痰带血的良药；止胸肺之痛，以全蝎、僵蚕、田七、乳香、没药、五灵脂、蒲黄为稳妥。海金沙、六一散，加黄芪、白花蛇舌草，或加桂枝、白芍，或加白茅根、鱼腥草为利尿顺气之要药。对于症情错杂的肿瘤重症患者，若能谨守扶正祛邪、上下兼顾的原则，可以为之减轻痛苦，延长寿命。

案三 肺癌术后化疗转移

陈某某，男，39 岁，广州铁路局员工。2003 年 5 月 3 日至 2004 年 6 月 11 日医案。

病案简述——主诉 2002 年秋冬时节，误信庸医之言注射鹿茸精针剂 12 支及多次进补胎盘等补肾类药后引起过敏性身痒（俗称"发茸毒"），反复接受抗过敏等治疗后引起毒积脾肺，继之发热、咳嗽、胸痛，咯嗽黄稠带灰色脓样痰。经广铁总医院诊断为肺癌兼多脏器感染，接受抗生素、抗病毒等联合治疗十天左右之后，在气促、痰阻、咳嗽牵引肩胸背皆刺痛的严重时刻，经其兄弟介绍，于 2003 年 5 月 3 日到本所求诊，5 月 7 日复诊。

服中药后，胸痛咳嗽逐日减轻。然而身为广州某医院护士的患者之妻，却对中医药持怀疑态度，并要求患者于 5 月 9 日至 6 月 4 日到广州中山大学附属肿瘤医院作进一步检查治疗——诊断为"右上肺低分化癌，纵膈淋巴转移，支气管有残缺"。手术切除后，施以化疗。化疗 2 次后周身痛楚，急剧消瘦，起卧辛苦，无力步履，脱发严重，生殖器部位原因不明性刺痛等，因此拒绝再次化疗。5 月 27 日夜间电告其兄弟到本所讲求中药。5 月 28 日，患者之兄弟到本所讲述相关病况后，依 5 月 7 日方药再给 3 剂带往广州煎给患者服用。服中药后，体内之浊毒化解为泡积由大小便排出体外，痛情减轻，胃纳好转。因此告别住院治疗，并于 2003 年 6 月 13 日返回本所接受中医药治疗。

此后每隔 3 天、5 天或 7 天到本所求诊 1 次。治疗过程的药力，多次促使既往因误治伏藏于肩项及臀部之浊毒托出消脱。2004 年春节前，患者带药返回广州复查。检查结果表明，不仅病灶感染已被控制，而且原先受侵害呈残缺的支气管呈现生长之势。春节后重新返回本所调治。

2004 年 4 月 16 日至 20 日患者因违嘱吃鸡酒及燥补品，引起剧烈咳嗽（咯出有腐肉样物交给本所）。令人遗憾的是，症情趋于稳定后仅半个月左右（即 5 月下旬开始），患者再次违嘱进食鸽鸟、兔子等燥补品以及嗜喝饮料冻品，再次引起症情急速反复。6 月 4 日及 6 月 11 日由其兄弟到本所讲述取药，由于药力无法再次控制发热及咳嗽，咯痰带血，患者拒绝到医院抢救的建议，于 2004 年 6 月 12 日至 13 日夜间离开人世。

❖ **论治概况**

2003 年 5 月 3 日及 7 日所发方药如下。

❘**方药**❘ 前胡 10g，地骨皮 12g，丝瓜络（或橘络）8g，鱼腥草 15g，大黄 12g（后下），牛膝 10g，桔梗 10g，蒲黄 10g，田七 10g，败酱草 15g，薏苡仁 30g，生地 30g，白茅根 15g，侧柏叶 12g，葶苈子 12g。

其他治疗过程，遇发热重时酌加川连 6~8g、白头翁 10~12g，或加石膏 30g、神曲 12g，或加青蒿 10~12g、地龙 10~12g；托毒杀虫时加百部 12~15g、白鲜皮 12~15g，或加连翘 12~15g、露蜂房 6~8g，或加荆芥 10~12g、蚁巢 6~8g；咳嗽胸痛甚时，加全蝎 6~8g 或蒲黄 8~10g；咯血时，加红茜根 10~12g，或仙鹤草 10~12g，或黑蒲黄 6~8g，或加藕节 10~15g、白及 10~15g。

经验表明，凡属于肺部肿瘤癌症或直肠癌手术后病灶转移者，在痛苦减轻的好转过程中，百分之八十左右的患者之颈项或四肢，既往被误治抑压于肌肤内的疹毒、疮癣，都会被药力促使再次托出，而呈分批次枯脱的现象。这种状况印证了"肺主毛皮"并非虚言。

总之，面对虚实夹杂、处于虚不任补之期的肿瘤恶疾患者，当正治之法难于取效时，必须遵循"虚则补其母，实则泻其子"的迂回治疗原则；时刻注重呼吸食饮、运化排泄，才有可能为患者减轻痛苦，延长寿命，争取康复。

案四　肺癌转移合并右肾肿大

谢某某，女，39岁，家住兴宁城东。2009年10月29日至2010年2月5日案。

病案简述——主诉1999年10月至11月及2004年春节后，反复性发热咳嗽、腰痛，求治本所治疗甚效。2008年8月中旬，到梅州市人民医院实施排除结石手术，此后时作潮热及咳引遗尿。2009年3月2日及3月22日，到本所求治，疗效显著，痛苦解除。2009年8月回娘家探亲期间，因食伤引起发热咳嗽、腰腹皆痛于8月17日至28日入住湖南省郴州市人民医院。出院诊断："双肺多发病变，右肺癌合并感染"。因发热咳嗽气促、满闷胸痛未能解除，因此于回到家后的次日（即2009年8月30日）起到本所寻求中医中药解除痛苦。

在服本所中药后发热获退的过程中，患者接二连三违嘱进食肉汁水、糯米、香芋等影响浊毒排解的滞腻壅塞食品。因此建议其住院，以求比较中认识中西医之优势，并于9月5日入住兴宁市人民医院，16日后转院至梅州市人民医院。

经CT、B超等多项检查，诊断为：右肺上叶周围型肺癌并双肺纵膈淋巴转移，双侧少量胸腔积液；肝左叶内低密度阴影，转移待排；脾门区低密度影，附脾与转移鉴别；右肾肿大、肾周筋膜增厚，考虑脓肿形成并肾周感染；右肾输尿管内见引流影呈术后改变，右肾门旁淋巴肿大。

由于症情日益加重，因此于10月29日由丈夫搀扶患者返回本所求治。12月4日复诊时，主诉29日方疗效良好，服2剂后诸症明显减轻，而且已经到丈夫工地帮助做散工两天。经后续三至五诊的戒口食饮及参加劳动结合调治，至2010年3月14日执笔时刻诸症并无反复。

❖ **首诊概况（2009年10月29日）**

患者由丈夫搀扶至本所后躺于长椅上，气促喘咳、嗳呃频作、声音细嘶。主诉及代诉咳引肩胸及两肋皆痛甚，阵热恶寒、高热有时达40℃，便秘及卧床已几天。肢冷额热，头额自汗甚。

▎**辨证**▎脾虚肠滞，伏毒侮肾，侵肝阻肺。

▎**方药**▎川连6g，白头翁10g，地骨皮12g，前胡10g，蒲黄10g，田七10g，贝母 10g, 全瓜蒌 20g, 大黄 10g, 牛膝 10g, 炒莱菔子 12g, 山楂 12g, 泽泻 10g, 生地 30g, 白茅根 15g, 侧柏叶 12g 等 3 剂。

建议每剂中药煎 2~3 次, 每煎取汁 400~500ml 左右, 每煎分 2~3 次服。言明综合性疾病勿求速愈, 只可缓图; 便前轻微腹痛、排去积便之后腹痛减轻, 则疗效一定可观。自我体会观察, 有效复诊、无效可退款。

❖ **二诊**（12 月 4 日）

服 10 月 29 日方后感觉良好, 不仅发热、咳嗽、胸痛解除, 而且体力恢复后已经参加体力劳动 2 天, 所以未紧接复诊。因于前几天再一次违嘱食饮（接连炖食鸡肉、羊肉、鹧鸪及红面鸭等）引起尿短、右肋复痛, 所以又来求诊。

10 月 29 日方再给 5 剂。再三叮嘱, 切勿滥补, 食饮宜以淡清为主, 因为高蛋白类食饮品易使运化失正而转为浊毒。

❖ **三诊**（12 月 30 日）

主诉自我感觉趋康复, 因此无接连调治, 近日劳作后背腰肾还有困痛感。

| 方药 | 首诊之方去川连、白头翁, 加当归身 20g, 金钱草 20g。

❖ **四诊**（2010 年 1 月 14 日）

症无反复, 守方再给。至 2010 年 2 月 5 日五诊, 及 3 月 14 日患者介绍其兄到本所求诊, 告知已接近三个月时间即便天天参加建筑杂工的劳动, 发热咳嗽胸痛等也并无反复。庆幸疗效无愧于患者。

肝癌案

何某某，女，66 岁，石马镇洋门村人。2006 年 3 月 17 日至 2007 年 9 月 26 日医案。

病案简述——患者有肝胃不和、腹痛失眠等病史，后经广州、深圳多家大医院检查，诊断为"肝癌晚期巨大血肿"等。鉴于体弱高龄，拒绝手术放化治疗，于 2006 年 3 月 17 日起到本所求治。在完全停止西药及针剂的情况下，经过 2~3 个月综合调治，症情恶化控制，痛情明显缓解。此后每隔半个月或 1 个月求诊 1 次，使患者至仙逝前一天均能自理生活，延长了一年半时间的有效生命，案中有详细记录。据其女儿反馈的信息："去世前一天傍晚仍到禾坪与邻居聊天。"

❖ **一至五诊**

白净人瘦弱无华，颧腮部位有黄褐彩，山根及目内角黄晦更为明显，腹痛胀硬，右肋位肿积有如中小学生所踢之皮球般大小。主诉长期四肢酸困，饱气嗳呃，多梦失眠，尿浊短，排便困难，腹中胀痛。

▏病案分析▏病根在于脾虚湿阻、肠滞尿浊。既往对肝胃不和、腹痛失眠的治标而误本的治疗，导致瘀毒聚积于肝脏。嗳呃因于尿浊肠滞，失眠因于腹痛及夜间血不归肝。气弱血湿，肝气郁结。

经二诊（3 月 27 日）、三诊（4 月 13 日）、四诊（4 月 21 日）及五诊（5 月 11 日），达到控制恶化、减轻痛苦的预期疗效后，每隔半个月或 1 个月复诊，或由其女儿前来讲述取药。

第一诊至五诊处方主药如下。

▏处方主药▏香附 10g，生地 20g，郁金 12g，郁李仁 12g，赤芍 12g，牛膝 12g，当归身 15g，大黄 10g（后下），蒲黄 8g，五灵脂 10g，白花蛇舌草 15g，黄芪 20g。

此后依据症情具体状况，或加白芍 12g、桂枝 12g，或加土鳖虫 8g、田七 10g，或加地榆 10g、白豆蔻 8g（后下），或加葶苈子 12g、贝母 8g 等。

时刻顾护肺胃、注重大小便的排解，是确保疗效的前提。

最后二次的就诊分别是 2007 年 7 月 18 日及 9 月 13 日。

9 月 23 日晚其夫张某某来电：患者因伤食及伤寒引起腹痛作呕。

┃方药┃ 防风 10g，姜竹茹 8g，鸡内金 10g，枳实 10g，大黄 10g，当归身 12g，车前子 10g，牛膝 10g，白花蛇舌草 15g，黄芪 15g。

9 月 25 日晚，患者之夫再次来电说"患者服 23 日电传方药后，小便转畅，嗳呃减轻，所排大便均呈柏油状或溏鸡粪样"。言明症候所处可能是肝积之肿瘤，因由 23 日前的伤食之嗳呃，已经促成溃破。如果速到大医院手术清除溃破之恶血，可能还有好转的希望。但是患者及家属不愿意再次进住医院，因此电传下列处方。

┃方药┃ ①北京同仁堂安宫牛黄丸速服；②白花蛇舌草 20g，黄芪 20g，海金沙 20g，六一散 20g，前胡 10g，陈皮 10g，败酱草 15g，田七 10g，大黄 10g，牛膝 10g 等 1~2 剂作茶饮。

2007 年 9 月 26 日晚，患者之丈夫再次来电，症情恶化得到控制，所排大便仍呈柏油状或溏鸡粪样，再次言明证属肝肿瘤溃破无疑。既然决意不再进医院，可再试服黑蒲黄 8g，大黄 10g，当归身 20g，白芍 12g，车前子 10g，土牛膝 10g，白花蛇舌草 20g，黄芪 20g，败酱草 15g，薏苡仁 30g，藿香 12g，生地 25g，前胡 10g，陈皮 10g 等。

此后约三个月其女儿到本所求诊时讲述，其母离世前一天的傍晚，仍自己到屋门前晒坪与大嫂叔娘等人聊天，群众称赞中药之神奇疗效。

目前经验而言，对于上述肝积巨大肿瘤，晚期溃破出血的患者，如作速结合手术清瘀，并且给予输血治疗的同时，结合输入"人参黄芪制剂"，则有可能再活半年或 1 年时间。因为患者的肺胃功能并未处于衰败，如果此后能保持胃功能状态良好，二便畅排，适当结合旱莲草 12g，黄芪 20g，白芍 15g，当归身 20g，人参 12g，茯神 12g，大黄 12g，牛膝 12g，藿香 12g，生地 20~30g，麦芽 12g，蒲公英 12g 等组力，也许可以创造转危为安的奇迹。

乳房肿瘤案

案一　左乳腺癌术后多处转移

温某某，女，45岁，兴宁市永和镇人。2009年5月24日至2010年5月31日医案。

病案简述——有肝胃不和腹痛失眠、经前乳房胀痛史，长期被诊断为慢性浅表性胃炎、结肠炎及乙型肝炎而接受医院的对抗及清热消炎等药物的治疗。2年后乳腺肿积、肩臂困痛。在接受乳腺手术后1年因癌细胞转移接受多次化疗。在医院诊断为左乳腺癌术后多处转移、腋下疬肿、呼吸短促、肩项困痛、左手胀麻、作饥口干、失眠纳呆的严重时刻，经亲朋介绍后于2009年5月24日起到本所求诊。

❖ **论治概况**

经验表明，乳腺疾病多起于卵巢功能失常而致的经带失常，或起于肝郁气滞、哺乳及回乳欠妥等。

┃治则┃疏肝化浊解郁、宣肺通调逐毒。

┃方药┃炙麻黄10g，石膏30g，杏仁10g，甘草6g，白茅根15g，生地30g，丝瓜络10g，鱼腥草15g，田七10g，蒲黄10g，牛膝10g，赤芍15g，乳香、没药各6g，大黄12g，薏苡仁30g，败酱草15g等3剂。

此后每隔5天或10天复诊1次。至2010年5月30日及6月8日，为患者减轻了胸肺及脑部癌细胞转移的痛苦。

9月1日复诊时，化疗后全脱的头发生至正常。9月24日已停闭达二年多时间的月经得以下行，精力体力趋于正常。此后每隔10天或20天返回本所调治1次。

至 2010 年 4 月 11 日复诊时保持可参加劳动的良好状态。5 月初，接受巡回医疗至某中医院挂职副院长所开重于补益之方药后，导致口干纳呆、二便不畅、下肢湿肿、呼吸短促、胸痛彻背、手不能举、困倦异常时刻，2010 年 5 月再次返回本所求诊。

┃方药┃益阴清肺解毒汤——石膏 30g，炙麻黄 8g，杏仁 10g，甘草 6g，淡竹叶 8g，白茅根 15g，侧柏叶 12g，土牛膝、怀牛膝各 10g，赤芍 15g，生地 30g，藿香 12g，乳香、没药各 6g，大黄 10g（后下），橘络 8g 等 3 剂。

向其丈夫示意症属重危，言明服药后若大小便排解能逐步畅顺、胃纳能好转，则恶化趋势可获控制。至 2010 年 6 月 8 日、6 月 18 日及 6 月 28 日复有令人可喜的医案可查。

案二 乳癌患者拒绝手术、中药化排

徐某某，女，43 岁。兴宁电机厂员工。2008 年秋体检及梅州市人民医院确诊为乳癌中晚期。遵从本人意见，拒绝手术放化疗，经过 2 年时间，促使月经转畅及白带外排后，不仅使胸乳之积肿逐步软散化解，而且使多年的咽中异物感（梅核气）亦逐步消失。

┃方药┃大黄 8~12g，桃仁 10~12g，赤芍 12~15g，牛膝 12g，蒲黄 8~10g、田七 12g、五灵脂 8~12g，乳香、没药各 6~8g，麦芽 10~15g，蒲公英 12~15g，杏仁 10~12g，郁李仁 12~15g，川金钱草 20~30g，生地 20~30g 等。

此外还有近十位子宫及乳房经受手术及放化疗后苦不堪言者，求治本所内服大黄、桃仁、赤芍、牛膝、蒲黄、田七、麦芽、蒲公英、芍药、桑枝、土茯苓、当归等组成的药方后，减轻了临终前的痛苦折磨。

卵巢囊肿案

案一　卵巢囊肿、输卵管阻塞

张某，26 岁，家住兴宁城东。1998 年 12 月 28 日医案。

病案简述——患者肥胖症，经行量少乱后、经前乳房胀痛。婚后三年多时间未孕。B 超诊断：卵巢囊肿、子宫肥大、输卵管阻塞。多方求治以及接受输卵管通水术后导致乳房更加胀痛、心烦欲绝。于是求治于本所。

❖ **论治概况**

肥人两颧位有黄晦彩，气热血湿及浊热上冲所致；尿赤浊短、白带黄稠内阻致经行不畅，乃引起子宫肥大的重要原因；脾为湿困、肝气不疏是引起卵巢囊肿及输卵管阻塞的直接因素；对输卵管所施的反方向逆行通水，使卵巢功能更加紊乱，此乃引起乳房更加胀痛之由。

┃方药┃血府逐瘀汤合疏肝煎化裁——赤芍 15g，土牛膝、怀牛膝各 12g，大黄 12g（后下），桃仁 12g，威灵仙 15g，地龙 12g，夏枯草 15g，蒲公英 15g，土鳖虫 8g，田七 10g，桑枝 12g，钩藤 12g，橘核 8g，蒲黄 8g，地老虎（蛴螬）6 只等 3 剂。

此后依据气血及月经、白带的具体状况作适当加减。如大便畅排后去大黄加黄芩、白术，或加麦芽、蒲公英等。

经过三个月左右的调治，B 超证明病灶解除，继之怀孕并于次年产下健康男婴。

案二　经行淋沥误治引起结石及囊肿

陈某某，29 岁，家住兴宁商业城。1999 年 9 月 2 日至 12 月 28 日医案。

病案简述——患者因经行淋沥接受保健院清宫、消炎、止血等综合治疗 2~3 次后，引起膀胱结石、卵巢囊肿、乳房胀痛等。

❖　**论治概况**

经本所以威灵仙 15g，地龙 12g，川金钱草 30g，石韦 10g，赤芍 15g，牛膝 12g，火麻仁 12g，冬葵 12g，鸡内金 12g，枳实 10g，藿香 12g，生地 30g，白芍 15g，全当归 20g，田七 10g，土鳖虫 10g，麦芽 12g，蒲公英 12g 等三个月左右的调治，不仅使结石化排，而且使卵巢囊肿消失。半年后得以身孕。

案三　中药化排附件囊肿

冯某某，26 岁，宁中镇公务员。2000 年 6 月 24 日至 7 月 20 日医案。

病案简述——患者有因结肠炎、尿道感染接受西药治疗病史。B 超报告：右附件囊肿 2.7cm×2.7cm，左侧囊肿 1.7cm×2.5cm，要求中药化解。

❖　**论治概况**

紧张忙碌及嗜于酸冷，引起痛经、量少淋沥及白带稠滞，对抗治疗引起经行乱后、卵巢囊肿及乳房胀痛。

｜方药｜桃仁 12g，红花 10g，赤芍 15g，牛膝 12g，土鳖虫 10g，田七 10g，麦芽 12g，蒲公英 15g，大黄 10g，全当归 20g，通草 8g，桑枝 12g，白茅根 15g，生地 30g 等 5 剂。

建议下午尽量戒口生冷甜滞及酸冻食品。

经过 2 次复诊，白带转清稀，经前乳房胀痛消失，经行色量趋于正常。7 月 20 日 B 超复查证明卵巢囊肿已被化排消失。

案四　偏嗜酸冷甜腻引起卵巢囊肿、输卵管阻塞

钟某某，成年，家住兴宁市岗背镇或刁坊镇。2003 年 5 月 22 日至 8 月 24 日医案。

病案简述——患者既往嗜食于西红柿鸡蛋汤及酸性偏高的冷甜品，导致肝木犯脾、尿酸偏高、肝气不疏、失于条达而起卵巢囊肿及输卵管阻塞等综合性病变。

❖ **论治概况**

建议患者在少食或不食西红柿鸡蛋汤，以及木瓜、胡萝卜等酸冷甜滞的条件下，给予下列方药。

┃**方药**┃柴胡 12g，全当归 15g，赤芍 15g，牛膝 12g，薄荷 10g（后下），苏梗 12g，皂角刺 12g，蒲公英 15g，桃仁 10g，田七 10g，泽泻 30g，生地 30g，郁金 12g，郁李仁 12g 等 3 剂或 5 剂。

经过二个多月时间服饮上述方药为主的调治，使月经排解趋于正常，B 超复查囊肿消失。

子宫囊肿肌瘤案

案一　宫颈炎致子宫肌瘤

卢某某，39岁，兴宁市刁坊镇罗坝村人。1998年1月28日至2002年2月5日医案。

病案简述——患者有痛经及腰腿痛史多年，医院诊断为子宫肌瘤、宫颈肥大等。在门诊治疗2个多月无效，医院建议手术摘除的时刻，经亲邻介绍于1998年1月28日起到本所求诊。

❖　论治概况

｜病案分析｜患者之子宫肌瘤，事实上是既往血虚痛经、经行不畅、量少淋沥，因对抗疗法使恶血误止于子宫膜内导致。恶血反复滞留于子宫内膜，使气血循环受阻，此乃肿瘤形成的因由。此外经行外感风寒或经行期间嗜于生冷滞腻也可导致经血内积的现象发生。

｜辨证｜肾阳虚衰，浊毒内阻。

｜治则｜暖宫散寒，涤除浊带，化排恶积。

｜方药｜白蒺藜12g，何首乌30g，淫羊藿15g，益母草12g，桃仁12g，红花10g，赤芍15g，牛膝12g，炮山甲8g，皂角刺12g，路路通12g，降香12g，大黄10g，全当归20g，田七10g，蒲黄10g，败酱草15g等3剂或5剂。

经过五个多月时间的中药调治，痛经及腰腿之疾解除，子宫肌瘤消失。四年多时间病情并无反复。

案二　闭经致子宫积毒、囊肿肌瘤

曾某某,32岁,家住兴城镇曾学堂。2003年11月13日至2005年4月21日医案。

医案简述——患者腹中包块(子宫肌瘤)隐痛刺痛,经闭不行,多方求治罔效。在医院认为必须实施手术完全摘除的时刻,经亲邻介绍于2003年11月13日起到本所求诊。

❖　**论治概况**

┃病案分析┃患者腹中的包块,因于忧愁思虑引起的气机郁滞,进而引起血郁;血郁气滞、经闭不行、白带内阻及既往阴痒西药对抗治疗的病理产物滞留,是引起子宫积毒、形成肌瘤的内外因素。

┃治则┃疏化气机,解除愁思,活血软坚,散瘀消肿。

┃方药┃败酱草15g,薏苡仁20g,桃仁12g,郁李仁12g,大黄10g,牛膝12g,全当归20g,田七10g,土鳖虫8g,炮山甲10g,皂角刺12g,五灵脂10g,路路通12g,王不留行果15g等3剂或5剂。

经过近1年时间调治,子宫肌瘤消失,免除了摘除子宫可致的终生悔恨与痛苦。

临床经验表明,食饮不节、性交不洁是引起病尿(尿液失正、排解异常等)、导致尿道炎及宫颈炎的重要因素;尿道炎、宫颈炎的误治或失治是导致月经失正、白带异常的导火索;经带失正或月经崩淋的失治或误治于急速制止恶血,是导致子宫积毒、囊肿疣息、多囊卵巢等妇科疾病并因之不孕不育的重要缘由。要想减少妇科诸疾的发生,除了必须提高国民关于食饮劳作过度及性交不洁的防患意识之外,还要提醒广大民众,治病必须求本,应当经常注意自己的呼吸食饮、二便汗释等生理代谢产物是否处于正常良好的状态。

淋巴瘤案

案一　多发性淋巴肿瘤

　　杨某某，女，17岁，家住新陂镇福丰村。1997年11月8日至1999年10月19日医案。

　　病案简述——主诉及父母代诉，病起1997年春节后发热咳嗽，继之右腋窝起疮痈。7月至9月间接受人民医院及慢性病防治站等的治疗，诊断为胸膜炎、肺积液；后期诊断为多发性结核性脓肿等。在病情发展至右手无法抬举及伸屈、腰腿困痛至步履无力的严重时刻，于1997年11月8日起由其父母等人背至本所求诊。

　　每隔3天或5天、7天或10天复诊1次，至12月28日复诊时起促使内伏于右腋窝、右锁骨窝、右肩背外上方等多处脓肿溃破，使在内聚结成蜂巢样的结核性脓肿，转化为可以向外冒出而易于被外敷之草药引出的脓毒。脓毒外溢之日起，肿痛则逐步消减。服药至1998年4月18日复诊时久闭之经得以下行，右手抬举伸屈等功能逐步趋于正常，潮热咳嗽、耳鸣项困随之缓解；右腋窝、肩项及锁骨窝等处病肿的脓核，被逐步化排后趋于收口；但四肢肌肤内伏藏的疹毒，继续冒出呈癣样。

　　1999年1月10日起，患者独自骑自行车到本所复诊（表明患者之体力等已经明显恢复）。1999年6月至7月复诊时，伏藏于右腰肾所在对应部位肌肤内的多颗脓毒性结核，亦被逐渐托出后呈蜂巢样腐溃，气味恶臭令人作呕。

　　1999年9月22日，患者不幸跌伤，头面紫肿异常，并引起嗳呃频作。10月9日复诊头面紫肿基本消解。1999年10月9日、10月16日复诊时，患者及其父母再三询问，右腰肾部脓毒结核的恶性痈疽，仍需多长时间可以治愈时，本人言明自己缺少此类经验，建议其父母可带患者到大医院综合治疗或者探访民间治疗此类恶疾的高手。因此于 1999 年 10 月 19 日复诊后转求治于别处。此后探访获悉，患者转至广州某医院 2 个月左右后，不幸因尿毒症合并肾坏死而离世。

❖ **论治概况**

经验而言，患者之肩项、腋窝及右锁骨窝等处的脓肿，源于既往肠滞尿浊所致之咽炎、扁桃体肿大化脓期的发热咳嗽误治于对抗药物，引起毒积于肺脾肝肾的具体反映。患者之两颧潮红异常，表明其肺表受伏湿蕴火之侵扰已经日久。背腰对应肾区之蛹疮，表明肾积已经严重无疑。

治疗上述患者锁骨窝、腋窝及肩项等处脓毒性结核，原则必须软坚散结、清肺解毒，处方的主要药物如下。

┃方药┃地骨皮 15g，前胡 12g，杏仁 12g，甘草 8g，败酱草 15g，薏苡仁 30g，麦芽 12g，蒲公英 15g，大黄 10g，桃仁 12g，赤芍 12g，牛膝 12g，侧柏叶 12g，苍耳子 12g，白茅根 15g，生地 30g 等。

后期化排患者背腰双肾所在部位蜂巢样淋巴肿瘤的处方如下。

┃处方主药┃当归身 20g，土茯苓 30g，川金钱草 30g，石韦 12g，附片 12g，败酱草 15g，白芍 15g，桂枝 10g，土鳖虫 10g，桃仁 12g，鸡内金 12g，枳实 12g，麦芽 12g，蒲公英 12g，生地 30g，藿香 12g 等。

案二　颈下淋巴肿溃

刘某某，男，26 岁，家住兴宁市城南。1991 年 10 月 23 日至 1993 年夏秋医案。

病案简述——患者有低热咳嗽史，求诊前 3~5 年的时间，家族中有多位亲人因肺结核病不幸离世。患者到本所求诊之前，因误治及失治左项侧已有多颗淋巴肿瘤（俗称"瘰疬"），似石榴果或墨李果状，转头困难，吞咽受阻。淋巴肿瘤溃破处所渗释的赤黄色脓涕样物，恶臭异常，凄惨状况令人心酸。经过两年左右时间的连续治疗，不仅使患者终于摆脱病魔的纠缠，而且已近 20 年并无反复。

❖ **论治概况**

患者双项侧的病肿（即"淋巴肿瘤"），起于肠滞伏湿所致的发热咳嗽（咽炎扁桃体炎）被误治而逐渐毒积而成，是痰脂浊毒在颈项的聚集。

❘ 治则 ❘ 软坚散结，顺气益气，化浊泄毒，疏络通腑。

❘ 方药 ❘ 大黄 10~12g，桃仁 10~12g，赤芍 12~15g，牛膝 10~12g，僵蚕 10~12g，浙贝母 8~12g，全瓜蒌 10~15g，葶苈子 10~12g，射干 12~15g，马勃 10~12g，夏枯草 20~30g，牡蛎 20~30g，麦芽 10~12g，蒲公英 12~15g，壁虎 8~12g，白芥子 10~12g，蒲黄 10g，田七 10g 等。

上述广谱之方，对于血虚者宜加白芍、当归，或加白茅根、生地；阴虚者加玄参、白花蛇舌草、藿香、生地，或加旱莲草、女贞子、沙参；发热严重、口干作饥作渴者，宜加石膏、神曲，或加川连、白头翁，或加青蒿、地龙；气虚加黄芪、太子参，或加核桃、田七、人参，或加冬虫夏草、北五味；腋下病肿者，宜加香附、附片，或加山慈菇、莪术等，使营卫趋正、气血调和，则淋巴肿瘤可逐步化排。

患者遵嘱连续服药至 1993 年夏秋，肿疬被逐步化解，而且原左侧两颗肿溃处愈后亦无疤痕。此后十多年时间，每逢咳嗽或肠滞发热都到本所求诊。

此外 2002 年至 2009 年，有刁坊镇曾某某，因鼻渊及胃肠手术后引起双项侧、腹膜、胸乳等部位淋巴转移者的化解案例；有余某、何某、肖某某淋巴肿的治疗案例；还有众多乳腺增殖、乳腺肿瘤引起腋下淋巴肿，用中药促其化排康复的案例。所以对于淋巴肿瘤的治疗，中医临床工作者若能恰到好处地组成内服扶正祛邪之方剂和外敷帮助软散的芒硝散结合药酒或药膏，是可以达到化解排除之良好效果的。

在此有必要提醒大家的是，无论是原发性或继发性的淋巴肿瘤患者，须知生冷甜腻最易助湿生痰，辛辣燥热会促使浊毒上冲；过于壮阳可耗气伤阴；情志抑郁则气滞痰凝。所以既要戒口饮食又要学会自我解脱苦郁与愁思，且不应有企求速愈的错误想法。

案三　非何杰金氏淋巴瘤

鄞某某,男,36岁,家住兴宁城镇。2002年10月14日至2003年3月21日医案。

病案简述——主诉有多年咽炎扁桃体肿痛史,有肛周湿毒及淋病史。2002年8月中旬,咽炎咳嗽求治于人民医院,经近2个月时间门诊治疗,痛肿加剧,咽吞不适。10月8日病理诊断为:左扁桃体肿大、表面溃烂、凹凸不平、有黄白分泌物,咽壁淋巴滤泡增生、慢性咽炎改变,并见鳞状上皮角质增生。

10月12日经梅州市人民医院活体组织检查,诊断为:免疫组化LCA(+)、Lzb(±)、UCHL1(+),左扁桃体非何杰金氏淋巴瘤(弥漫型、T细胞性)。

医院方面建议住院治疗,手术摘除及放化疗。上述切片检查后咽项肿痛急速加重,发热咳嗽加剧,咽吞日益受阻。患者拒绝手术治疗,并于10月14日起求治于本所。

服本所一个多月中药后,左侧扁桃体蜂窝样肿溃获化排;经后续一个多月的调治,肛周湿疮及脚癣等亦获解除,至2010年春节后症无反复。

❖ **首诊概况(2002年10月14日)**

患者气热声嘶,头面赤红有虚湿;额有黄赤晦,下睑胞偏胀肿(脾肠膀胱有伏湿);准灶沟内有湿疹(对应脾肠有浊毒);目白赤浊带血丝(大肠肺肝湿燥)。主诉心烦意乱、失眠头晕、耳鸣咽痛、身痒,大便溏薄、小便赤浊臭且排不干净(耳鸣源于肠滞尿浊,伏湿蕴火气上冲;失眠因于肝胃不和)。左侧扁桃体脓肿蜂巢状大如乒乓球(因于咳嗽误治的浊毒滞留);头面四肢内热(起于伏湿蕴火)。舌平伸薄大(热气上冲,心肺弛焦),舌根偏厚、舌苔呈黄浊腐(肠滞有伏湿)。

│治则│清疏化解,促毒外排。

│方药│桔梗10g,莪术12g,夏枯草20g,蒲公英15g,桃仁12g,田七8g,败酱草15g,薏苡仁30g,地龙10g,鱼腥草15g,生地20g,泽泻12g,赤芍12g,土牛膝10g,大黄12g等3剂。言明服药至一定程度时,咳嗽咯血脓毒兼有血丝勿恐。

│方解│前四味桔梗、莪术、夏枯草、蒲公英能有效促使扁桃体之肿毒化解排除。桃仁、田七、败酱草、薏苡仁能有效化解痰脂。地龙和鱼腥草,对小便赤浊气上冲所致的头晕耳鸣及腮腭之疾有良好疗效。后六味联合应用有平肝清毒之效。

❖ **二诊（10 月 18 日）**

主诉服上方第二剂药后起，不断有恶臭之积便由肛门排出，肛周湿毒及既往左手创伤的痂痕处亦有疹毒托出，下肢原湿癣处亦有毒出。有时发现咳嗽咯吐腐臭物。效不更方，再给 3 剂。

❖ **三诊（10 月 22 日）**

主诉服上方日后排积便 5~7 次，项咽耳鼻喉部位皆有轻度不适感觉。

丨方药丨前方去大黄、桃仁，可使大便次数减少；加白鲜皮 12g，土茯苓 20g，使排解浊毒药力增强。

❖ **四诊（10 月 28 日）**

主诉服上方大便日排 2~3 次，耳鸣无再作，唇口下方颏位有湿疮托出，阴处等湿疹局部脱皮。

丨方药丨上方去牡丹皮、泽泻，加连翘 12g，蛇蜕 10g，藿香 12g，逐毒顺气。

❖ **五诊（11 月 2 日）**

头额之黄赤晦已明显退脱，两腮角及口唇下方内藏之毒（对应下焦的肛周湿疹及前列腺，女性对应妇科积毒）逐步被化解，随着咳咯腐样物逐日增加，促使左侧肿大之扁桃体内的蜂蛹样结毒逐部缩小、身痒减轻、睡眠好转。

❖ **六诊（11 月 7 日）**

左扁桃体肿毒引起的心烦意乱、咽痛头晕已有较为明显的缓解。大便仍日排 2~3 次，原左扁桃体内蜂蛹样脓脂毒结已化排至不明显。

丨方药丨前方加旱莲草 10g、黄芪 15g。

此后经 11 月 12 日、11 月 18 日、11 月 27 日、12 月 2 日复诊，至 12 月 7 日第十一次复诊，原脓肿至乒乓球样大的左侧扁桃体已化解至花生米样大小。再经 12 月 12 日、12 月 16 日、12 月 21 日复诊，至 12 月 27 日第十五次复诊时，左侧扁桃体已趋于平复；四肢及阴囊等位之疹毒及癣疮，经过多次脱皮也趋于康复。再经过 2003 年 1 月 2 日、1 月 13 日、1 月 17 日、1 月 26 日、2 月 7 日、2 月 17 日及 2 月 27 日的复诊，医院鉴定证明已经完全康复。至 2010 年春节后因左腿骨折到本所求诊，上述扁桃体恶病庆幸亦无反复。

案四　右项侧近锁骨窝上方淋巴肿

黄某某，男，42 岁，兴宁市新陂镇人。2009 年 10 月 2 日至 2010 年 9 月 16 日案。

病案简述——患者具有多年慢性咽炎及结肠炎病史。2009 年春节前后起因咽项不适，反复不愈，9 月中旬前往梅州市人民医院综合检查，诊断为肺纹粗、尿酸高，对项侧之肿疬被测片检查后，发热咳嗽加重，拒绝医院放化疗的建议后，于 10 月 2 日起求治于本所。

经 10 月 5 日、10 月 19 日复诊，此后每隔 10 天、半月或 1 个月复诊 1 次，至 2010 年 2 月 4 日复诊，肿疬趋于消解。至 2010 年 8 月 29 日及 9 月 16 日复诊诸症并无反复。

❖　**论治概况**

症属浊毒困肝阻肺，伏湿蕴火为因。

|方药| 赤芍 12g，土牛膝 12g，地龙 12g，鱼腥草 15g，田七 10g，败酱草 15g，桔梗 10g，前胡 12g，僵蚕 12g，壁虎 12g，贝母 10g，全瓜蒌 12g，玄参 30g，白花蛇舌草 20g 等。

少腹巨大血肿积毒案

欧阳某某，女，87 岁，家住叶塘镇胜青村大岭围。1997 年 6 月 10 日至 7 月 7 日医案。

病案简述——患者因下腹部隐痛刺痛且急剧肿大，卧床已达 5 天。在家属正在准备后事的时刻，患者之孙黄某某感于祖母既往恩德，于 6 月 10 日下午前来请求本人出诊，期盼减轻患者临终前的痛苦。

经过下列 3 次出诊及 2 次讲述取药，促使少腹巨大肿瘤化解排除，延长了 8 年的有效生命。

❖ 首诊概况（1997 年 6 月 10 日）

患者张口闭目、气息弱微、二便阻闭，尿道口有余沥之血，少腹右侧肿积大如篮球。推断病属子宫或膀胱巨大血肿。

▎方药▎全当归 15g，黄芪 15g，大黄 10g，桃仁 10g，生地 30g，藿香 12g，川芎 10g，土牛膝、怀牛膝各 10g，海金沙 15g，六一散 20g，白花蛇舌草 15g，鱼腥草 15g，蒲黄 10g，田七 12g，皂角刺 12g，五灵脂 10g 等 3 剂。

❖ 二诊（6 月 12 日下午）

其儿黄某某前来讲述疗效：第一剂中药被烧至焦糊，遂改煎第二剂，于当天晚上 9~10 点劝患者服下。次日凌晨 3~5 点左右，排出赤晦色稠滞小便近 1 碗，此后又接连几次排出类似被煮过的"猪血"状瘀块 2~3 碗。6 月 11 日起，时有似鼻涕及衣膜样腐臭物排出；伴随右少腹内肿聚的不断化排，痛情逐步减轻；胃口逐日好转，启目痛苦的状况已经不明显。今日早餐及午餐，都已进食白粥各 1 碗，气促发热已不明显。前方再给 3 剂。

❖ 三诊（6月16日）

好转趋势令人惊奇。不仅因为患者声音转清润，而且已起坐自如，阴部之痛肿已被化解排除。

｜**方药**｜杏仁 10g，甘草 6g，桂枝 10g，白芍 12g，大黄 10g，当归身 20g，旱莲草 15g，黄芪 20g，牛膝 12g，田七 10g，藿香 12g，生地 30g，麦芽 12g，蒲公英 12g 等 5 剂。

6 月 25 日及 7 月 7 日——其儿或孙再次到本所讲述及取药调理。

此后的三五七年期间，逢其孙或孙女到本所求诊时询问，皆言祖母少疾（善终于 2005 年 11 月，享年 95 岁）。

盆腔内膜积毒案

案一 老年性阴道流脓血

张某某，女，73岁，兴宁市刁坊镇人。2007年2月3日至10月9日案。

病案简述——患者素有痛经带浊、子宫肥大及盆腔内膜炎等病史。既往经行量少，时呈淋沥不畅；消炎对抗而未促排解，致经带之毒聚于盆腔内膜，积久而成肿瘤。肿瘤日久溃破，故表现为转经十多年之后，恶臭之经带复行。

❖ **首诊（2007年2月3日）**

患者头面虚湿、闷满饱气、腹痛头晕、腿困腰痛、寒热阵作。舌质淡紫，两颧腮多瘀斑。

┃辨证┃气弱血湿，子宫盆腔积毒。

┃治则┃补气益血，化排瘀脂浊毒。

┃方药┃大黄10g，当归身20g，川芎10g，牛膝12g，皂角刺12g，炮山甲8g，香附12g，生地30g，败酱草15g，熟附片12g，赤芍12g，桃仁10g，旱莲草15g，黄芪20g，蒲黄10g，田七10g等3剂（四诊后去除熟附片改为枸杞子15~20g）。

经过10个月左右、18~20次的复诊，羞于启齿的病灶消失，痒痛得以解除。

案二 老年性子宫出血

方某某，女，78岁，原籍潮汕，1997年11月19日至12月7日案。

病案简述——患者有多年肥胖症、高血脂、骨质疏松及糖尿病等病史。2年前神经痛经本所治愈。此次是 1 个月前咳引腰痛接受住院治疗：诊断为子宫肥大，腰椎增生，接受激素治疗后引起外阴不适，继而阴裂，并有恶臭、赤黑色黏稠液流出。老人羞于手术治疗，于 1997 年 11 月 19 日由其儿王某某护送至本所治疗。后经 11 月 23 日、26 日、29 日复诊，至 12 月 7 日复诊，外阴肿痛消失。子宫内恶血趋于鲜血，再经后续二诊巩固，此后 5 年时间阴肿及腰腿痛并无复发。

❖ **论治概况**

┃**治则**┃益气逐浊，化瘀消肿。

┃**方药**┃大黄 12g（后下），桃仁 12g，川芎 12g，土牛膝、怀牛膝各 12g，蒲黄 10g，田七 12g，苏木 12g，降香 12g，赤芍 15g，全当归 20g，甘草 6g，杏仁 12g，益母草 12g 等，3~5 剂。

肠痈术后广泛转移瘤案

曾某某，男，37 岁，兴宁市刁坊镇金银村人。2002 年 2 月 8 日至 2003 年 11 月 22 日医案。

病案简述——患者主诉曾因腹痛耳鸣，住院诊断为肠肿瘤。接受手术后约一年时间，肿瘤鼻咽转移，继而接受放化疗治疗。放化疗约一年后癌细胞向腹膜、胸乳及腋窝等部位广泛转移的严重时刻，患者经朋亲介绍于 2002 年 2 月 8 日起到本所求诊。

经过一年多时间的治疗，不仅使转移于腹膜及睾丸、胸乳及腋窝、颈项等部位的肿瘤逐步消散解除，而且使脐周及指掌等部位的远年湿疹亦获逐步化解退脱。此后至 2009 年 8 月 7 日，凡遇有疾病皆到本所调治。

❖ **论治概况**

上述患者的所谓肠肿瘤，事实上可能属于"炎症"被对抗治疗过程中促成的囊肿、息肉。鼻炎患者，气机本就偏于弱滞，手术使正气进一步虚亏。气虚失于健运，营液中的痰脂浊毒在皮里膜外滞聚，此乃所谓癌细胞向腹膜、胸乳及腋窝等部位的转移。

│治则│益气健运，化浊散结解毒。

│处方主药│土牛膝、怀牛膝各 10g，田七 10g，大黄 10g，桃仁 12g，败酱草 15g，薏苡仁 30g，麦芽 12g，蒲公英 12g，土鳖虫 8g，僵蚕 10g，壁虎 10g，莪术 12g，赤芍、白芍各 15g，全当归 20g，藿香 12g，生地 30g，甘草 6g，杏仁 10g，连翘 12g，白鲜皮 12g 等。

此外，2002 年至 2003 年医案，为胃肠手术后癌细胞向肺转移并致右锁骨窝起巨大恶性血肿患者张某某（兴宁市石马镇）减轻了痛苦，延长了寿命。

1992 年至 1993 年医案，为陈某某（兴宁市坭陂镇，其儿广州武警干部），肺癌术后脑部骨转移患者，减轻了痛苦，延长了寿命。原医案的详细记录，令人感慨万千！

2005 年医案，为刘某某（兴宁市水口镇）肺癌手术及放化疗后，左上臂转移的骨肿瘤患者，减轻了痛苦。

2009 年 5 月 24 日至 2010 年 4 月中旬医案，为乳腺癌手术及放化疗后促成全身多部位淋巴转移的患者温某某减轻了痛苦，延长了有效生命。

齿床结石案

李某某，男，59岁，国土局工程师。1997年12月12日至1998年1月11日医案。

病案简述——主诉有多年胃病史，读高中时，牙痛误治失治引起左腮角肿，校医用碘甘油灼治后内起脓瘘，左耳下方和肩项痛痿；外用散解药液后痛转移至左腭下。近几年肿痛反复，曾求治于多所省市级医院，肿痛始终未能解除。最近十天左右，不仅受肿痛折磨，而且开始影响进食。经合水镇国土所何某某介绍，于1997年12月12日首次到本所求治。

服本所五诊之中药后，促成了腭下腺囊肿内的结石，由口腔内齿床破口溢脓处吸出，后续加三诊调治，不仅肿痛全消，而且体重增加3~5斤。此后10年症无反复。交有所排结石于本所。

❖ **首诊概况（1997年12月12日）**

患者由其妻及姐妹陪伴而来。

体形高瘦，青晦无华（气血两虚也）；双目陷而眼睑晦（阴亏尿浊赤无疑）。下睑胞胀坠（可推下焦胱肠有伏湿），声重浊（推知鼻炎及慢性咽炎），准头偏冷（脾肺阳虚也），多讲几句则气促（肺肾气虚也）。

舌淡嫩（血虚气弱），薄大而短促（浊逆滞于胸肺、肾气不纳也）。舌尖难于伸至唇（心肺皆弱也）。舌边侧有暗沙点（瘀毒阻肝肺或既往时有咽痒作咳也）。舌根偏厚苔呈浊腐（对应二便不畅及前列腺增生湿阻）。

六脉沉细微有代结（气阴两虚，浊毒凝聚）。

┃**辨证**┃脾虚湿阻，浊毒逆冲。浊毒殃及耳腮，既往重于止痛，使病情被掩盖而毒聚日甚，积肿日久而化脓，脓瘘被堵可致结石，或可酿成脓毒内陷的败血之祸。

┃治则┃祛邪扶正、补益气血、消肿解毒，务求升降恰到好处。

┃方药┃柴胡 12g，当归身 15g，大黄 12g，茵陈 12g，藿香 12g，生地 30g，田七 10g，丹参 12g，蒲公英 15g，麦芽 12g，败酱草 15g，旱莲草 12g，黄芪 20g 等 3 剂。

叮嘱服药须知，每煎取汁 1 汤碗分 2 次服，先宜空腹或半空腹，余药于饭后半小时至 1 小时服，药要翻煎。食饮忌寒凉及滞腻壅塞之品。注意保暖，瘦极之人不可过多洗澡，否则气机有损。

❖　二诊、三诊（12 月 15 日、12 月 19 日）

患者及其妻皆言痛情逐步减轻，睡眠好转，饭量增加，因此守方再给。

❖　四诊（12 月 24 日）

主诉左腭下囊肿有软散及痒痛之势，依理引毒外出，前方加皂角刺、桃仁等。

┃方药┃全当归 20g，大黄 10g，柴胡 10g，茵陈 12g，白芍 15g，桂枝 10g，甘草 6g，杏仁 10g，皂角刺 12g，桃仁 10g，田七 10g，败酱草 15g，藿香 12g，生地 30g，麦芽 12g，蒲公英 12g，旱莲草 12g，黄芪 20g 等 5 剂。

❖　五诊（12 月 29 日）

主诉左腭下囊肿内脓液已呈波动状，舌左侧近齿根处似有脓血渗出。药力所及毒肿将破口外泄，声明勿恐忌；建议饭后半小时至 1 小时服药，服药后 20~30 分钟，最好能以收腹撮口的用力吮吸之势，帮助腭下腺囊肿内的脓血样液，由牙床破口处吮吸出后吐去。效不更方再给 3 剂。

1997 年 12 月 31 日上午，患者高兴异常地到本所告知，服上方第二剂后，早起遵嘱吮吸脓血过程中，将腭下囊肿内由脓毒凝结而成的 1 颗比黄豆稍大的结石吮了出来。早饭后带来给本人观察，并言带回去给其姐妹看过之后再交予本所。

❖ **六诊**（1998 年 1 月 3 日）

患者将由腭下腺囊肿内吮出的结石，交给本所，同时开给下列方药调治。

┃**方药**┃人参 12g，白术 12g，泽泻 10g，茯苓 12g，生地 30g，藿香 12g，白芍 15g，当归身 15g，旱莲草 10g，黄芪 20g，杜仲 12g，牛膝 10g，麦芽 12g，蒲公英 12g 等，3 剂。

❖ **七诊**（1 月 11 日）

患者要求解除湿火及风寒，实为肠滞所致的咽炎咳嗽及鼻炎头晕。

┃**方药**┃山楂 12g，莱菔子 12g，灯心草 5 扎，鱼腥草 15g，白芷 10g，防风 10g，侧柏叶 12g，苍耳子 12g，车前子 10g，土牛膝 10g，前胡 10g，紫菀 12g，泽泻 10g，生地 20g 等 3 剂。

服后咳嗽、头晕获解除。此后注意食饮而少疾。2008 年 2 月 4 日宴席间相遇，患者言不仅因为囊肿无再发生，而且体重趋于正常。

胆囊结石案

病案简述——1988年至1989年（福兴街开诊所期间）为福兴镇干部曾某某之母，约以10~15诊疏肝利胆汤，化解排除了已经折磨患者十多年（每年须住院）的胆囊结石之苦。

❖ **论治概况**

┃**处方主药**┃柴胡8~12g，当归12~20g，大黄10~12g（后下），牛膝10~12g，金钱草20~30g，石韦12g，鸡内金12~15g，枳实10g，地龙8~12g，威灵仙12~15g，藿香12g，生地20~30g，郁李仁12~15g等。

经验表明，凡因长期小便偏于赤浊而致肝胃不和、腹中不适、睡眠欠佳者，如果其治忽视疏肝化浊，待到其人的双目内角之上睑部位，呈现有似黄泥浆内藏的肿聚时，对应其人胆囊内往往亦已具有似黄泥沙样的结石。

治疗此类患者之饱气纳呆，或腹痛失眠，酌选上述化排胆囊中结石之处方，一定可取得使患者感激与微笑之疗效。

后续调治，宜酌加旱莲草10~15g，黄芪15~20g，白豆蔻8~10g等。

肾结石案

案一　前列腺增生肾结石

　　邱某某，男，73岁，兴宁市坜陂镇人。前列腺增生兼多发性肾结石住院，带着导尿管回家，认为无药可救的时刻，经其兄介绍于 1995 年 9 月 21 日求治于本所。发给灵龙排石汤 3 剂，服完第二贴中药后的次日中午，1 颗 "1.5cm×1.0cm" 的结石即从尿道排出，26 日复诊时交来所排结石，此后无再住院，延长寿命近 5 年时间。

　　经复查原始医案记录，此前曾经住中医院 1 个月，住人民医院半个多月。医院 B 超诊断为老年性前列腺肿大，共有大小 6 颗结石，最大一颗结石为 1.7cm×2.3cm，对于用药后结石既无法化排，其亦不敢手术，痛苦地带着导尿管，回家准备迎接死亡的时刻，经其堂兄弟介绍，到本所求诊。开出处方后，建议其服药前拔除导尿管，有利于尿液及结石排出。

❖　**首诊概况（1995 年 9 月 21 日）**

　　患者头面赤晦，上睑下垂，下睑胀坠，经查原处方如下。

　　| 方药 | 熟地 30g，川金钱草 15g，瞿麦 8g，石韦 8g，海金沙 20g，车前子 8g，地龙 8g，威灵仙 10g，元胡 6g，枳实 14g，六一散 20g，川楝子 10g，桑螵蛸 8g，鱼腥草 12g，白花蛇舌草 15g，黄芪 15g，3 剂。

　　9 月 26 日复诊时，将所收回结石（经铁锤敲打后，未被敲碎的那颗），交给本所收藏。

案二　化排孕妇肾结石

邱某某，女，28 岁，罗浮镇焦坑村人。1994 年 5 月 11 日至 22 日案。

❖ **论治概况**

患者具有多发性肾结石及右肾积液（最大结石为 0.8cm × 1.9cm × 2.1cm），接受其侄介绍于 1994 年 5 月 12 日起求治于本所。服本所首诊之药第三贴后即从尿道口排出 1 颗比香烟过滤嘴略长大的结石。可惜该结石交给其家姐看过后，被丢弃于草丛中。经查原处方（1994 年 5 月 11 日）如下。

┃方药┃ 淮山药 20g，白术 30g，藿香 12g，生地 30g，地龙 6g，威灵仙 12g，川大叶金钱草 20g，石韦 10g，桑寄生 12g，续断 12g，香附 8g，川楝子 10g，益母草 12g 等 3 剂。

案三　双肾结石化排

吴某某，男，36 岁，宁中镇竹一村人。1993 年 5 月 18 日至 9 月 23 日案。

病案简述——患者因腰腿痛曾反复接受对抗性止痛治疗后引起双肾结石，接受医院发给的消石素等药物治疗一个多月无效后，经他人介绍转求治于本所。服本所 3~5 诊方药后，结石由肾区下移至膀胱。结石由膀胱进入尿道的过程中，由于患者心理恐惧，结石被卡于尿道上端。此时患者急往人民医院。医院医师将结石反推回患者之膀胱后，施于激光碎石。激光碎石后，由于无法将残留于膀胱内的质重型碎石排出体外，且因激光碎石过程导致膀胱感染住院，近半个月仍未排除而寒热阵作，因此再次返回本所要求中药解除痛苦。

❖ **论治概况**

┃方药┃ 清虚通络排石汤——生地 20~30g，藿香 10~12g，金钱草 20~30g，石韦 10~12g，威灵仙 12~20g，刁竹 6~8g，地龙 8~12g，通草 6~8g，鸡内金 10~15g，枳实 10~12g，六一散 20~30g，金沙牛 6~8g，覆盆子 8~12g，益智仁 8~12g。

服 3~5 剂后感染消失，促肾气鼓舞管道放松后，结石分多次由尿道口排出。

病案手记十一
妇科病证

—— 闭经案

—— 月经崩淋案

—— 老年性子宫出血案

—— 经痫案

—— 经行伤寒致病毒性脑炎案

—— 阴部瘙痒案

—— 带下病案

—— 产褥恶疾案

—— 原发性不孕案

—— 继发性不孕案

闭经案

案一　闭经寒热错杂

罗某某，女，45岁，干部家属，住司法局宿舍。2000年6月8日至6月14日案及2008年10月25日至11月2日案。

病案简述——主诉及代诉40岁前后起经行紊乱、寒热交错、疹毒身痒，曾求治于妇幼保健院、中医院。三番五次症情加重至阵热恶寒（暑天，上身穿4~5件毛衣，下身仅穿1条睡裤；上身喜欢藏于3~4层被褥圈成的窝中，双腿却喜欢露出在被窝之外，这种景况令人惊奇），高热不时飚升至39.5℃~40℃的严重时刻，由其夫到本所请求出诊。

几次均为出诊1~2次后再由其夫代诉取药，以症状基本解除为由不愿意再服中药作调理巩固。令本人欣喜、却又至今仍令人难于理解的是，2008年10月25日第三次出诊，及其11月2日讲述索要的方药服后，患者的身体素质奇迹般日益好转。

❖　**首诊概况（2000年6月8日）**

头面有虚湿、兼多细黑子，双手及下肢布满蚊咬样红赤点，唇口下方湿毒内藏（对应脾肠及下焦有伏毒），口气浊臭甚。舌平伸尖细薄，有赤沙点（主心肺焦、便头结，有肛裂史）；舌质淡（主气弱血虚，血色素偏低也），舌根厚（主下焦湿阻），其苔黄浊腐（对应下焦伏湿远久，或言对抗疗法致使白带已成黄淫、白淫，阻于胞宫）。头面热而下肢冷（浊热上冲无疑）；上身恶寒多衣（乃阴虚内热所致）；下肢肤冷而恶衣被（乃因血湿下注），经行受阻而致的肤内之疹毒若受衣被包裹则奇痒难受。二便不畅因于气弱肠滞，脾虚带浊积于子宫致月经乱后而疹毒四伏。阐明病因病机及其转变趋势后，提出如下治疗原则——导滞化浊、益气养阴、活血解毒；解湿浊，除寒热，祛身痒，消疹毒。

┃方药┃苦参 12g，甘草 6g，赤芍 15g，牛膝 10g，大黄 10g（后下），当归身 20g，泽泻 10g，生地 30g，川连 6g，白头翁 12g，地骨皮 12g，前胡 10g，白花蛇舌草 15g，黄芪 15g，2 剂。

叮嘱服药须知及食饮宜忌，切戒生冷甜滞及西红柿鸡蛋汤、木瓜、胡萝卜、奶制品及卤味等。

❖ **二诊（6 月 10 日）**

其夫代诉，发热有所减退，小便转长，大便排积量还不多，但食欲已有所好转。其夫问症属何疾，答曰：证属肠滞内热，误于清散对抗，转为阴虚内热、血湿伏毒；现代医学可视为红斑狼疮前中期。前方再给 3 剂，并且建议服药后半小时左右结合下列药物外洗。

┃外洗药┃苦参 50g，金银花藤 50g，野麻甲 50g，千里光 50g。

❖ **三诊（6 月 14 日）**

其夫代诉，上三剂药服后小便逐步转清长，大便中排出大量泡涕样物后，发热恶寒已有 2 天无再发作，胃纳及睡眠皆明显好转。

┃方药┃10 日方药去地骨皮、前胡，加白芍 12g，川芎 10g，牛膝 12g，蒲黄 10g，田七 10g，5 剂。以促经带之浊毒解排。

此后三年多时间少疾。

❖ **随诊病案**

2003 年 9 月 5 日及 12 日，患者之夫又到本所请求出诊。经询 2000 年 6 月 14 日方服后的情况，获知患者自认康复，所以未曾再复诊。此次经行风寒，病况大致相同，患者要求本人出诊。二诊方药服后，亦自认已经康复。

2008 年 10 月 25 日，患者之夫刁某某第三次到本所请求出诊，问其所以？

答曰：5年前出诊3方服后，患者一直感觉良好。最近内伤食饮外感风寒，寒热交错，希望本人出诊。

患者卧床，心烦意乱，转身不断，头晕口干，便闭尿短。上身恶寒重重包裹，下肢恶热，仅穿空壳睡裤。

┃辨证┃ 湿火合风寒。

┃治则┃ 宣开兼化排。

┃方药┃ 川连6g，白头翁10g，枳实10g，鸡内金12g，山楂12g，莱菔子12g，茵陈12g，柴胡12g，杏仁10g，甘草6g，贝母8g，全瓜蒌12g，竹茹6g，防风10g，荆芥12g，薄荷10g，第一剂加大黄10g（后下），发药3剂。

11月2日，其夫到本所讲述，患者自认为风寒外感已解除，询问是否还要复诊，给予下列方药。

┃方药┃ 连翘12g，陈皮10g，泽泻10g，生地30g，田七10g，蒲黄10g，杏仁10g，甘草8g，贝母8g，竹茹6g，益母草12g，当归身15g，杜仲10g，牛膝10g等3剂。

令本人感到奇怪和不可思议的是，这次出诊及其夫再次讲述索药服后，患者身体素质日趋健康。

案二　闭经兼肥胖气促

何某某，女，45岁，石马镇洋门村人，常住广州。2002年10月8日至2003年1月5日案。

病案简述——患者具有肥胖症、高血脂、高血压、高血糖等病史，因月经崩淋多次接受医院清宫、止血、消炎等治疗，导致白带内阻、子宫肥大、经闭不行、周身困痛、头晕气促、满闷欲绝。在苦不堪言之际，经亲邻介绍于2002年10月8日起求治于本所。

在遵嘱淡清食饮及停止使用治疗三高综合征之各种西药的前提下，经过10月14日、20日、26日复诊，久闭之经促成下行，进一步排解伏藏于子宫内的瘀血及恶臭之白带后"三高"、肥胖亦解除。此后至2010年春节前凡有不适皆到本所求诊。

❖ **首诊概况**（2002 年 10 月 8 日）

肥壮人面赤晦，掌心热而肢肤冷，头面汗冷黏。自诉服降脂及降压等西药引起月经崩淋、白带内阻，经多次清宫、止血及消炎后，导致经闭不行、腰腿困痛、心烦意乱。

∣**治则**∣清热除烦，降脂化浊，逐瘀泄毒。

∣**方药**∣芒硝 12 g（冲服），田七 12g，大黄 12g（后下），桃仁 12g，赤芍 15~20g，土牛膝、怀牛膝各 12g，蒲黄 10g，五灵脂 10g，川连 8g，白头翁 12g，地骨皮 15g，前胡 15g，白茅根 15g，淡竹叶 8g，丝瓜络 10g，鱼腥草 15g 等 3 剂。

❖ **二诊**（10 月 14 日）

大便转畅，瘀浊开始下排，口干作渴，心烦意乱减轻，上方再给 5 剂。

❖ **三诊**（10 月 26 日）

主诉不断排出瘀血及恶臭之浊带，腰腹不适等明显减轻，周身被捆缚的感觉日益松开。

∣**方药**∣首方追加败酱草 20g，薏苡仁 30g，炮山甲 8g，全当归 20g 等。

❖ **四至九诊**

四诊、五诊、六诊之后，七诊（11 月 21 日）时告知，服上方 2~3 剂起，总计排解接近一洗脸盆容量的瘀血及脓涕样腐臭物后感觉十分舒服。

八诊、九诊之后的 2 次月经之行程、颜色及排量趋于正常，此后遵嘱少疾。

月经崩淋案

案一　脾虚肾湿、月经崩淋

张某某，女，38 岁，家住叶塘镇留桥村。2006 年 11 月 27 日至 12 月 28 日案。

病案简述——有多年头面虚湿尿频、尿蛋白偏高、气弱血虚而致的月经崩淋史。在经崩失血恐惧，已多天卧床的严重时刻，患者由其夫护送到本所求诊。

经过一个多月时间的补气益血、化浊安宫药物的治疗，不仅使月经及带下趋于正常，而且使已有多年的蛋白尿消失。此后至 2010 年 5 月凡有不适皆到本所调治。

❖　**首诊概况（2006 年 11 月 27 日）**

患者肥胖白净，但头面有虚湿，腰腿困痛，乏力气促，数月崩淋，尿浊余沥，恐而心悸。证属脾肾气虚，虚不摄血；运化失正，隐性肾炎。言明所崩之血并非全血，内中兼有分导失正的尿液等，若然再急速误投大量止血之药，势必瘀毒内积，可致囊肿、息肉或肌瘤等。

┃治则┃潜阳化浊，补益气血，健运脾肾，益气摄血。

┃方药┃当归身 20~30g，黄芪 20~30g，白芍 12~15g，桂枝 12g，川金钱草20g，熟地 20~30g，鸡内金 12g，枳实 10g，仙鹤草 12g，黑蒲黄 6~8g，益母草12~15g，牡蛎 20~30g 等 5 剂。

发药后再三叮嘱，服上述方药第一至三剂期间，促使因于气弱血虚（血色素严重偏低者）而致排解不畅的经带之毒会进一步向外排解，腰腹之困痛及小腹之胀坠则逐步减轻。第四剂及第五剂中药服后，经血颜色逐日转鲜红，不仅月经淋沥之势逐日缓解，而且食饮、睡眠等亦逐日好转，体力逐日恢复，此乃治崩漏的无后患之法。上述预期疗效达到后，患者继续调治。

❖　二至五诊

经二诊（12 月 5 日）、三诊（12 月 12 日）、四诊（12 月 19 日）及五诊（12 月 28 日）后，患者高兴告知，不仅经行色量等明显趋于正常，经前阴痒、腹痛及胸咽不适等状况亦已明显减轻。分析及预期的疗效恰到好处，使患者及其丈夫等人皆心悦诚服。此后到现在的四五年时间，凡有大小病疾皆到本所求诊。

在此提醒读者及医者，依据已经接治过的几百例各种类型月经崩淋患者的经验而言，最难调治的是脾肾阳虚型肥胖白净人，因为此类具有头面虚湿者，往往伴有隐性肾炎。对于此类患者之治切切不可急于止崩淋，否则可能急速转化为浊毒合恶血内阻的尿毒败血等险恶之症。

案二　脾肺气虚、肾湿经崩

张某某，女，38 岁，东莞经商。2011 年 2 月 1 日至 5 月 14 日案。

病案简述——患者有尿浊臭（尿蛋白偏高气味恶臭）、气促、腰腿困痛史。春节期间多食生冷柚果等引起月经崩淋，量多合瘀块。经朋亲介绍后于 2011 年 2 月 1 日起到本所求诊。经 3 个月左右调治，月经趋正，头面虚湿亦获解。

❖　首诊概况（2011 年 2 月 1 日）

患者头面虚胖，下肢轻度水肿、头额汗冷、时作喘促，对应脾肺气虚、肾湿尿浊，营血失正、气虚不摄血，小便浊短、分导失正，所崩血液中混有尿浊。

❙治则❙补气益血，潜阳固纳，活中兼止。

❙方药❙白芍 15g，桂枝 12g，泽泻 12g，茯神 12g，熟附片 12g，败酱草 12g，赤小豆 30g，薏苡仁 30g，红茜根 12g，川金钱草 20g，当归身 20~30g，熟地 20~30g，黑蒲黄 6~8g，白豆蔻 10g（后下），旱莲草 12g，黄芪 20g，仙鹤草 12g 等。

言明服药后并非立即止除崩淋之经，而是要促使腹中经瘀逐步化排、小便转清长、头晕腰腿痛逐日减轻的基础上使所崩之经血颜色逐步趋于正常后，所崩之经则能停止。而且言明：患者之脾虚及肾湿、尿浊臭、白带异常等未获根本上治愈之前，月经崩淋之势仍有可能发生。若然急速将所崩之血止留于宫内，则可能酿成子宫内具有"巧克力"囊肿等现象。经患者权衡取舍后给予方药。

达到上述所言预期疗效后，患者乐于治病求本。经过后续 2 月 26 日、3 月 6 日、4 月 4 日、4 月 24 日及 5 月 14 日的综合性调治，精神面貌焕然一新。

老年性子宫出血案

方某某，女，78 岁，原籍潮汕。1997 年 11 月 19 日至 12 月 7 日案。

病案简述——患者有多年的高血脂、肥胖症、糖尿病及骨质疏松等病史。50 多岁时，月经崩淋，曾经多次接受西医的止血之治。1 个月前因咳嗽引起腰腿痛甚，医院诊断：腰椎增生、子宫肿瘤。接受医院激素治疗之后，引起外阴不适，继之有恶臭的赤黑色黏稠液流出。老人羞于手术治疗，于 1997 年 11 月 19 日，由其儿王某某搀扶到本所求治。经过下列五诊，促使聚藏于胞宫内的恶血化解排出于体外，避免了手术的痛苦。此后 5 年 4 访，咳嗽、腰腿痛甚少发作。

❖ **首诊概况**（1997 年 11 月 19 日）

┃辨证┃ 症属既往经崩之血，被误止于宫腔内，宫内恶血凝聚而成的肿瘤，受激素刺激后腐溃。

┃治则┃ 祛腐逐瘀，化排恶积。

┃方药┃ 血府逐瘀汤化裁——大黄 10g，全当归 20g，赤芍 15g，牛膝 12g，桃仁 12g，田七 10g，蒲黄 10g，五灵脂 10g，虻虫 6g，水蛭 8g，败酱草 20g，薏苡仁 30g，前胡 12g，陈皮 10g，降香 12g，益母草 12g 等 3 剂。

❖ **二至四诊**（11 月 23 日、26 日、29 日）

主诉服药后阴部之恶积不断外排，下腹部及腰腿肿痛则日益减轻。上述方药照给。

❖ **五诊**（12 月 7 日）

主诉所排恶血已日趋量少，颜色亦趋鲜红。

|方药| 益气养血解毒方——白芍 15g，全当归 20g，川芎 10g，牛膝 10g，黑蒲黄 8g，田七 10g，藿香 12g，生地 20g，白花蛇舌草 20g，黄芪 20g，甘草 6g，杏仁 10g 等 5 剂。

服完五诊之药后遵嘱复查，结论肿瘤已消失。此后 5 年，咳嗽及腰腿痛甚少发作。

记忆医案中还有多例此类患者，凡是用上述方药促使宫内积毒往外排解者，都同时具有咳嗽及腰腿疾病解除的良好疗效，个别人对于应用中药促化排恐于伤身，而到大医院手术，术后正气大伤，放化疗促成肿瘤向项咽或胸肺转移。此给予本人的启示：治病必求本，否则终将害己误人。此外，诸多腰腿之疾，其治必须针对脾肠失运、下焦伏毒（如大肠、肛门或前列腺的病变）。

此外还以附片 10~12g，败酱草 12~15g，蒲公英 12~15g，夏枯草 20~30g，土茯苓 12~15g，全当归 15~20g，桃仁 10~12g，大黄 10~12g，降香 10~12g，苏木 10~12g，五灵脂 10~12g，蒲黄 10~12g，生地 20~30g，茜草 10~12g，藿香 10~12g 等组方，为城北 86 岁陈某某外阴唇右侧有如合掌大的黑色素瘤实施化排，减轻其痛苦，延长寿命两年多。

经痫案

王某某，女，34岁，家住兴城镇西郊。2008年2月23日至2008年7月30日医案。

病案简述——大医院诊断为痫症，已有三五年时间。病起口腔溃疡、鼻炎、咽炎反复，既往经行淋沥曾误补于人参、阿胶，误治于止血消炎的针剂急速制止经血。近几个月白带黄稠内阻，气味恶臭，月经欲行不行，时崩时淋乱套；胸咽闷满欲绝，乳房胀痛，跌仆颤抽，口吐泡沫，日益严重。经其姻亲介绍，于2008年2月23日起到本所求诊。

经过2月27日、3月12日、3月21日复诊，经痫明显减轻，再经过3月28日、4月18日、5月30日的经前经后之调治，至7月30日及8月31日再诊时告知，经行痫症无再发作。

❖ **论治概况**

患者之口腔溃疡，对应脾虚肠滞有伏湿（慢性肠炎）；鼻炎、咽炎，对应肺胃受侮于浊逆之气；经行淋沥，对应脾失健运、气弱血湿。其治本应调和气血，促其畅排，祛瘀生新。既往非补活兼顾的对抗治疗，使瘀浊滞留于宫腔内；浊毒在宫腔滞留日久，致使白带黄稠而气味恶臭。尿道宫颈因白带滞留而起的慢性炎症，是导致滤泡性咽炎时起时伏的重要缘由（古人关于上病下治之言，包含头脑胸咽之疾，其治必须审察下焦、通调二便，排解子宫或前列腺的伏毒等）。下焦伏湿日久，未获化排，既影响气血的生化与运行，又可促生蕴火。蕴火之热，不仅耗气伤阴致经行淋沥，而且可使肠道的浊毒呈烟雾状腾升；上述逆乱之气、浊毒之液，宿于肺脑心，此乃经痫的因缘。

┃**辨证**┃脾失健运、下焦伏湿、浊毒逆冲等一系列因素，是导致突发性眩晕跌仆、四肢颤抽、口吐泡沫之痫症发作的主要缘由。此类病号并非少见。

Ⅰ治则Ⅰ化排伏湿，顺气涤痰，疏肝理肺，清窍醒脑。

Ⅰ方药Ⅰ川连 6~8g，白头翁 12g，土茯苓 15~20g，当归（全当归或当归头）15~30g，柴胡 10g，钩藤 10~12g（后下），地龙 8~12g，鱼腥草 15~20g，赤芍 10~12g，牛膝 10~12g，蒲黄 8~12g，五灵脂 8~12g，杏仁 10~12g，甘草 6~8g，桑枝或桂枝 10~12g，降香 12g，侧柏叶 10~12g，贝母 8~10g，葶苈子 12g，5 剂。

痰饮上盛者，可加赭石 20~30g，旋覆花 10~15g，或加赭石 20~30g，神曲 12g 等；便秘多天者，宜加大黄 10~12g（后下），枳实 12g，或加藿香 12g，生地 30g。

Ⅰ方解Ⅰ川连、白头翁、土茯苓、当归合用，对脾肠伏湿所致的内热有良好的化解之功。柴胡、钩藤、地龙、佛耳草（鱼腥草）合用，能有效疏肝解痉。甘草、杏仁、芍药、桑枝或桂枝（手热者桑枝、手冷者桂枝）合用，能有效缓解四肢的颤抽。降香、贝母、侧柏叶、葶苈子，清肺除痰醒脑。赤芍、牛膝、蒲黄、五灵脂，或黄柏、苍术、败酱草、薏苡仁合用，能有效排解伏湿所致的恶臭之白带。

如果经行仍处崩漏，宜投大黄 12g、全当归或当归身 20~30g、黑蒲黄 6~8g、仙鹤草 8~12g，切不可仅投止血之药，止中务必有补血及活血祛瘀之药。

体弱气虚、肾病尿浊者，宜重用当归身 30~50g、土茯苓 20~30g、金钱草 20~30g，或白花蛇舌草 15~20g，旱莲草 10~15g，黄芪 15~30g，草薢 15~30g 等。

上述患者，经过近 2 个月时间的治疗之后，第三次月经来潮时，少腹不适、乳房胀痛、经前痫抽等都无再发生。再经过一个多月的调治，此后近 2 年时间，经行痫症并无复作。

经行伤寒致病毒性脑炎案

温某某，女，18岁，家住兴宁市城北。1989年5月30日至6月12日医案。

病案简述——1989年5月12日月经期间，伤于食饮合外感风寒，导致发热头痛、眩晕欲呕。经医院3次门诊及草药治疗，仍头痛如裹。因此于5月17日起到中医院接受住院治疗，初诊为病毒性脑炎。经静脉滴注消炎抗菌及间服安宫牛黄丸3~4丸后，头痛发热反受缠绵。因此于5月23日及5月25日聘请人民医院主任医师会诊，会诊后推断为结核性脑炎，转院至人民医院，经抽刺髓液化检排除上述合议；再经五官科等医师会诊后怀疑为脓毒性脑炎。29日起，昏迷现象多次发生。面对医院所发的病情危重通知，患者之父亲在拟议后事之际采纳了亲朋关于"经风"宜寻求老中医解救的建议，于5月30日中午请求本人出诊。在记录相关病况后，答应请求给予出诊，服本所发给的二诊之药后为患者解除了倒悬之危。

❖ **首诊概况**（1989年5月30日）

患者头面虚湿，羞光闭目，昏迷不语，额冒虚汗，口唇糜烂（外涂紫汞药液，间有溃疡渗出黄稠之液汁），掌心干热肌肤却冷，大便已有5天以上未排，导尿袋中之尿液赤稠量少，气促痰稠。卧床不起已有多天。

▎辨证▎风入胞络，误散损及气阴，浊毒侵淫肺肾，并且窜入脑中，以致症情危重。

▎治则▎通便泄热，调和升降，疏络化浊，醒脑开窍。

▎方药▎大黄12g（后下），桃仁12g，藁本10g，牛膝10g，防风10g，鬼羽箭12g，柴胡10g，蔓荆子10g，桑枝10g，地骨皮15g，地龙10g，鱼腥草15g，杏仁10g，甘草6g，赤芍12g等1剂。

痰饮上盛者，可加赭石20~30g，旋覆花10~15g。

　　叮嘱食饮宜淡清，因为浊毒内阻、胃肠虚弱。每剂中药应煎熬 2 次，每次取药汁 300~500ml，每煎应分 2~3 次服。服药后注意观察大便小便的排解状况、色泽气味及数量，若小便排解量能增多及大便中有湿积呈泡涕样排出之后，头痛发热则逐步减轻，胃纳随浊毒排解而好转，体力随胃纳之好转会逐步恢复。服药期间应戒口生冷甜滞等有碍于胃肠功能的食饮品，若能停止其他药物，则疗效更为明显。

　　31 日中午，患者之父到本所讲述其女服药后的概况——发热恶寒虽然有时仍作，头痛眩晕已伴随小便转畅而逐步减轻；时作启目观察四周，大便欲解但仍未排出，早餐已食稀粥 1 碗。应邀再次出诊，观察与所言相符，而且告知刚才已经排出大便一团。上方再给 2 剂。

❖　**二诊（6 月 2 日）**

　　6 月 2 日中午，患者之父再次到本所讲述其女服第二三剂中药后的好转情况——6 月 1 日起患者开始自主移步到卫生间大小便，大便中排出大量发酵样积涕后，发热现象已有 1 天时间无再发作，头晕头痛等症状已经完全解除，精神及体力状况亦伴随食量增加而逐步好转。上方加当归 15g、益母草 15g，再给 3 剂。

❖　**三诊（6 月 5 日）**

　　所见比其父之讲述更为良好，患者坐在床沿，声音转清亮，回答亦明确，主诉已无明显不适，目珠及四肢已趋灵活有力。

　　│治则│调和营卫气血，清窍通络疏肝。

　　│方药│白芍 15g，当归 15g，柴胡 10g，茵陈 12g，泽泻 10g，生地 30g，川芎 10g，牛膝 10g，黄芪 20g，益母草 15g，川连 6g，白头翁 10g 等 3 剂。

　　叮嘱即日办理出院手续，说明口唇内之湿毒仍未解尽，对应脾肠仍需调治，大病初愈切切不可急于峻补。

　　令人遗憾的是，其家属让患者继续住院，6 月 15 日患者病情再次恶化时刻，其父又来到本所请求出诊。问其所以，吱吱唔唔，答非所问，此来惶惶急急、形色不定，为避免枉费心机，建议另请高明医生。约七至十天后，患者邻居到本所就诊时告知，花季少女已黯然离世……

阴部瘙痒案

李某某，女，45岁，永和镇夜明村人。2001年5月14日至6月3日及8月29日案。

病案简述——因经带失正、腰腿困痛误治误补而导致白带内阻、下阴奇痒。在多方求治已花款上万元，不仅阴痒未除，反而招致性欲亢奋（值此筹备操办女儿婚宴的大忙时期，弄得丈夫亦心烦意乱、叫苦不迭）、胸咽不适、有苦难言、欲寻短见的严重时刻，经亲邻介绍后于2001年5月14日起到本所求诊。

❖ **首诊概况（2001年5月14日）**

结实人，头额偏赤晦，笑则面赤红，下睑胞陷而赤晦。主诉阴部瘙痒奇特已有几年时间，近2个月更苦于性亢奋，但是交媾后心烦欲绝；多方求治罔效，已有几次欲寻短见。

┃**辨证**┃气滞湿郁，阴毒内阻。

┃**治则**┃清宫、解毒、杀虫，驱化解排伏湿。

┃**方药**┃川芎10g，土牛膝、怀牛膝各10g，蒲黄8g，五灵脂10g，土茯苓15g，当归身20g，大黄10g，桃仁12g，甘草6g，苦参12g，益母草12g，白鲜皮12g，生地30g，藿香12g，连翘15g等5剂。

建议戒口食饮，切忌甜滞燥辣，言明服药后约20分钟，以下列药物取汁半脸盆，反复冲洗阴道及子宫。

┃**方药**┃冲洗子宫方——黄柏30g，苦参50g，地榆30g，败酱草30g，牡蛎30g，夏枯草30g，百部30g，千里光30g。

❖ **二诊（5月23日）**

主诉上方促排出大量黄油样腥臭物，痒痛减轻。内服外洗皆原方再给。

❖ **三诊（6月3日）**

自认诸症已明显解除，给予调理巩固。

|方药| 川芎10g，牛膝10g，白芍15g，桂枝10g，土茯苓15g，全当归20g，甘草6g，杏仁10g，生地30g，藿香12g，益母草12g，牡蛎30g，百部12g，苦参12g，白鲜皮12g等5剂。

2001年8月29日，患者因肛裂便血，到本所求治时如实告之：上次6月3日方服后，经带趋正，阴痒解除，羞于启齿的性亢奋现象亦无复作。

经验表明，对于妇女阴痒之治，必须促求二便畅排、经带正常。此类病疾本人的医案有百例以上。其中有误治而致幻音幻影作癫狂者，有浊毒内阻而导致臀部或下肢起顽癣恶疮者。总之白带内阻、恶血滞留于宫腔是酿成诸多妇科疑难疾病的重要诱因。就脏腑而言，关系于脾肠肺肾；气滞、气弱，血虚、血湿，不洁性交感染菌毒，如男性前列腺病疾而致的精液或前列腺分泌失正等，这些都可能成为致病因素。

带下病案

黄某某，女，28岁，兴宁毛巾厂。1992年7月27日至1993年3月28日医案。

病案简述——主诉头晕心悸，经行紊乱、停闭，白带黄稠恶臭。问婚否？哭诉害怕男性，不欲嫁人。经过三至五诊症情有所好转后，询问何故害怕男性，获知患者在儿童期（约10~12岁）在山坡上割柴草时曾经遭受流氓奸侮。此前不敢将受侮之事告诉父母及医者知道。既往误治误补，长期遭受白淫黄淫之苦，经常暗中以泪洗面。

经过本所下列八个月左右时间的综合性调治，为患者解除了精毒、瘀毒合菌毒、药毒的复合性折磨之苦。

❖ 首诊概况（1992年7月27日）

患者似壮实，两颧时作阵热潮红、心烦意乱、坐立不安；掌心热而肢肤偏凉；主诉经常梦中惊醒，胸肺及两肋时有束紧样不适。舌平伸偏短促，舌中根部位苔呈浊黄厚。病与恐郁所致的气滞湿阻，及湿郁日久而起的伏热密切关联。

Ⅰ治则Ⅰ疏肝解郁，顺气化浊，调和月经，排解淫毒。

Ⅰ处方主药Ⅰ地骨皮15g，前胡10g，白术10g，黄芩10g，田七10g，牛膝12g，蒲黄10g，五灵脂10g，郁金12g，郁李仁12g，土茯苓20g，全当归20g，黄柏6g，白鲜皮12g，赤芍15g，桃仁10g等，依据症情作适当加减。

❖ 随诊概述

经过7月31日复诊，此后每隔1星期左右复诊1次，促使因奸侮所致之精毒感染及湿郁聚滞停留宫腔内所致的白淫黄淫，由稠转稀、不断化解往外排出；

至 9 月 3 日复诊时久闭之经得以下行；此后半年时间遵嘱调治，至 1993 年 3 月 28 日经行色量逐月趋于正常。1994 年冬遵嘱婚合，3 年后回访已经产育，病无反复。

本人治疗带下病的经验如下：

白带如流者，多因脾肺气虚湿浊下注，亦有起常作淫思，致精关失固所致。

因于脾肺气虚湿浊下注者，宜益气醒脾化浊、益气升阳举陷排浊，方药以归脾丸或补中益气丸酌加鸡冠花 8~15g，白头翁 10~15g，白蔹 10~15g，白芷 8~12g 等；或者以淮山药 15~20g，白术 15~30g，泽泻 10~12g，茯苓 12~15g，白芍 12~15g，当归身 12~20g，川芎 10~12g，土牛膝、怀牛膝各 12g，白头翁 12g，鸡冠花 12~20g，白蔹 10~15g，白芷 10~12g，白面风 12~15g，甘草 6~8g，田七 8~12g，蒲黄 8~12g 等组方，依症酌加它药，可药到病除。

因于常作淫思，或手淫而致精关失固、白带常流者，宜在戒除淫欲的基础上，酌取下列药物组方内服——旱莲草 12~15g，女贞子 12~20g，土茯苓 12~20g，全当归 12~20g，田七 8~12g，败酱草 12~15g，赤小豆 20~30g，薏苡仁或白眉 20~30g，鸡冠花 12~20g，益母草 12~15g，牡蛎 20~30g 等。

白带如脓如腐渣样者，多起于慢性宫颈炎或子宫肥大疾病而起的白带异常之日久失治或反复受累于消炎对抗治疗过程，产生的药物残留停积于阴道及宫腔之内。宜以降香 10~15g，苏木 10~15g，土茯苓 12~20g，白鲜皮 10~15g，田七 8~12g，蒲黄 8~12g，败酱草 12~15g，薏苡仁 20~30g，大黄 10~12g，全当归 12~20g，赤芍 12~15g，牛膝 10~12g，甘草 6~8g，苦参 10~15g，白面风 12~15g 等组方。

此外，1998 年 4 月 17 日至 6 月 7 日医案中的狐惑而致绝食案，2006 年 2 月 19 日至 10 月 1 日医案中的狐惑而致疯癫案，都可视为带下疾病误治或误于补益促成的症情复杂及恶化。

产褥恶疾案

张某某，女，23岁，兴城镇人。1997年3月28日至4月14日医案。

病案简述——亲属代诉，患者住妇幼保健院已有十多天时间，产后恶露不下致阴裂阴肿感染严重；阵热恶寒不解，阴部如水烫火燎。二便阻闭多天，饱气纳呆，口干作渴，呼天撞地痛苦难言。请求本人出诊，记录病况后于1997年3月28日夜间八点多钟至九点半左右出诊。叮嘱达到预期的疗效后宜遵嘱出院。经下列五诊诸症悉除。

❖ 首诊概况（1997年3月28日）

患者头面虚湿（源于浊毒逆冲），唇口青紫（脾肠气弱血湿），两颧虚红湿阻内热（肺气弛焦），准头偏凉（脾肺气郁，功能受阻）。下唇胀肿，内陷外反（对应脾肠积毒）。口角下颊位湿疮（对应下焦妇科胱肠，已有瘀浊隐伏）。双手掌背静注所致肿胀青紫（气血循环受阻），呼天喊地，恶痛无疑。舌体形胖，质淡滞（气滞血虚也），舌两侧紫暗，气滞血湿致瘀毒内阻。舌苔浊黄腐样（肠道必有腐浊滞留），六脉细而弦紧，肝肾气阴虚亏。

▎**辨证论治**▎言明证属危重，肝郁气滞瘀阻，血腑累及脏腑，恶露滞于胞宫，腑气失降，正气受挫。

▎**治则**▎急速通调二便，排解胞宫恶露，宣肺疏络，消肿止痛。

▎**方药**▎桃仁12g，红花10g，赤芍15g，当归尾20g，天花粉10g，泽泻10g，大黄12g（后下），牛膝10g，前胡10g，陈皮10g，六一散20g，白花蛇舌草15g，蒲黄10g，田七10g等2剂。

叮嘱注意事项及食饮须知，达到恶露下排及积久之大便排出后，尽快办理出院手续，早日避免抗菌消炎等药物的副作用。

　　3月29日下午其夫前来请求出诊，讲述其妻服药后的情况，昨晚10点30分左右开始给药至12点左右头煎服完，凌晨2~4时起，即有黏稠之恶露开始下排，将天亮时排出少许大便，导尿袋中仍未见有尿液导出（获悉既往冲洗膀胱时，曾几次发现导尿管上口都有瘀黏物阻塞之现象）。第二剂中药是以今天上午10~11点左右给服（经询取汁量皆少于400ml），服药后尿意急，但是排出大便后尿意却缓解；下午3~4点仍未看见有尿液导出（出诊过程本人疏忽于询问观察是否带导尿管，因此没有叮嘱应于服药前或服药后20分钟内将导尿管拔除，所以尿液难于排出），阴肿热痛伴随恶露下行有所减轻。院方不允许患者出院。建议回去先拔除导尿管后再给翻煎中药之药汁，依据经验则可以将稠滞之尿液促排出体外。

　　30日晚上9点30分至10点15分左右其夫再次到本所请求出诊，并且讲述院方既不允许拔除导尿管亦不允许患者办理出院手续，在继续静滴消炎及抗生素等药液的同时，结合该院刘医师所开的中药（黄芪、灯心草、瞿麦、石菖蒲、桔梗、小茴香、石韦等），并且对腹部实施热敷及再次对膀胱施药液冲洗，冲洗过后重新安置导尿器。此后恶露复闭，阴部肿痛加剧，悲苦欲绝，因此要求再次出诊。为了对医院及刘医生等人表示尊重，本人婉言辞谢，示意既可以"防止药物冲突"，又可以让患者及其亲属从中感悟各自治疗的优劣。

　　3月31日中午患者之夫再次前来请求出诊，哭诉患者症情加重，托求给予解救。本人直言：如果不抓紧促排恶露及阻于胱肠的二便，几天过后势必重危。如果错失抢救的有利时机，也许没有胆识再给方药。希望慎重考虑，请其作速回去与患者及亲朋商议，决定速转广州大医院或接受本人中医药的治疗。

❖　**二诊（3月31日）**

　　31日下午4点30分患者之夫再次来到本所，告知回去综合多方意见之后，选择接受本所纯中药的治疗（医院经亲属签名后，家属于3月31日下午3~4点将患者迁回住地），因此答应请求给予出诊。5点30分出诊所见令人心酸——患者哭诉，没有结合本所中药的近两天时间，不仅增加了乳房胀痛及痔疮挺出的痛楚，而且开始心悸手颤，额冒冷汗。面对危重症患者，建议其夫在原医案下方签名，给予论治并组织方药。

ǀ方药ǀ桃仁12g，红花10g，赤芍15g，当归尾15g，牛膝10g，大黄10g（后下），蒲黄10g，田七10g，旱莲草12g，白花蛇舌草15g，海金沙15g，六一散20g，陈皮10g，炒槐花12g等。出诊至6点左右回至本所，发给上述处方中药2剂。

再三叮嘱，速请护士于服中药之前将导尿管去除，以利药液将滞留在膀胱的浓稠尿液的排解，有助于尿道及外阴之感染的康复。建议食饮宜淡清，切忌鱼腥及奶制品等滞腻壅塞之食饮品。

❖ 三诊（4月2日）

代诉及主诉遵嘱去除导尿管后于31日晚间7点30分至10点30分服完上方头煎之药汁，夜间12点左右起，恶露呈团块样下排。4月1日凌晨约3~5点，排出浓稠之尿液约100ml及团状大便2颗；此后阴部灼痛及胸乳胀痛逐步减轻，睡眠亦开始好转。上午7~9点服完2煎，恶露开始大量下行，所排小便自觉仍属黏滞且气味恶臭；四肢湿肿伴随浊毒外排已开始消退，精神状况逐步好转。效不更方再给2剂，建议服中药约20~30分钟后，结合煎下列药汁冲洗外阴及肛门。

ǀ外洗方ǀ金银花藤30g，土茯苓30g，黄柏20g，苦参50g，地榆30g，槐花20g，旱莲草20g，白及30g，败酱草100g，2剂。

❖ 四诊（4月4日）

患者主诉，服4月2日方药后，外阴及肛门之灼痛已明显减轻，所排恶露颜色已逐渐鲜红，但仍夹有少量瘀块；脱出之痔疮转皱后已趋于收缩；胃纳、睡眠好转，遵嘱已经开始哺乳，惟小便仍繁数及下腹部位仍有轻微不适。

ǀ方药ǀ赤芍、白芍各15g，桂枝10g，柴胡10g，茵陈12g，土茯苓20g，全当归20g，泽泻12g，生地30g，白花蛇舌草20g，黄芪20g，炒槐花10g，覆盆子10g等2剂。外洗药再给。

❖ 随诊概述

4月6日，患者自认已经趋于康复，建议母子同时调治（即头煎及二煎之药汁各给2小杯，约20~50ml给婴儿，在哺乳前喂下），利于婴儿排解胎毒。

ǀ方药ǀ4月4日方加生地30g、藿香12g，连翘12g，3剂。外洗之药再给3剂。

4月9日上午，患者及其夫抱婴儿坐三轮车到本所，主诉诸症皆已解除。建议再予调理。

┃方药┃白芍15g，全当归20g，柴胡12g，茵陈12g，牡丹皮10g，泽泻10g，藿香12g，生地30g，甘草6g，杏仁10g，白面风12g，连翘12g，陈皮10g，蒲黄10g，田七10g等3剂。

此后几年时间无疾。

原发性不孕案

案一 甲亢导致原发性不孕症

钟某某，女，27 岁，家住兴宁市平远县。1996 年至 1997 年医案。

病案简述——患者在 13 岁至 15 岁期间患甲亢，曾经在福建省龙岩市某医院接受放射性元素的雾化治疗，此后月经紊乱，婚后三年多不孕。经其姐等亲人介绍后于 1996 年春节后到本所求诊，经过半年左右的纯中药调治，喜获身孕，次年生下男孩。

❖ **论治概况**

患者似壮肥，双目珠明显偏胀大外突（甲亢经过放射性元素治疗后患者普遍具有的表现），两颧潮红，肤肤郁热，掌心汗如水洗（此类患者往往具有心悸症状）。舌质红绛、舌尖收紧样、剥象中有瘀沙点（对应尿酸高、结肠炎、便头结及肛裂史）。

┃治则┃疏肝解郁、清肺解毒、调和经带、化瘀逐浊、清宫助孕。

┃处方主药┃地骨皮 15g，前胡 12g，白术 15g，黄芩 10g，炒山楂 12g，炒莱菔子 12g，贝母 10g，全瓜蒌 12g，赤芍 15g，牛膝 12g，郁金 12g，桃仁 12g，生地 20g，香附 12g，路路通 15g，卷柏 12g，桑枝 15g 等。

半年后心悸消失、经带趋正、甲亢解除，继之怀孕。

案二　浊毒癣疮致不育不孕症

秦某某，女，28 岁（夫罗某某），兴宁市洋里村人。2007 年 7 月 12 日至 2009 年 5 月 20 日医案。

病案简述——女方婚前已有痛经及经行紊乱史；男方则有过性病淋球菌感染，误治引起前列腺增生积毒。婚后近四年未能孕育，曾接受医院多种疗法治疗，未能促成怀孕，却招致夫妻双方头面四肢疹毒转为癣疮。苦恼时刻经姻亲介绍后，于 2007 年 7 月 12 日起到本所求诊。夫妻双方经过 1 年多时间的综合性调治，疹毒及癣疮逐步消解退脱，男方的精液、女方的经带趋于常态，2008 年 12 月，女方喜获身孕，2009 年 10 月中旬顺利产下一男婴。

❖　**论治概况**

┃处方主药┃赤芍、白芍各 15~20g，桑枝 12~15g，狼毒 15g，白鲜皮 10g，田七 10g，牛膝 12g，生地 30g，香附 12g，土茯苓 20g，全当归 20g，麦芽 12g，蒲公英 15g，连翘 12g，蛇蜕 8g，酌加桑椹子 20~30g，茺蔚子 15~20g，或加苦参 12g，甘草 6g 等。

每次 3~5 剂，并依症状适当加减。男方则时投桃仁、降香、菟丝子、仙茅。

经一年多时间，终于使患者夫妇摆脱了不孕不育的苦恼。

案三　精冷精稀不孕症

朱某某，女，30 岁，河南省西平县人（广州工作）。2007 年 11 月 3 日至 2008 年 3 月 11 日医案。

病案简述——朱某某因阴痒误治致白带黄稠内阻，子宫肥大而婚后多年不孕；其夫张某（四川人氏）嗜于冷饮致前列腺积毒、尿频尿短、额冒冷汗，精冷精稀、活力低弱、失于常态而致不育。夫妻双方经 2007 年 11 月 3 日初诊、2008 年 1 月 18 日、2 月 2 日及 3 月 11 日复诊，即获身育并于 2009 年春节前产下一男婴。

❖　**论治概况**

治疗朱某某因带浊阴痒、子宫积毒而致不孕的处方主药如下。

┃处方主药┃ 赤芍 20g，全当归 30g，川芎 12g，牛膝 12g，桃仁 12g，红花 10g，蒲黄 10g，五灵脂 12g，佩兰 12g，泽兰 12g，藿香 12g，生地 30g，前胡 12g，卷柏 12g，白茅根 15g，桑枝 12g 等。

治疗张某精冷活力低弱而致不育的方药主药——

白术 15g，淮山药 20g，白芍 15g，桂枝 12g，蒲黄 10g，田七 10g，枸杞子 15g，莲子 30g，杜仲 12g，牛膝 12g，藿香 12g，生地 30g，白鲜皮 12g，金樱子 15g，仙茅 12~15g，菟丝子 15g 等。

继发性不孕案

案一　人流后十年继发性不孕

曾某某，女，35 岁，家住兴宁城东北。1993 年 7 月 8 日至 1995 年 3 月 5 日医案。

病案简述——患者婚后初孕，因于住房紧缺而实施人流；此后十多年长期经带失正，虽经多方求治，一直未能怀孕。抱养他人之女 6 年后，经本村求治本所后得以生育者的鼓励及介绍，于 1993 年 7 月 8 日起到本所求诊。

接连 5 个月左右时间调治后获得身孕；怀孕三个月左右期（1994 年 3 月 5 日），劳动中用力过猛而致流产；流产后返回本所求诊。复诊时建议其夫亦同时调治，次月即促成再次怀孕，并于 1995 年春节后，顺利产下一健康男婴。此后 1997 年又再次怀孕。

❖　**首诊概况（1993 年 7 月 8 日）**

患者体态壮实，头面赤晦（因于忧思，湿郁蕴火），痛经乱经，稠滞量少。

❘辨证❘气郁湿阻，冲任失调，气热血湿，浊瘀滞于胞宫。

❘治则❘清热解郁，疏络清宫，调和肝肾，化排瘀浊。

❘方药❘赤芍 15g，土牛膝、怀牛膝各 12g，泽泻 10g，牡丹皮 10g，生地 30g，白茅根 15g，郁金 12g，炒栀子 8g，地骨皮 15g，前胡 12g，田七 10g，蒲黄 10g，白面风 15g 等 3 剂或 5 剂。

❖　**二至六诊**

此后二诊至六诊上述方药依症增减，促使月经色泽及排量逐渐趋于正常。

❖ **七诊（12 月 28 日）**

自诉月经周期及色泽都已趋于良好。给予下列促排卵方药。

┃方药┃促排卵方——黄芩 10g，白术 15g，白芍 15g，桑枝 12g，生地 30g，当归身 20g，侧柏叶 12g，牛膝 10g，通草 8g，蒲公英 12g，桑椹子 20g，威灵仙 12g，地龙 12g，茺蔚子 20g 等 5 剂。

服此方后得以身孕。

❖ **八诊（1994 年 3 月 5 日）**

哭诉由于劳累过度，抬扛重物后引起 3 个月期的胎孕流失。劝慰切勿苦郁在心（因为俗话说：损身姑娘不过月）。

┃方药┃给予清宫解毒煎，即生化汤化裁——桃仁 12g，红花 10g，赤芍 15g，当归尾 20g，淡竹叶 8g，白茅根 15g，泽泻 12g，生地 30g，白术 15g，炮姜 6g，大黄 10g，牛膝 10g 等 3 剂。

建议下次转方时偕其丈夫一起来调治，利于生育健康聪明的好后代。

❖ **随诊概述**

1994 年 3 月 12 日夫妻同来就诊，男方给予下列方药。

┃方药┃牡丹皮 10g，泽泻 10g，藿香 12g，生地 30g，菟丝子 20g，仙茅根 12g，五味子 10g，麦冬 10g，山茱萸 10g，山药 20g，牛膝 10g，田七 10g 等 3 剂。

女方给予下列方药。

┃方药┃当归 20g，白芍 15g，白茅根 15g，生地 30g，麦芽 30g，蒲公英 15g，益母草 15g，茺蔚子 20g，白术 15g，黄芪 15g，威灵仙 12g，通草 8g，川芎 10g，牛膝 12g 等 5 剂。

服此方后之次月即再获身孕，于 1995 年春节后顺产男婴。2 年后再次怀孕，因于计划生育实施人流。人流后返回本所中药调治，此后少疾。

案二　霉菌阴痒、积毒不孕

蓝某某，女，29 岁，深圳珠海人。2007 年 5 月 23 日至 2009 年 3 月 10 日医案。

病案简述——因于阴痒（霉菌感染），接受医院西医治疗。2001年产下男婴于月里早夭。此后苦郁引起经带失正，左乳房时胀痛，深圳市龙岗医院及计划生育服务站等分别诊断为右卵巢囊肿兼肥胖症等。2004年4月15日至24日到广东省人民医院施于右侧卵巢畸胎瘤手术。此后至2007年5月中旬，因经带失正不孕及下肢湿癣而辗转于广州长安医院及省中医院等。2007年5月23日起到本所求诊。

经过三个月左右调治后，建议其夫亦作2~3诊调治。此后女方得以身孕，并于2008年7月下旬顺利产下一健康女婴。2009年3月10日调治后，2010年春节后再次产下一健康女婴。

❖ **首诊概况（2007年5月23日）**

患者中度肥胖，头额及唇口上下明显偏于黄晦，而且布生疹毒疖疮（对应于远年鼻炎及下焦伏毒），下睑胞及目内角黄晦陷（对应长期尿赤浊短，及因之而起的尿道炎宫颈炎），左小腿前外侧肌肤内有瘀毒聚结，双脚盘下有疱疹疮毒（对应脾肠有毒聚）。

Ⅰ**处方主药**Ⅰ赤芍20g，牛膝12g，侧柏叶12g，苍耳子12g，丹参12g，田七10g，败酱草15g，薏苡仁30g，炒莱菔子12g，炒山楂12g，当归尾20g，桃仁12g，黄柏8g，大黄10g，蒲公英12g，夏枯草20g等5剂。

后依此方酌情加减，叮嘱戒口须知以观察服药后的月经变化趋势。

受孕前二诊（9月13日、10月29日）方药主药如下。

Ⅰ**处方主药**Ⅰ赤芍、白芍各20g，桑枝、桂枝各12g，甘草6g，杏仁12g，川连6g，白头翁10g，旱莲草12g，石韦12g，麦芽15g，蒲公英15g，通草8g，威灵仙12g，桃仁12g，田七10g，土茯苓15g，全当归20g，茺蔚子15g等5剂。

其夫服：

Ⅰ**处方主药**Ⅰ麦冬12g，五味子30g，生地30g，白茅根15g，车前子10g，土牛膝、怀牛膝各10g，仙茅12~15g，菟丝子20g，金樱子15g，赤芍、白芍各12g，桑枝10g等5剂。

服后女方怀孕并顺产下一女婴，惜双脚盘底下的癣疮仍未解尽。

案三　电吸药流致宫弱不孕

陈某某，女，30 岁，家住兴宁城南。1997 年 11 月 25 日至 12 月 29 日医案。

病案简述——患者自恃貌美以及父母有一定地位，婚前性生活过于放纵，多次电吸或药流后，致子宫薄弱，婚后四年多时间无法受孕。

经其姐等人介绍后于 1997 年 11 月 25 日、12 月 1 日、12 月 9 日、12 月 13 日、12 月 20 日及 12 月 29 日到本所接受治疗。1998 年春节后即获得身孕，1999 年春节前喜获男婴。

┃处方主药┃白术 15g，淮山药 20g，山茱萸 12g，赤芍、白芍各 15g，全当归 30g，藿香 12g，生地 30g，桑枝 15g，桂枝 10g，益母草 12g，芜蔚子 20g，五味子 10g，王不留行果 30g 等，达求补益气血、固摄子宫、疏络促排卵之功效，继之受孕。

若卵巢萎缩者，宜加桑椹子 20g，枸杞子 20g，土牛膝、怀牛膝各 12g，蝼蛄 8~10 只。

案四　清宫止带致继发性不孕

朱某某，女，28 岁，安徽省庐江县人。2002 年春节后至 2002 年 10 月 8 日医案。

病案简述——患者初孕人流后乱经继发性不孕。多年多方求治不效的情况下由其丈夫（兴宁机场工作）接患者到本所求诊。

在食饮清淡的情况下经 5~7 方调治，喜获身孕。

┃处方主药┃白芍 15g，全当归 20g，川芎 10g，牛膝 10g，桃仁 12g，红花 10g，旱莲草 15g，黄芪 20g，麦芽 12g，蒲公英 12g，王不留行果 20g，益母草 12g 等。

案五　断奶不当致继发性不孕

2006 年至 2007 年医案，为因于断奶欠妥，引起乳腺增生、输卵管阻塞、多囊卵巢及肥胖，导致继发性不育已 8~10 年的广州徐某某、陈某某夫妇，经过三个月左右时间调治后喜获男婴。

┃处方主药┃赤芍、白芍各 12g，桑枝、桂枝各 12g，乳香、没药各 8g，桃仁 12g，大黄 10~12g，全当归 15~20g，川芎 10g，土牛膝、怀牛膝各 12g，蒲公英 15g，通草 8g，地龙 8~12g，威灵仙 12~15g 等。

若多囊卵巢，宜加败酱草 15g，降香 12g，夏枯草 20g，田七 10~12g，蜈蚣 1~2 条，土鳖虫 8~10g 等。

案六　阴虚脏燥宫弱不孕

刘某某，女，35 岁，坜陂镇人。2008 年 2 月 22 日至 6 月 14 日案。

继发性不孕 7 年时间，经 3~5 诊调治得以怀孕，顺产女婴。

| 处方主药 | 白芍 15g，当归身 20g，川芎 10g，牛膝 10g，山茱萸 12g，淮山药 20g，人参须 15g，茯苓 12g，白花蛇舌草 15~20g，玄参 20~30g，藿香 12g，生地 20~30g，旱莲草 12~15g，黄芪 20~30g，益母草 12~15g，菟丝子 15~20g 等。

此外，2008 年至 2009 年医案中，为某镇计划生育办公室医师罗某某（丈夫杨某，卫生院医师）三诊后获身孕。2002 年至 2003 年医案中为汕头机场邓某某（妻刘某某）婚后多年不孕不育者调治后喜获男孩。此类案例举不尽举，有原医案可查，不再一一列出。

病案手记十二
男科病证

—— 阴囊虫虱案
—— 阴茎脓疮案
—— 冠状沟疱疹案
—— 杨梅疮案

阴囊虫虱案

张某某，男，72岁，家住兴宁城镇。2008年6月26日至7月18日案。

病案简述——主诉阴囊奇痒、气味恶臭、阴毛丛中捉出多颗虫虱及虫卵。在遵嘱戒口高异蛋白的前提下，经7月7日二诊、7月18日三诊，至7月28日复诊告知痒痛恶臭皆已解除，此后近2年时间亦无反复。

❖ **首诊概况（2008年6月26日）**

患者肥壮高大，气热面赤，肢肤却汗冷，下睑胞肿胀下坠（对应下焦有伏湿）。舌质淡，形偏细，边侧微剥有乳样，对应尿浊血脂高，肝气疏泄欠条达。

❘治则❘ 通调二便，化浊杀虫。

❘方药❘ 内服方——降香12g，苏木12g，土茯苓20g，白鲜皮15g，苦参12g，甘草6g，大黄10g，桃仁12g，泽泻12g，草薢12g，蒲黄10g，田七10g，磨盘草15g，赤芍12g，牛膝12g等3剂。

叮嘱内服中药后约20分钟，结合下列药物煎浓汁外洗。

❘方药❘ 外洗方——百部50g，苦参30g，牡蛎50g，夏枯草30g，白及30g，地肤子30g，浮萍30g等。

❖ **二至四诊（7月7日、7月18日，7月28日）**

第二次复诊时告知，痒痛恶臭皆已解除。至执笔之日已近2年时间无复发（经治获愈的此类患者，医案中有多例）。

阴茎脓疮案

李某某，男，37岁，惠州武警。1997年3月1日至1998年9月19日医案。

病案简述——1996年在惠州医院施包皮切除术。术后引起化脓性感染，转至广州武警总院；经近3个月住院综合治疗，由于脓毒内伏于龟头，时作胀痛热痛，牵引睾丸及腰脊痛楚，后又转广州肿瘤医院，医院认为必须再次施以切割手术。在痛苦万分之际，患者接受其姐妹、姐夫等人的建议，于1997年3月1日起到本所求治。

经过前后共1年半左右时间的综合调治，使阴茎、龟头及睾丸等的形态和功能皆恢复正常，此后并无反复。另2001年11月12日患者曾因甲沟炎到本所求治。

❖ **首诊概况（1997年3月1日）**

患者由上述所言相关亲人伴同而来，精神萎靡、额冒冷汗。因为上述所言惨况已由其姐夫等人求诊之前向本人有所讲述，因此直接解释伏于阴茎内的疮毒起于术后所使用的对抗药物与阴茎气血中的浊毒相互凝聚而成。向其说明通过内促化解，可以使病灶解除，患者听后心情好转。

┃治则┃益气化浊，疏络解毒。

┃处方主药┃降香12g，田七10g，赤芍12g，土牛膝、怀牛膝各10g，大黄10g，桃仁12g，土茯苓15g，全当归15g，麦芽12g，蒲公英15g，生地20g，香附12g，皂角刺12g，败酱草15g等，每诊3~5剂。

建议戒口生冷甜滞，服药后30分钟左右，适当结合夏枯草、败酱草、苦参、桃仁、土茯苓等煎浓汁洗涤或湿敷患处，帮助解毒。

❖ **随诊概述**

4 月 6 日复诊时，肿毒大消。至 1998 年 9 月 19 日复诊时，诸症解除，使患者免除了再次手术可能酿成阴茎残缺的不幸，众亲千多万谢！ 3 年后因甲沟炎到本所求诊，获悉阴茎之疾并无反复。

此外，1992 年 4 月 9 日案，为五华酒厂推销员，兴宁市龙田镇陈某某解除龟头脓疮之苦。

2009 年冬至 2010 年 1 月 31 日医案，为广州（原籍兴宁市坭陂镇）张某某解除冠状沟脓疮恶臭，然而引起阴茎及睾丸胀热不适的诸多因素中，仍有未解除之浊毒，因此不仅仍潜伏病情反复的风险，而且其妻难免仍遭受其害。盼能醒悟而再行调治。

总之近廿多年时间里，本人以中医药为众多的老中青龟头或阴茎疮肿重症患者解除了难于启齿的痛苦，其中有不少是干部、教师、学生或军人。此外还为众多因为性病误治失治而致不育不孕的夫妇解除残留之毒，从而使其生殖系统功能恢复正常而获得孕育。

冠状沟疱疹案

案一 误补于壮阳药物引发龟头疣息

张某某，男，39 岁，东莞某商场经理。2001 年 10 月 30 日至 2002 年 3 月 19 日医案。

病案简述——因淋病引起尿道口疹毒，大量抗生素对抗治疗，引起冠状沟疱疹反复发作；接受消炎止血类针剂及误补于壮阳药物后，又引发龟头疣息；接受外搽促枯萎之药物后，引起瘀毒内伏。龟头及睾丸胀痛热痛多天未能解除的时刻，经妻兄介绍到本所求诊。

经过三个多月的治疗，阴茎、龟头及睾丸等部位的脓疮及疣息全部解除。至 2010 年春节后，患者到本所要求减肥化浊，经询性病无再发生。

❖ **论治概况**

❘处方主药❘降香 12g，苏木 10g，赤芍 15g，牛膝 10g，大黄 10g，桃仁 12g，苦参 12g，甘草 6g，土鳖虫 8g，田七 10g，败酱草 15g，薏苡仁 30g，夏枯草 20g，蒲公英 15g，旱莲草 12g，茜草 12g，牡蛎 30g 等，初诊 3~5 剂，后续 8 剂或 10 剂。

案二 淋球菌感染

1996 年至 1997 年案，兴宁某局测绘人员张某某因酒后不洁性交，感染淋球菌，求治人民医院及慢性病防治站。花费多年积蓄的 1 万多元后，病情未见好转，遂写下遗书留于住房写字台面，外出登上某五层高楼顶端，意欲跳楼以解脱折磨的悲痛时刻，经其父母兄姐等人相劝后回到本所求治。深夜 12 点左右给予如下方药。

┃**方药**┃海金沙 20g，六一散 30g，白花蛇舌草 20g，鱼腥草 15g，旱莲草 12g，黄芪 20g，大黄 10g，桃仁 12g，车前子 12g，土牛膝、怀牛膝各 10g，桂枝 12g，赤芍、白芍各 12g，苏木 12g，降香 12g 等 1 剂。

服药后约 2 小时，引起心烦欲绝的稠滞恶臭之小便得以通解。此后酌加蒲黄 10g、田七 10g，或加土茯苓 15~20g、萆薢 20~30g，再经过 3~4 个月的综合调治，使既往接受对抗治疗过程积于前列腺及肝肾等系统的药毒清除。遵嘱食饮，洁身自爱，婚合生育后已近 10 年性病无再发生。

近 20 年的医案中，每年都有 5~7 例以上的性病淋浊、疱疹湿疣或阴疮梅毒误治后的苦不堪言者，到本所通过内服扶正祛邪之药，并结合外渍或冲洗剂使病苦解除的记录。例如：1997 年至 1999 年案，为多所中学教师（饶某某、李某某、王某某、刘某某等）解除了性病、前列腺积毒之苦。同时亦为其妻解除所遭的牵累之疾。2008 年元宵节后至 5 月 13 日医案，为刁某某、黄某某、张某某、陈某某、廖某某等多人解除了泡温泉后发生不洁性交所致的淋病或梅毒之苦。

杨梅疮案

李某某，男，45岁，某工商所员工。2005年8月16日至11月12日医案。

病案简述——患者因淋病及阴茎冠状沟疱疹，接受慢性病防治站进口速效药物等的综合性治疗；假愈后约半年，药物性皮炎此起彼伏；此后曾求治于省市级皮肤病防治站及广州中山大学附属第三医院的专家教授。在疹疮疙瘩及溃疡严重至非戴手套、穿长袖衣裤不敢上班，精神日趋萎靡，羞于见人的时刻，经原福兴工商所同事邱某介绍后到本所求治。

在停止其他任何针剂、片剂及外用药物的条件下，经过3个月时间的治疗（2005年8月16日至11月12日），皮肤恶疾被化解70%~80%。又经过2个月左右的治疗，通过能够扶正祛邪、清营化浊、补益气血、攻逐瘀毒的方药，使头面四肢的恶毒化解，而附于背部腰肾的恶毒却呈现"令人恐怖"的迹象……

为了防患不测的争议，特意向患者申明：有效则复诊，无效可退款。

❖ **首诊概况**（2005年8月16日）

患者之头额、项下胸前皆有瘀毒所致的疙瘩样疣结；双下肢小腿两侧，脚盘及踝关节上下等部位，多处恶疮呈溃疡性感染；胸背疹毒呈粟粒状；背腰两肾区对应部位，其左肾处内藏鸡蛋大肿物，右肾处已破口溃烂，疮呈盘状，边沿赤紫高突、内陷部位蚁巢样毒结。

┃处方主药┃ 苦参12g，甘草6g，牛膝10g，赤芍12g，土茯苓15g，当归尾12g，绵茵陈12g，大黄10g，白鲜皮12g，土荆皮15g，连翘15g，蝉蜕8g，生地20g，藿香12g，附片12g，败酱草12g，田七10g，金钱草20g等，有时加蚁巢或露蜂房8~10g。

| 方药 | 洗涤或湿敷方——土茯苓 30g，千里光 30g，牡蛎 50g，夏枯草 50g，苦参 50g，地榆 30g，虎杖 50g，金银花藤 30g 等，协助止痒拔毒。

病案手记十三
儿科病证

—— 小儿发热颤抽案
—— 小儿疝疾案
—— 新生儿梅毒

小儿发热颤抽案

案一 疳积被急速制止后引起四肢抽搐

黄某某，男，13个月婴儿，水口镇益华村人。1995年9月1日至10月4日医案。

病案简述——生母孕期有痫症发作史；患儿出生后未获母乳哺育。周岁期间食伤引起发热、疳积，接受乡镇卫生院治疗，疳积被急速制止后引起四肢抽搐。于1995年8月23日起进住人民医院，入院时诊断为肠炎、肺炎；5天后诊为肺积液、脑积液、先天性痫症等。接到医院建议转广州大医院检查治疗的通知后，经过多方考虑接纳姻亲（公路局财务科周某某、刘某某夫妇）的建议，于1995年9月1日起将住院患婴抱到本所接受中医中药治疗。

遵嘱出院情况下服本所中药，经过9月3日、7日、16日复诊，气促、发热及脑痫抽日趋缓解，再经9月23日及10月4日复诊，至12月6日患者之舅父刘某某求诊时告知患儿已三个多月诸症无再发作。

❖ 首诊概况（1995年9月1日）

患者头发呈旋扭状竖起，前额及颅门部位明显肿突，双目时作翻白、直视或斜视，口角流涎，阵作咬牙；气热上冲面赤红，继之则手脚及全身作颤抽，颤抽过后肢冷汗出。指纹紫红已透二关。

诊断为母病及子，肠滞伏湿，奶粉及葡萄糖等长期过量喂给而致小便浊臭排不净，伏湿合蕴火乱害于肝肺脑。建议必须以粉羹为主食，少给或不给葡萄糖奶粉类食物；言明小便转清长之后，痫抽将逐步解除，头发旋扭竖起的状况转顺伏之后，滞留于脑部的痰浊等可视为已被化解。

丨**处方主药**丨甘草 4g，大黄 6g，赤芍 8g，牛膝 6g，僵蚕 6g，地龙 6g，钩藤 8g（后下），前胡 6g，陈皮 6g，灯心草 5g，鱼腥草 10g，白茅根 10g，藿香 8g，生地 15g 等 3 剂或 5 剂。

首诊或二诊时，适当结合川贝散或羚竺散，声明大便中排出泡样积涕越多，则疗效愈为明显。

❖ **二诊（9 月 3 日）**

痫抽强烈程度逐日有所减轻，上方再给 3 剂。

❖ **三诊（9 月 7 日）**

左手脚拘急、痫抽发作已不明显，右手脚颤抽的次数及强烈程度，亦已比住院期间明显减少及减轻，食羹量逐日转多，精神状况随之好转，上方去大黄，加田七 6g、蒲黄 6g 再给。

❖ **四诊（9 月 16 日）**

头额及后脑的积肿已经明显消退，脑积液引起的痫抽已经由住院期间的日发作三四十次下降至七至九次。但是指掌等部位药物积淀所致的疹毒及瘀紫未完全化解。

丨**方药**丨蒲黄 6g，田七 6g，赤芍 6g，牛膝 6g，荆芥 6g，薄荷 6g，杏仁 6g，甘草 6g，侧柏叶 6g，桑枝 6g，红茜根 6g，白茅根 12g，泽泻 6g，生地 15g 等 3 剂。

❖ **五诊（9 月 23 日）**

服上方后脑积液及伏湿蕴火引起的痫抽等已有几天无再发作，耳额及大腿等部位的疹毒已消脱近百分之八十。同意患者之父外出打工。

❖ **六诊（10 月 4 日）**

患者由其外祖母及舅父抱来复诊，告知痫抽等已有半个月无再发作，头发已逐步趋于顺伏。

丨**方药**丨赤芍 8g，牛膝 8g，地龙 6g，鱼腥草 10g，侧柏叶 6g，白茅根 10g，泽泻 6g，生地 15g，杏仁 6g，甘草 4g 等 3 剂。

1995 年 12 月 6 日患儿之舅父到本所求诊时告知其外甥最近 3 个月病情并无反复。

案二　羊水阻肺、发热咳嗽

钟某某，女，3 岁，兴宁市岗背镇人。1997 年 6 月 9 日至 7 月 7 日医案。

病案简述——患婴出生时曾因羊水阻肺接受住院治疗。此后常有发热咳嗽、气促等症状发生。此次住院至第七天诊断为肺炎、积液及心力衰竭等。在院方发出病情危重通知后，患者之父母突然回想起 3~4 年前长男多哭多泪、头顶胎垢恶积症状由本所给予化排后一直健康成长的经历，因此急速将患儿由病房抱至本所求诊。面对病情危重的患婴，建议患者父母在原医案下方签字，然后给予论治发药。经过首诊、二诊解除了倒悬之危，再经后续三诊，趋于康复痊愈。

❖　**首诊概况（1997 年 6 月 9 日）**

患者闭目张口、腹胀脐突，四肢及头面皆呈湿肿，两腮角血丝明显（对应肾炎蛋白尿及尿中潜血等）。舌花斑合溃剥，舌边侧有齿印及暗沙点（对应慢性胃肠炎，伏湿浊毒乱害于肺脾心肾）。

Ⅰ治则Ⅰ清肠解毒，顾护心肺。

Ⅰ方药Ⅰ石膏 20g，神曲 6g，生地 15g，香附 8g，炒山楂 8g，炒莱菔子 8g，灯心草 20g，鱼腥草 10g，大枣 5 枚，葶苈子 10g，前胡 6g，车前子 6g，大黄 6g，牛膝 8g，萹蓄 8g，石韦 8g 等 3 剂。

言明服 1 剂中药后大小便排解量能转多即为中效，若中效能早日出院则可避免症情反复。

❖　**二诊（6 月 13 日）**

主诉上方疗效十分显著，气促罗音、呼吸出多入少的状况随二便转畅而减轻，头面及四肢的湿肿亦逐渐消退。建议复印住院期的 B 超报告（房间膈缺损、肺静脉反流、肺动脉高压心功能 III 级等）交本所。前方再给 3 剂。

❖　三诊（6月17日）

大便日排 4~7 次，腹胀消失，呼吸转静，头面四肢湿肿已不明显。

┃方药┃杏仁 6g，甘草 4g，赤芍 6g，牛膝 6g，大黄 5g，桃仁 6g，瞿麦 6g，石韦 6g，生地 15g，泽泻 6g，白花蛇舌草 10g，黄芪 12g，前胡 6g，陈皮 6g 等 3 剂。

❖　四诊（6月22日）

候诊一个多小时，其母牵着患儿在候诊厅中走来走去，既无哭闹亦无气促，惟两腮角血丝及舌花斑仍未解尽。

┃方药┃去上方中的赤芍、大黄、桃仁、白花蛇舌草，改加白术 10g，白芍 8g，白茅根 12g，红茜根 8g，侧柏叶 6g，川金钱草 12g，3 剂。

❖　五诊（7月7日）

其父母认为已经痊愈，因为语言行走、食饮睡眠等皆已完全正常，但是花斑舌仍未完全解除。言明日后须防过饥、过饮冷甜及食伤。凡遇肠滞运化失正时，须知疏导及助运，切勿急速止痢，否则可因留寇而再次引起肺疾。

案三　肠炎发热、作咳气促

1997 年 7 月 21 日至 8 月 8 日案，出诊人民医院住院部，为出生还不足 8 个月的患者罗某治疗。此患者由于肠炎发热、作咳气促，第五次入住医院，诊断为慢性支气管炎合并肺部感染。

❖　论治概况

经四诊合参，以麻杏石甘汤加减——炙麻黄 6g，杏仁 6g，生石膏 15g，甘草 3g，前胡 6g，车前子 6g，白头翁 6g，石韦 6g，香附 6g，生地 12g 等，解除了喘咳发热的缠绵之苦。

案四　肺炎发热

周某某，男，十一个半月男婴，兴宁市大坪镇人，随父母住深圳布吉。2000

年7月6日至7月28日医案。六月中旬患者因咳嗽求治于布吉人民医院，诊断为肺炎。因住院多天后发热反复未能解除，7月1日起转至兴宁市人民医院急诊科。在住院至第五天症情反复并且出现加重趋势的时刻，经舅母（其儿骨髓炎本所治愈）介绍后于7月6日抱患儿到本所求诊。

❖ **论治概况**

| **方药** | 地龙6g，鱼腥草10g，牛膝6g，赤芍6g，生地12g，侧柏叶6g，白茅根12g，旱莲草6g，前胡6g，陈皮5g，葶苈子8g，牛蒡子8g等3剂。

在清淡食饮前提下，服完本所发给的第二剂中药后，发热即逐步缓解；服完第三剂中药后，呼吸趋于平顺。经7月9日及7月13日复诊，诸症消失。

案五 腹胀发热

罗某某，4个月女婴，随母住深圳。2006年7月24日至8月13日医案。

病案简述——2006年7月2日起因腹胀发热求治于布吉沙湾医院，后转南岭医院，7月17日至22日入住深圳市儿童医院。

入院诊断：急性支气管肺炎，暑热症？

出院诊断：急性支气管肺炎、肺结核待排？暑热症？

因症情未见好转，于7月24日患者父母抱患儿到本所求诊（交有化检报告单及出院小结复印件）。

❖ **论治概况**

| **辨证** | 证属肠滞伏湿，浊毒逆冲，乳汁失正、母病及子。

| **方药** | 侧柏叶10g，牛膝10g，白茅根15g，生地20g，瞿麦10g，白头翁12g，石韦10g，萹蓄10g，杏仁10g，甘草6g，地骨皮15g，前胡10g等3剂。

建议母婴同时服饮中药。

经7月28日复诊，至8月5日复诊时诸症解除。此后4年时间里，无论小孩或其母，凡遇食伤或外感引起鼻炎严重皆从深圳回到本所寻求中医药解除。

案六　手足口病发热

何某某，13个月男婴，家住龙田镇曲塘村。2010年2月13日至5月3日医案。

病案简述——患者因发热于1月27日至30日住人民医院。2月4日至13日因症情反复再次入住人民医院，虽经综合治疗及结合灌肠，气喘鼻塞却日趋严重。在潮热日甚、大便多天不下行、婴儿不断哭闹，并且开始怀疑是否属于手足口病的时刻，经其父亲的同事介绍后抱婴儿到本所求诊。

❖ **论治概况**

四肢对应肝肺，口舌对应脾肠。手足之所以起疹毒疮疔，因于肝肺受浊毒之困阻日久。小儿气弱肠滞，大小便失于常态日久，是酿成发热咳嗽的重要缘由。这种由肠滞尿浊（营养过剩而致运化失正）引起的伏湿与蕴火，日久未获益气助运、泄浊清热的治疗，是引起小儿或成人口腔疾病的缘由。正确的治疗非对抗留寇，宜益气助运、疏络解毒，或宣肺疏肝、清营解毒。

遵嘱立即出院的情况下，服本所发给八正散加减3剂，2月20日复诊时，诸症趋于解除。

┃处方主药┃ 瞿麦6~10g，白头翁6~12g，旱莲草6~12g，萹蓄8~12g，白芍或赤芍8~12g，桂枝或桑枝6~12g，灯心草3~5g，鱼腥草8~15g，夏枯草10~20g，连翘8~12g，土茯苓8~15g，全当归或当归身8~15g，大黄6~8g（大便畅排后去掉），桃仁6~8g，生地10~15g，蒲公英8~12g等，2~4剂。

发热气喘肺炎严重者，宜麻杏石甘汤加减——石膏15~30g，炙麻黄6~12g，杏仁6~12g，甘草4~8g，侧柏叶6~10g，红茜根6~12g，牛膝6~12g，大黄6~12g，前胡6~12g，地骨皮8~15g，桑枝6~12g，白芍8~12g等。

总之，宜针对脾肠及肝肺，有是症用是药，则可以为患者解除倒悬之危。

4月22日因误补引起发热、头项汗泄严重，返回本所求诊，治以通便泄热。

┃方药┃ 炒莱菔子6g，山楂8g，白头翁8g，石韦6g，侧柏叶6g，土牛膝6g，前胡6g，陈皮6g，生地15g，白茅根12g等3剂。

5月3日复诊，给予调和营卫。

|方药|白术 8g，防风 6g，白芍 8g，桂枝 6g，甘草 6g，杏仁 8g，侧柏叶 10g，牛膝 6g，旱莲草 12g，黄芪 12g 等。

服后诸症悉除。

案七　新生儿羊痫疯

张某某，女，4 个多月婴儿，刁坊镇金银村人。2007 年 5 月 18 日至 10 月 12 日案。

病案简述——患有便秘史。平时胃纳过旺，时作哭食。7 天前发现时作咬牙、颤抽握拳、双目翻白等症状，近日 1 天发作几次，因此抱来就诊。

❖　首诊概况（2007 年 5 月 18 日）

体似壮实，额有赤晦（对应下焦胱肠具有伏湿浊毒之蕴火熏蒸肺心）；准头偏赤红，鼻孔内有涕痂（湿浊蕴火乱害肺胃）；唇干而张口呼吸（对应脾火过旺、肠滞湿阻）；额及两腮偏黄晦（对应尿浊短气化过旺）。

言明婴儿便闭因于孕期多吃钙奶类食品，产后乳母过于燥补致乳汁偏于稠滞，此亦乳婴尿偏浊臭而短的因由。建议乳母戒食滞腻燥辣，空腹少食酸冷生果，婴儿以羹粉及母乳哺育，停止喂与钙奶类及葡萄糖等具有影响二便的食饮品，则症状可以解除。待致逆窜于肺脑心中的泡样痰涕浊毒被化解排除后，则小儿痫抽之病根才被拔除。建议观察二便的变化好转状况及食饮睡眠状况。发给下列方药。

|婴儿处方主药|侧柏叶 6g，土牛膝 6g，鱼腥草 12g，地龙 6g，甘草 4g，杏仁 6g，大黄 6g（后下），枳实 6g，生地 12g，红茜根 6g，钩藤 8g（后下），竹茹 6g，川贝散 1 瓶，葶苈子 10g 等 3 剂。

建议母亲结合服下列药方。

|乳母处方主药|甘草 8g，杏仁 10g，金银花 12g，白术 15g，地榆 12g，炒槐花 12g，防风 10g，姜竹茹 8g，大黄 10g，桃仁 12g，侧柏叶 12g，土牛膝、怀牛膝各 12g，土茯苓 15g，全当归 15g，藿香 12g，生地 20~30g。

2007 年 9 月 11 日复诊后诸症解除，3 个月及 3 年后痫抽无再发作。

此外，2008 年 4 月 23 日至 8 月 19 日医案中，为张某某（男，8 岁，刁坊镇金银村人）解除了痫症之苦。

病案简述——2005 年冬天发热咳嗽到人民医院住院治疗。此后每月 1 次痰毒性脑痫抽发作。2007 年 3 月至 9 月曾到梅州市人民医院住院及广州儿童医院检查治疗，诊断为"后天性脑痫症"。此后每月发作 1 次痫抽，最近几天因祖父给予高营养的羊奶及猪脊骨水等，引起夜间每隔 1~2 小时发作 1 次，抽至青紫吓人……经刘永波老师介绍后到本所求诊。连续服药 3~4 个月后，诸症解除。建议注意食饮，切勿再误投补品。

▎**处方主药**▎赤芍 10g，土牛膝、怀牛膝各 10g，地龙 10g，杏仁 10g，甘草 6g，大黄 10g（后下），桃仁 10g，红茜根 10g，炒莱菔子 10g，炒山楂 10g，钩藤 10g（后下），柴胡 10g，生地 15g，泽泻 8g 等。

小儿疝疾案

案一　新生儿小肠疝

毛某某，新生儿40多天，宁新镇洋里村人。1993年9月至1994年3月医案。

病案简述——产后40多天其母罗某某（曾因产后恶露不下行而阵热恶寒，住院至咳引胸痛的严重时刻经本所治愈者），发现新生儿小肠疝及左睾丸肿大，求治于本所。

经乳母及患婴同服下列方剂近半年左右时间，小肠疝及左睾丸肿大完全消失。治愈一年半时间症情并无反复。

❖　**论治概况**

小肠疝气（又名"腹股沟疝"）主责肝脾。脾阳受损运化失正，肝气郁结，肝寒收引是起病之因。睾丸肿大因于湿浊下注，亦关系于乳母的乳汁失正及附件卵巢湿阻等因素。因此，其治宜母婴同时服饮益气化浊疏肝煎。

┃处方主药┃ 赤芍、白芍各10g，桑枝10g，荔核12g，桃仁10g，藿香10g，生地20g，全当归15g，柴胡10g，草薢12g，泽泻10g，通草或灯心草10g，川楝子10g，香附子10g，郁金10g，田七10g等。

母婴同服，婴儿以哺乳前给1小杯（约20ml）药汁。

案二　腹股沟疝

刘某某，男，7岁，父母原兴宁无线电厂职工。1990年4月22日至6月28日医案。

病案简述——患者有多年左睾肿大下坠及腹股沟疝史。在遵嘱戒口生甜滞冷饮料（尤其是空腹）前提下服饮疏肝消疝煎三个月左右后，使病况完全消失。此后患者父母介绍同事罗某某亦带其患有相同疝病的小孩到本所求诊，同样获得疝病化解排除。

❖ **论治概况**

7~12 岁儿童睾丸肿大下坠或腹股沟疝，主要起于空腹过度嗜于酸冷饮料，尤其是下午肆意于蜂蜜、橙汁者以及过食苦瓜咸菜汤或偏于沉降凉血之食饮者。治疗此类肝肾湿郁所致之疾的处方主药如下。

丨处方主药丨 赤芍 10g，桑枝 12g，荔核 12g，桃仁 10g，川楝子 10g，郁金 10g，生地 15g，香附 10g，杏仁 10g，甘草 6g，当归 10g，柴胡 8g，钩藤 8g（后下），田七 8g，蒲黄 8g，金樱子 12g 等。

但须戒口食饮，特别是下午空腹时刻，酸冷甜滞、性偏沉降的生蜂蜜、冷豆浆、冻西瓜，酸奶原则上要少吃或不吃。此外西红柿鸡蛋汤亦应当少食，否则难于获取疗效。

案三 睾丸肿痛

此症多起于寒凝冷积，非温通疏泄不解，少沉降则难于直达病灶，处方主药如下。

丨处方主药丨 苏木 6~12g，降香 6~20g，桃仁 6~15g，赤芍 8~15g，炒荔核 8~15g，川楝子 8~15g，全当归或当归身 8~20g，大黄 6~12g，生地 8~20g，藿香 6~12g，威灵仙 8~15g，莪术 6~15g，金钱草 8~20g，六一散 10~30g，白花蛇舌草 10~20g 等，视病况加减。

上述处方依症情增减，不仅为书中所举的真心病患者刘某，肺癌术后转移者陈某某，肠痈术后广泛转移者曾某某解除了睾丸或附睾肿痛的折磨，而且为多位老年性结肠炎兼睾丸肿大者，免除了手术的惨苦，为中医中药获取应有地位作出了能令患者佩服的答卷。此外，还有下列小儿的案例。

曾某某，男，11 岁，刁坊镇金银乡人。2002 年 4 月 6 日医案。

　　患者小肠疝及睾丸肿大多方求治罔效，医院建议必须进行手术治疗时刻求治于本所。经过 4~5 诊疏肝化浊，使疝肿完全解除，一年多后无再发作。

　　此外 2009 年 9 月 24 日医案为 7 岁王某某有效化解右睾丸肿大。方药参上所述。

新生儿梅毒

案一 胎毒梅毒、肺部感染

廖某某，5个月男婴，家住龙田镇金星村。1995年9月18日至12月1日医案。

病案简述——患婴之母在怀孕之前阴道曾经感染过霉菌病毒，反复接受对抗治疗使病毒内藏，致使婴儿产下时唇口、双目及二阴皆附有腐败样黏液。患儿住院后，肺部感染、胸肺积液合并心力衰竭，病毒已向脑部转移的危重时刻，1995年9月18日请求本人出诊。

❖ 论治概况

经验表明，孕妇处于脾虚肠滞、气弱血湿期，如果阴道遭受创伤、感染霉菌，其治若不扶正祛邪，则菌毒会沿血脉入侵于肺肾，此乃新生儿罹难于梅毒的重要原因。

其治宜扶正祛邪，同时排解母婴体内营血之中的浊毒。

|方药|地骨皮、前胡、葶苈子、牛蒡子、大黄、桃仁、赤芍、牛膝、土茯苓、白鲜皮、甘草、杏仁、连翘、蝉蜕等2剂。

因获得显著疗效，患者于9月22日遵嘱出院接受纯中药调治。建议母子同服方药（哺乳前给婴儿1~2小杯，约20~50ml药汁），经后续2个月调治而获痊愈。

案二 龟头痒痛、烦燥不宁

1999年4月3日至4月25日医案，为6岁之袁某某解除了因新生儿梅毒误治致包皮及龟头感染溃疡、痒痛叫苦、烦躁不安之折磨。

┃方药┃降香8g，苏木8g，土茯苓15g，白鲜皮10g，桃仁8g，大黄8g，苦参10g，甘草6g，淡竹叶6g，白茅根12g，生地15g，藿香8g，蛇蜕6g，连翘12g，七厘丹8g等。

案三　睑缘赤烂、哭尿不安

2007年2月5日至3月12日医案，为产下40多天女婴重症梅毒（睑缘赤烂、哭尿不安）的患者李某某，解除了尿道口及双目被黏稠分泌物胶凝的苦楚。

略总，近几年的临床医案以连翘8~15g，蛇蜕6~12g，土茯苓12~30g，全当归8~20g，泽泻8~12g，萆薢15~30g，藿香8~12g，生地10~20g，甘草4~6g，苦参8~15g，荆芥8~12g，薄荷8~12g（后下），旱莲草8~12g，黄芪10~20g，苏木6~8g，降香6~8g；或连翘12g，蛇蜕6g，蒲黄6~12g，田七8~12g等组成处方，为多位恶湿疹疮及梅毒患者，解除了难于言表的病苦之折磨。

如2005年6月6日至2008年1月3日的李某某医案。2006年10月27日至2007年11月28日的深圳罗湖区某服务公司员工黄某某医案。2009年9月27日至2010年5月31日的深圳电信刘某某医案。这些足以警醒世人，并证明中医中药对于皮肤恶疾的辨证施治，仍具有其独特所长。

病案手记十四
瘟病病证

—— 重症非典型性肺炎案
—— 手足口病案
—— 甲型 H1N1 流感案

重症非典型性肺炎案

案一 重症非典型肺炎似猪丹毒病

李某某，男，26 岁，外出深圳市西乡村（原籍兴宁市新陂镇围岭上）。2003 年 4 月 22 日至 5 月 3 日医案。

病案简述——主诉因发热、咳嗽、腹痛求治于深圳市西乡村某卫生站，经 3~4 天输液治疗后，由于发热反复并继发疹斑，咳引胸痛，继之目昏，因此于 4 月 21 日转至西乡卫生院求治。经过 X 光拍片及血液等项目检查后，患者无意中听到检验医师拿着检验报告与医院某医师交谈："这位患者按规定必须立即实行隔离治疗"的言辞后，急速离开医院；返回住地后连夜乘车返原籍。4 月 22 日早晨经邻居刘某某介绍，由其母亲及邻居陈某某护送患者到本所求诊。

面对重症非典型性肺炎患者，建议其人在原医案笔录下方书写"情况属实请求救治"后，给予论治发药。

再经 4 月 25 日及 28 日复诊，发热咳嗽、目昏胸痛、头面四肢等部位的疹斑皆逐日解排；至 5 月 3 日复诊后趋于康复，带药返回深圳。

3 个月、半年、3 年及 5 年后，探访当时护送患者到本所求诊的邻居，皆称疗效神奇：此后患者不仅少疾而且已婚已育。

❖ **首诊概况（2003 年 4 月 22 日）**

患者因视力衰退、两足无力由生母及邻居扶送至本所。

头面赤晦兼有疹点，张口呼吸，额冒虚汗，四肢疹斑似猪丹毒；简单回答相关询问后急于伏案。舌平伸，有瘀紫，边侧伴有齿印，舌苔浊腐、盖有黑色。

┃辨证┃病起运化失正，肠滞致伏湿，伏湿起蕴火，湿火相助乃发热咳嗽之缘由。肠滞尿浊累损胸肺，浊毒侵扰肾肝。既往对抗性药物的治疗，伏湿及浊毒不仅未获排解，反而招致对抗过程所产生的残毒，仍滞留于胸肺及肝肾，此乃胸痛及头面四肢继发疹斑进而视力昏蒙的因由。

┃治则┃通调二便，排解伏湿；清热和营，涤除瘀毒及药毒。

┃方药┃川连6g，白头翁12g，地骨皮15g，前胡12g，侧柏叶12g，土牛膝12g，丝瓜络10g，鱼腥草15g，神曲8g，生石膏30g，白茅根15g，生地30g，大黄12g（后下），茵陈12g等3剂。

叮嘱清淡食饮，切戒生冷甜滞及燥热滋补类食饮品，便前腹痛勿恐。

❖ **二诊（4月25日）**

主诉服首诊方排出大量柏油状恶臭的粪便后，发热咳嗽、头晕欲跌逐步减轻，胃纳开始好转（服本所中药前，仅能吃下1~2口粥饭，并且欲呕的现象已经解除），双目赤浊及血丝开始转浅。舌中根位浊黑苔退解约六成。上方再给3剂。

❖ **三诊（4月28日）**

开始独自前来复诊，主诉已有2天无再发热，胸痛咳嗽已不明显，视力趋于恢复，胃纳趋于正常，头面及指掌疹斑开始蜕脱，候诊近2小时亦无困乏现象。

┃方药┃首诊之方去石膏、神曲，加连翘12g，葶苈子12g，蒲黄10g，田七10g等，5剂。

❖ **四诊（5月3日）**

主诉发热咳嗽胸痛诸症已经完全解除；呼吸食饮、睡眠汗泄、精神体力都已恢复正常，要求带药重返深圳。

┃方药┃牡丹皮10g，泽泻10g，藿香12g，生地30g，侧柏叶12g，牛膝12g，甘草6g，杏仁12g，蒲黄10g，田七10g，败酱草12g，薏苡仁30g，连翘12g，橘络8g，萹蓄10g，石韦10g等5剂。

叮嘱日后注意食饮。

在此必须补充说明——当时的情势而言，上述患者是属于"必须隔离治疗的重症非典型性肺炎"患者，本人之所以不作上报，既因于此前半年时间里，本人已经接治过几位此类重症患者，又恐于若然上报，在场的十多位候诊者及本人在内均需强制隔离观察或治疗。而本人的候诊场所，通风透光堪称良好，既往曾接治过几位类此重症患者，本人及在旁的候诊者均未遭受该病毒传染，所以本人敢于接治。为了弘扬中医中药对"流行性疫病"的独特疗效，进一步总结经验，本人担着可能遭受责罚，甚至取消医疗执照的风险，给予"所患属于类似猪丹毒病"的回答，并向所有相关人员讲授：凡遇流行病发生，必须清淡食饮，促求二便畅利，居室通风良好，则可以避免传播与感染。

案二　肠滞发热咳嗽误治诱发"非典"

曾某某，男，13岁，兴宁市坜陂镇人。2002年7月19日至7月25日医案。

病案简述——患者因发热咳嗽接受人民医院住院治疗，入院诊断为胃肠炎及扁桃体炎；5天过后诊断为立克次体感染，嗜酸性白血球严重不足。接受氨卡青霉素、丁胺卡那、更昔洛韦或阿昔洛韦，口服清开宁、氯霉素片等综合治疗至第七天，患者纳呆作呕、唇舌起疮斑、眩晕跌仆、发热反复、头项自汗。在医院认为症属重危的时刻，患者之父亲于7月19日到本所讲述后，要求发药救治。

经7月20日、7月22日、7月25日复诊后诸症解除。

❖　**首诊概况（2002年7月19日）**

患者双目失衡，走路跌跌撞撞；头项东倒西歪，伏案懒言；额角青筋明显，内热烫手（湿郁内阻也）；下唇偏胀肿，唇内有疹毒；手掌及脚盘内布针刺样红沙点；腹中饱气，时仍嗳呃。

病起脾肠及膀胱，湿阻损肝肾，蕴火灼肺咽。目前不仅脾肠仍有伏毒，而且肺肾等已遭受药物残留于内的伤害。

|方药| 川连6g，白头翁10g，石韦8g，萹蓄8g，生地20g，白茅根15g，地骨皮12g，前胡10g，大黄10g，枳实8g，牛膝8g，车前子8g，陈皮8g，橘络8g，鸡内金8g，鱼腥草12g等2剂。

❖ **二诊（7 月 20 日）**

其父代诉：服昨天讲述所开中药后，小便量转多，嗳呃有所减轻，发热无再飚升，早晨醒来已可以进食稀粥 1 碗，因此决定今天办理出院手续。方药以 19 日所发再给 2 剂。

❖ **三诊（7 月 22 日）**

主诉大便中排出大量溏鸡粪状恶臭之毒，嗳呃饱气逐步消失，胃纳逐日好转，下肢日趋有力，晕眩无再发作，发热咳嗽已不明显。

｜方药｜ 前方去大黄、枳实，加旱莲草、黄芪，给 3 剂。

❖ **四诊（7 月 25 日）**

主诉趋于康复，给予下列调理方：

侧柏叶 10g，白茅根 12g，藿香 10g，生地 20g，白术 12g，白芍 12g，甘草 6g，杏仁 10g，杜仲 10g，牛膝 10g，白头翁 10g，石韦 10g，旱莲草 10g，黄芪 12g 等 3 剂。

❖ **随诊概述**

7 月 28 日，其父前来表示感谢，要求上方再取 3 剂。2002 年 9 月 1 日患者之弟发热作呕到本所求诊，给予清肠解毒药方。

｜方药｜ 川连 6g，白头翁 10g，石韦 8g，萹蓄 8g，大黄 8g，牛膝 8g，白茅根 12g，生地 20g，前胡 8g，陈皮 6g，防风 8g，姜竹茹 6g，3 剂。

9 月 6 日复诊后趋于康复。

2002 年夏秋时节起至 2003 年春节后半年多时间里，本人所接治的 5~6 例因胃肠炎导致发热咳嗽、住院接受输液治疗转为肺部合并感染的重症患者（事实上已属非典型性肺炎症状患者），转至本所，给服上述清肠解毒汤加减的 3~4 剂后，均获康复的经验表明，非典型性肺炎对于中医而言，并非可怕的疾病。本人以中医中药为非典型性肺炎及众多手足口病患者解除病苦，而且均无后遗症。这足以表明：凡是病起胃肠紊乱，或伏湿蕴火致鼻炎咽炎、发热咳嗽的患者，如果接受抗菌消炎治疗后，若严重至肺肾遭受感染，头面口唇、胸腹或四肢已有疹斑发生时，希望患者及其家属能够寻求传统中医或民间中草药进行救治，则可能为患者解除倒悬之危，并避免人财两空的悲苦。

手足口病案

案一　男婴发热对抗治疗诱发疹斑

何某某，13个月男婴，龙田镇曲塘村人。2010年2月13日至4月22日医案。

病案简述——患者因发热于2010年1月27日至31日进住市人民医院。出院3天后因发热反复，于2月4日再次进住该院，诊断为肠胃炎。2月7日，疳积被急速制止后，症情反而加重，鼻塞张口呼吸、头面下肢湿肿、颧腮及四肢疹斑逐日明显，诊断为肺部合并感染。在怀疑为手足口病，建议转至高一级医院的紧张时刻，患者母亲经同事介绍后，于2月13日上午将患者由住院病房抱至本所求诊。给予中药3剂。建议清淡食饮，立即回院办理出院手续；回家后速煎中药，每煎取汁200~300ml，分3~5次喂给。

经2月20日复诊，发热喘促，四肢湿肿逐日减轻。家属认为已经痊愈后约十天，由于患者之祖父违背医嘱，2次炖"洋古翠鸟"取汁喂患者，引起发热反复。由于违嘱导致反复，建议由其祖父带患者去别处求治。据诉求治于人民医院及中医院后，由于发热气促、纳呆等症状未能有效解除，其母亲于4月22日再次抱患儿返回本所求诊。再次给予清肠解毒方药3剂。叮嘱清淡食饮，每剂中药分2天服完。服后诸症悉除。至执笔之日回访，患者愈后已近50天纳呆饱气、发热喘促及指掌疹斑无再发生。

❖　**首诊概况（2010年2月13日）**

患者呈激素面容，左额角仍佩戴着静脉输液针管，呼吸喘促，两颧潮红兼有疹斑，唇红干，舌侧有溃斑，掌内已有少许针刺样红点。

ǀ**辨证**ǀ病起尿浊短、咽炎发热兼气喘；对抗治疗致便秘、灌肠液刺激致浊毒四散，而窜扰肝肺，因此四肢及头面产生疹斑；若大便闭塞、小便浊短再拖延不解，则内在的浊毒、伏湿蕴火及对抗治疗的残留之毒，势必对肺肾及心脑构成积毒的伤害。若相信本所论治，应该抓紧办理出院手续，迅速回家煎中药喂患婴。

ǀ**治则**ǀ益气助运，清营解毒。

ǀ**方药**ǀ清肠解毒汤加减——山楂 6g，炒莱菔子 6g，瞿麦 6g，白头翁 8g，大黄 6g（后下），牛膝 6g，地龙 6g，鱼腥草 10g，地骨皮 10g，前胡 6g，白茅根 12g，生地 15g，侧柏叶 6g，葶苈子 10g，贝母 4g 等 3 剂。

❖ **二诊（2 月 20 日）**

主诉便闭获通下，恶积往外排，小便转清长，胃纳趋好转，发热获退减。上方再给 3 剂。服后电告趋于痊愈。

❖ **三诊（4 月 22 日）**

主诉如"病案简述"中所述，伤食引起发热反复。

ǀ**方药**ǀ清肠解热药方——川连 4g，白头翁 6g，地骨皮 10g，前胡 6g，生地 15g，白茅根 12g，瞿麦 6g，萹蓄 6g，大黄 6g，牛膝 6g，侧柏叶 6g 等 3 剂。

叮嘱日后勿再违嘱。

服后诸症解除。30 天及 50 天后，电告症情并无反复。

案二　女孩发热对抗治疗起痘疹

曾某某，女，4 岁，刁坊镇三潭村人。2010 年 5 月 14 日至 5 月 24 日医案。

病案简述——患者因发热气喘求治于工人医院，诊断为支气管炎。住院接受静脉输液至第三天起，头项出现过敏性风疹，继之传及四肢胸腹，脚盘起痘疮、低热缠绵、身痒哭闹、不思食饮。经他人介绍，于 5 月 14 日抱至本所求治。

❖ **首诊概况（2010 年 5 月 14 日）**

舌形偏薄，中根部位花斑明显；四肢偏胀滞，腹部起疹斑；指掌脚盘及趾间等部位皆有疹疮；身痒低热，烦燥不宁，大便溏薄，饱气纳呆。

┃辨证┃营养过剩而致肠滞运化失正，浊毒阻肺致宣开失正，此乃发热气喘之缘由。对抗消炎治疗过程中，过量使用清热消炎的药液，致肺肾受累而汗泄失常，此乃引起身痒、四肢指掌起斑疹及痘疮之缘由。建议日后清淡食饮，少给或不给豆浆、奶制品等。

┃治则┃清营化浊，宣肺解毒。

┃方药┃瞿麦 6g，白头翁 8g，石韦 6g，萹蓄 8g，蒲黄 6g，田七 6g，侧柏叶 8g，土牛膝 8g，连翘 10g，蝉蜕 6g，白茅根 12g，生地 15g，前胡 8g，车前子 8g，桑枝 10g 等 3 剂。

建议每剂中药煎 2 次，分 2 天服完，促使体内的浊毒由大便、小便及汗腺排解，服完中药后可停几天再复诊。

❖ 二诊（5 月 24 日）

主诉服药后浊毒大量外排，发热喘促及身痒逐日趋于消散。

┃方药┃首诊之方加白芍 10g，当归 10g，再给 3 剂。

服后指掌等部位的痘疮及疹斑完全消脱，恢复健康状态。

此外，2002 年 3 月 23 日至 10 月 22 日医案中，以土茯苓 20g，全当归 20g，大黄 10g，桃仁 12g，苦参 12g，甘草 6g，白鲜皮 12g，土荆皮 15g，瞿麦 10g，白头翁 12g，藿香 12g，生地 30g，苍耳子 12g，侧柏叶 12g，赤芍 15g，桑枝 12g 等为主药，为罗浮镇某中学教师曾某某解除了缠身多年的严重手足口病。

2002 年 7 月 25 日至 9 月 18 日医案中，以疏肝益胃、清热解毒之药——赤芍、白芍各 8g，桑枝 10g，麦芽 8g，蒲公英 10g，土茯苓 12g，全当归 12g，大黄 6g，桃仁 6g，芦根 12g，生地 15g，萹蓄 8g，石韦 8g，侧柏叶 8g，土牛膝 8g 等组方，为多年腹痛舌花斑被误治失治而致双足底梅花疮合并感染，不思食饮、走路叫苦等病况令人惊叹的 4 岁男婴张某，解除了重症手足口病之苦。

2010 年 5 月中旬，市卫生局组织个体医生举办"预防及治疗手足口病"的讲座上，惊闻近几年小儿手足口病愈演愈烈。在此简述本人对手足口病的认识：此病多起于食伤而致的脾虚肠滞，是肠滞尿浊而致发热咳嗽，是疏于清肠解毒，招致浊毒侵肝损肺，进而发为手足口病。值此防患之际，务望医者及家属，切记清淡食饮，注重通调二便，协力排解浊毒，以避免自找麻烦或给他人制造痛苦。

甲型 H1N1 流感案

王某某，男，59岁，原兴宁市委干部。2009年8月25日至9月18日案。

病案简述——患者有多年肝胃不和所致的腹痛史。7月中旬赴沈阳及北京等地探亲，回途发热咳嗽胸痛，已服维C银翘片及通宣理肺丸等胸痛咳嗽未解。回到家后经原兴宁市人民医院诊断为：甲型 H1N1 流感所致的左下肺肺炎及胸膜感染。咳引胸痛，痰呈黄青脓样时刻，于8月25日下午到本所求诊。

在停止服用任何西药情况下，服下列3诊共13剂中药后，胸痛咳嗽解除，复查炎症消失。四诊再服5剂中药后，建议再次复查，证明病灶已完全消失。

❖ **首诊概况（2009年8月25日）**

瘦实人偏赤晦，声偏嘶，咳音重，痰黄稠难于咯出，咳引左肩背刺痛，目涩昏花。舌平伸，质红带紫滞，舌尖收紧且偏细长（对应结肠炎、尿酸偏高），舌根苔厚呈浊黄腐（对应下焦湿浊阻滞）。鼻准色赤晦，触之却偏冷（对应脾肺功能低弱），下睑胞赤晦热（下焦伏湿有蕴火，尿赤浊短气化过旺），肢肤冷而汗偏黏腻（浊毒阻于脾肺，肺卫失固，营血失正）。

┃治则┃调和营卫，清肺解毒。

┃方药┃牡丹皮10g，泽泻10g，大黄10g（后下），茵陈12g，赤芍12g，牛膝12g，丝瓜络10g，鱼腥草15g，炒山楂12g，炒莱菔子12g，生地30g，制香附12g，连翘15g，陈皮10g，甘草6g，杏仁10g，蒲黄10g，田七10g等3剂。

建议戒口燥热及生冷甜滞品，食饮以清淡为原则。

❖ **二诊（8月28日中午）**

主诉二便逐日转畅，诸症逐步减轻，潮热有时仍作，下肢仍倦。

　　|方药| 赤芍 12g，牛膝 10g，大黄 10g，茵陈 12g，生地 30g，香附 12g，地骨皮 15g，前胡 12g，连翘 15g，陈皮 10g，甘草 6g，杏仁 10g，炒莱菔子 10g，炒山楂 10g，蒲黄 10g，田七 10g，丝瓜络 10g，鱼腥草 15g 等 5 剂。

❖ 三诊（9月3日）

　　主诉咳嗽已不明显，冷汗已消失，胃纳已好转。肩背痛未完全解除，尿仍偏赤短。

　　|方药| 连翘 15g，陈皮 10g，甘草 6g，杏仁 10g，地骨皮 12g，前胡 12g，大黄 10g，乳香、没药各 6g，沙参 12g，生地 30g，蒲黄 10g，田七 10g，茜草 10g，鱼腥草 15g，侧柏叶 12g，土牛膝 12g 等 5 剂。

❖ 四诊（9月9日）

　　主诉服上方 3 剂排出大量腥臭之积便后发热咳嗽基本无再发作，左胸前及肩背的引痛，前天开始已不明显；昨天下午 X 光复查胸肺的炎症及感染已经消失，胃痛也一直无再发作，但是口仍偏干。

　　|方药| 杏仁 10g，甘草 6g，连翘 15g，陈皮 10g，大黄 10g，乳香、没药各 6g，沙参 15g，鱼腥草 15g，赤芍 15g，牛膝 10g，泽泻 10g，天花粉 10g，红茜根 12g，桔梗 10g，旱莲草 10g，生地 30g 等 5 剂。

　　建议服完此方后再到另一家医院进行 X 光复查。

❖ 五诊（9月18日）

　　交来 16 日复查报告单，再次证明病灶已完全消失。患者欲停止服药，阐明气血仍未调和，营卫仍有失正之嫌，建议再作调治。

　　|方药| 旱莲草 10g，女贞子 12g，橘络 6g，鱼腥草 15g，牡丹皮 10g，泽泻 10g，生地 30g，藿香 12g，连翘 15g，陈皮 10g，蒲黄 10g，田七 10g，赤芍 12g，牛膝 10g，甘草 6g，杏仁 10g，茜根 12g，沙参 15g，5 剂。

❖ 随诊概述

　　此后遵嘱，每隔 1~2 个月到本所调理 1 次。

【**方药**】牡丹皮 10g，泽泻 10g，藿香 12g，生地 30g，白术 15g，槐花 10g，白芍 15g，桂枝 10g，杜仲 12g，牛膝 10g，枸杞子 15g，败酱草 12g，薏苡仁 30g 等 5 剂。

病案手记十五
怪异疑难病

—— 怪异疑难病疾
—— 先天免疫缺陷案
—— 医误医祸案

怪异疑难病疾

案一　虫蛇爬窜感排出多种昆虫

饶某某，女，50岁，西郊嫁新陂镇巫古岭。2002年3月14日至6月17日医案。

病案简述——主诉多年鼻炎咽炎、妇科疾病，曾求治人民医院、中医院、妇幼保健院，接受过多次B超及CT的检查，症情进展至口干欲裂、心烦失眠、舌咽痒痛、幻音幻影，自觉周身有虫蛇爬窜。在头痛欲裂、恐惧不安的严重时刻，经亲邻介绍后于2002年3月14日起到本所求诊。

经过三个多月时间，服饮13~15诊祛邪扶正促化排之方药，趋于康复。有必要说明的是，治疗过程多次交来自称是经由口咽、鼻孔及二阴之排泄物中所集获的、形态怪异于日常所见的长腿小蜘蛛、红色有翅小蚂蚁、黑蚂蚁、小蝶虫、赤色小瓦虫、小红虫、小白虫，以及似曲蜒、似水蛭、似螨虫、似鼠妇等令人难于置信的、使在场众多求诊者都感到惊奇的多种昆虫。在场候诊者特意对上述情况给予资证，各自签名并注明住地。

对此奇怪事件，当时本人曾经使用电话分别向兴宁市科学技术委员会及卫生局医政股进行呈报，同时请求他们派相关人员进行鉴定，可惜他们均忙于接待，暂无人手可派。

令人遗憾的是不仅当时没有想起请照相师前来拍照备案。如果上述医疗过程收集到的昆虫等仍未被当时的接收人丢弃，并将其转给中国中医科学院，也许可以丰富人们对生理病理及其传变过程的认识。下面摘引治疗概况。

❖ **首诊概况（2002 年 3 月 14 日）**

主诉鼻炎咽炎及妇科疾病反复缠绵已有多年。2001 年春节前后起经常幻音幻影，周身似有虫蛇爬窜，恐惧不安。唇舌时作痒痛，经行乱后量少。

患者头面有虚湿，双目白黄赤浊带血丝，下睑偏赤晦，鼻准有血丝，上唇内有鱼卵样伏毒。舌质淡、边侧有瘀紫，舌尖收紧样，舌中根苔浊黄。

|辨证|指出患者具有尿酸高、结肠炎肛裂史；血湿浊毒乱害于心脑肺，既往反复失误于对抗治疗，使失正之经带所致的痰脂浊毒，滞留于体内的器官组织；浊毒在体内滞留日久或许是化生出离奇怪异昆虫的重要原因。这符合古人怪病起于痰瘀浊毒的论断。

|治则|扶正祛邪，化排浊毒，益气养血，攻积杀虫。

|方药|柴胡 10g，当归 12g，大黄 12g（后下），茵陈 12g，侧柏叶 10g，牛膝 10g，连翘 12g，蛇蜕 8g，生地 20g，藿香 12g，芒硝 10g（冲服），灵芝 10g，川连 6g，白头翁 10g，地骨皮 12g，前胡 12g，槟榔片 30g，石韦 10g 等 4 剂。

叮嘱食饮宜淡清，注意大便小便的排解状况（上述方剂是原方药的摘录）。

❖ **二诊（3 月 18 日）**

主诉服上方第三剂后起发现大便及小便中似乎夹杂有昆虫样物，有令人恐惧之感。劝说患者勿恐，解释这种感觉是属于体内浊毒被药物促诱向外排解的表现。建议分 1 小杯药汁于服药后 20 分钟左右滴洗鼻孔，以利于解除聚于鼻咽等部位的浊毒。叮嘱患者如果继续发现排泄物中夹杂有昆虫，请患者捕捉收回渍于装有米酒的小广口瓶中，交本所备案。首诊方药再给 5 剂。

二诊所发方药服 2~3 剂后，患者遵嘱惶惶急急地将服药及洗滴鼻孔后，在涕液、漱口液以及外阴等部位排解液中发现的、由体内痰瘀浊毒衍化而成的、可以令观察者恐惧的昆虫，分别于 2002 年 3 月 21 日和 3 月 23 日集中交给本所收藏。在场众多候诊者听到和看过之后无不感到惊奇。

❖ **三诊（3 月 25 日）**

患者再次交来所收集的昆虫。主诉幻音幻影及头痛欲裂已经减轻，但是周身肌肤及指掌内，虫爬蚁咬状的感觉依然时起时伏。察其肌肤及指掌，发现隐伏有似针刺、似毛囊阻塞的疹点。依据民间所流传的治疗寒热间作之"猪毛箭"的方法，建议患者内服本所中药后，以鸡毛熬水洗澡；洗澡后急速以黑色布衣包裹全身、躺于床上覆盖衣被以促成全身泄汗，则可以促诱藏于肌肤内因营血失正所致之浊毒呈猪毛状外透于黑色布衣中。上诊之方小变再给。

❖ **四诊（3月30日）**

主诉口中干热已不明显，胸闷欲绝亦已减轻，头面及项下异常的痕纹逐步消退；胸腹及四肢的伏毒，结合鸡毛水洗澡以及穿黑布衣的辅助疗法后，疹点反而明显；乱后之月经虽然已经下行，但是仅行 2 天而且量少色泽稠滞；洗衣水中仍有似螨虫的存在。

┃方药┃ 赤芍 12g，当归 15g，牛膝 10g，侧柏叶 12g，藿香 12g，生地 30g，川连 6g，白头翁 12g，石韦 12g，蓄蓄 12g，鹤虱 12g，地肤子 12g，甘草 6g，苦参 12g，蒲黄 10g，田七 10g，蛇蜕 6g 等。

建议再次结合鸡毛水洗澡后穿黑色布衣帮助夺毒外出。

❖ **随诊概述**

此后经过 4 月 4 日、4 月 9 日、4 月 15 日、4 月 23 日、5 月 1 日、5 月 15 日、5 月 31 日的复诊，不仅头痛欲裂、胸咽不适、周身痒痛、幻音幻影等症状获得解除，而且月经行程、经血颜色及数量趋于正常；口鼻液及二便中已有半个多月无再发现昆虫的存在。再经过 6 月 8 日、6 月 17 日复诊，缠身多年的怪异之疾获得扫除。此后遵嘱注意食饮，多年并无反复。

案二 服镇静药后周身有竹刺样物冒出感

1992 年 6 月 8 日至 8 月 13 日医案中，以赤芍 12g，牛膝 10g，石膏 10g，麻黄 10g，甘草 6g，杏仁 12g，薄荷 10g（后下），荆芥 12g，生地 30g，藿香 12g，大黄 10g，当归身 15g 等组方，为兴城镇农民街 81 岁老婆婆王某某，解除了因气促喘咳反复接受于镇静及对抗药物所致的、自觉四肢及全身、头面及眼珠似有竹刺样物冒出的苦楚。此后一年多时间并无反复（本人认为，患者所言的头面眼目内所冒出的竹刺样物，实为汗腺、泪囊腺的分泌液，被患者在反复抓挠过程中，被氧化而成的凝胶状物）。

案三 肠易激综合征失眠易怒病苦

1998 年 9 月 3 日至 10 月 30 日医案中，以钩藤、柴胡、鱼腥草、地龙、牡丹皮、泽泻、生地、香附、川连、白头翁、石韦、萹蓄、灯心草、大黄、牛膝等组方，为患有肠易激综合征多年，已求治广州、深圳多家大医院后症情日趋严重的患者——深圳刘某某，解除了失眠、乏力、易怒等病苦。4 年后误补引起失眠，由深圳返回本所求诊时，讲述故疾未曾反复。

案四 更年期燥补后恶风恶水

1998 年 6 月至 9 月 21 日医案中，以桑枝、桂枝、黄芩、白术、鬼羽箭、防风、地骨皮、前胡、赤芍、牛膝、甘草、杏仁、薄荷等，为更年期先误于燥补、后误于沉降致气血失和气上冲，上虚下实、头面潮红，上身及头面、双手恶热水，脐腹及下肢却恶凉水，因之已经丧失劳力多年的李某某（女），解除了上述难于言表的恶风恶水之苦。

案五 惊恐忧虑夜半胸闷欲绝

2002 年 6 月 13 日至 10 月 3 日医案中，以桃仁、郁李仁、大黄、牛膝、甘草、苦参、前胡、车前子、百合、沙参、远志、菖蒲等，为既恐于感染了艾滋病毒又担心于自学考试能否过关而致心悸自汗、胸闷欲绝，多次半夜三更、凌晨 2~3 点令其妻伴同到本所要求救治的兴宁电视台李某某，解除了曾多方求治不效的气机苦郁之疾。

案六 下消症合并干燥综合征

2008 年 3 月 14 日至 2010 年 1 月 4 日医案中，以赤芍、牛膝、泽泻、天花粉、白术、黄芩、地骨皮、前胡、川连、白头翁、土茯苓、当归、大黄、桃仁、乌药、益智仁等组方,为深圳市林某某女士分别解除了左脚盘恶疮、多饮多溲(下消症)、肥胖、高血脂、中枢性尿崩症、月经紊乱、闭汗失眠（干燥综合征）等缠绵多年的苦恼之疾。

案七　干燥综合征及目涩羞光

2010年3月21日至5月5日医案中,以赤芍15g,牛膝12g,葛根20g,天花粉10g,地骨皮15g,前胡12g,甘草6g,苦参12g,郁李仁12g,郁金12g,菊花12g,枸杞子15g等组方,酌加蒲黄10g,田七10g或加大黄10g,桃仁12g,为五华县魏某某女士,逐步减轻了干燥综合征及目涩羞光等缠绵多年的苦楚。

案八　胰腺肿癌全身阴黄头痛欲裂

2009年4月11日至4月20日医案中,以疏肝益脾、清肠解毒药物——柴胡10g,当归12g,大黄12g,茵陈12g,川连6g,白头翁12g,石韦12g,萹蓄12g,生地30g,白茅根15g,藿香10g,炒栀子6g,赤芍12g,牛膝12g组方,为惠州博罗杨村陈某某（胰腺壶腹部肿癌、胆囊炎肿大、左肾囊肿）危重症者解除了全身阴黄、头痛欲裂、夜间非冰袋压敷头部则呼天撞地的痛苦。

案九　直肠溃疡及肝右叶血管瘤

2009年4月25日至2010年5月23日医案中,为深圳北大医院诊断具有双肾多发性囊肿、肝右叶血管瘤（3.7cm×2.5cm）、直肠溃疡（黏膜慢性炎症伴腺上皮增生）的患者——深圳市朱某某,治愈了其直肠溃疡,使肝右叶内的血管瘤缩小至2.3cm×1.7cm,而且消除了其腹肋及腰肾的疼痛。

案十　脾肝肿大腹痛便闭纳呆

2001年6月至2002年9月4日医案,为脾肝肿大的坭陂镇曾某某解除了便闭纳呆、气逆嗳呃、腹痛失眠之苦（经医院 B 超等项检查，证明脾肝肿大已被化解排除）。

案十一　肝右叶血管瘤兼胆囊炎导致腹肋痛

2007 年 5 月 5 日至 2010 年 1 月 14 日医案中，为患有肝右叶血管瘤合并慢性胆囊炎的深圳市龙岗区公务员廖某某解除了头晕失眠、纳呆等腹肋痛的苦楚。

案十二　肾囊肿兼肝胆结石导致腹痛失眠

2009 年 5 月 24 日至 2010 年 5 月 30 日医案中，为左肾囊肿兼肝胆结石的梅县黄某某解除了腰腹皆痛及失眠等痛苦。

案十三　咽炎咳嗽痊愈同时肛门息肉枯脱

1994 年 7 月 27 日医案中，在为坭陂镇新岭村廖某某治疗肺疾久嗽的过程中，不仅为患者解除了反复缠绵的咽痒咳嗽，而且使长于其肛门的长约 1.5cm 的息肉亦枯脱。治愈后，患者特写陈述交予本所。

案十四　胆结石治疗过程中鸡眼消失

2010 年 5 月 6 日医案中，为兴宁工商所丘某某施以疏肝利胆、清肠解毒方药治疗胆结石过程中，同时使脚底下已有二十多年痛史的鸡眼奇迹般消失，一年多时间后无再复发。

案十五　咳嗽腰腿疼治疗中狐臭消失

1993 年 4 月 11 日医案，新陂镇李某某专程到本所告知 1992 年 9 月至 12 月，到本所求治咳嗽及腰腿疼痛的方剂服后，同时使患者已具有十多年的狐臭亦获奇迹般消失，一年多时间无再发生。

经查 1992 年 9 月 23 日原处方如下。

┃**方药**┃款冬花 12g，紫菀 12g，前胡 12g，白前 12g，夏枯草 20g，桔梗 10g，牡蛎 20g，旱莲草 12g，大黄 12g（后下），桃仁 12g，土鳖虫 8g，田七 10g，卷柏 12g，牛膝 12g。

怪哉，治此亦愈彼，本人感到不可思议。

先天免疫缺陷案

　　杨某，6 岁，家住深圳（原籍梅县）。2001 年 5 月 7 日至 12 月 22 日、2002 年、2003 年至 2007 年及 2009 年医案。

　　病案简述——患者不仅对于多种西药过敏，而且进食鸡蛋、奶类、甜品、饮料也会产生过敏现象。曾经求治于深圳、广州、上海、北京等地著名医院的十多位专家教授，诊断为先天性免疫缺陷症等，累计检查费用已达二十多万元。由于众多因素都会引起过敏，因此长期接受于抗过敏药物的治疗。药物的副作用不仅使内热头晕、乏力身倦、饱气纳呆日益明显，而且最近看电视 3~5 分钟都会引起过敏发生。在头顶经常冒出烫手之热气、痰涕日益黄稠、痒痛缠身叫苦不迭的严重时刻，经其姑母介绍，由外祖母带患者到本所求治于中医中药。

　　（附注：此患之父母曾经因淋病、阴痒等疾致婚后多年不育不孕，7 年前夫妻双方求治于本所 3~5 诊后喜获身孕。据此本人怀疑患者之免疫缺陷，既因于其父母既往性病期间，接受对抗治疗所致的药物残留之伤害，又由于其母分娩后没有服用中药促排恶露所致）。

　　经过下列近半年时间扶正祛邪、促毒外排的连续治疗，各种过敏症状无再发生；累计经过一年多时间的调理巩固，为患者解除了先天免疫缺陷这一恶疾。此后已近十年并无反复。

❖　**首诊概况（2001 年 5 月 7 日）**

　　神疲乏力、头额汗冷（对应气虚湿郁），山根所在青筋明显，唇口黄晦，下睑胞青晦（对应脾虚肠滞、肠风内动、腹中隐痛、瘀浊为患）。唇舌呈淡白，气血俱弱也。其人舌的形态呈细长，多主尿酸高。舌尖下垂又上翘，对应五心烦热，多梦便头结。舌根部位苔浊腐，对应下焦有伏湿。肢肤冷而掌心热，对应患者脾为湿困、运化失正、浊毒上窜乱害于胸肺；此乃患者自觉背心冷、胸咽间却又似有一团火之缘由。

患者头顶之所以会冒出烫手之热气，可能是营气血液等在体内交换循环、氧化分解、摄取利用过程中所产生的本应由全身肌肤气窍、汗腺毛孔散发的能量物质（热能与废气等）。由于肌肤气窍、汗腺毛孔的启开能动，被既往反复使用的抗过敏药物抑制，因此生化过程中产生的热能与废气，选择头顶这个最为薄弱的颅门所在部位散解。这种本来应该由全身均衡散解的能量物质，以及由机体对蛋白、脂肪的运化氧化过程中所产生的废气，由于被迫集中于颅门散解，所以颅门具有烫手的感觉。或者可能是既往患者脾肺气虚肠滞所致的体内之伏湿蕴火，反反复复被对抗治疗的药物所裹束，是酿成伏湿蕴火选择头壳薄弱之处的颅门释放的重要原因，因此表现为脑顶有烫手之热气上冲。

┃治则┃化排浊毒，清解郁火，促脾肠健运，使肺气宣肃；以扶正祛邪、益气和营、逐毒固表为治疗总原则，解排聚藏于肌肤内的营血之毒，则所谓先天性或后天性免疫缺陷之疾，可以达求根本上的解除。如果继续服用抗过敏的药物，则有如抱薪救火，可能导致肺痿或肺阻、甚至脑积毒或肾囊肿、萎缩等不幸。

┃方药┃川连4~6g，白头翁6~8g，生石膏15~20g，神曲6~8g，大黄6~8g，牛膝6~8g，生地12~15g，香附子6~8g，甘草3~5g，杏仁6~8g，防风6~8g，荆芥穗6~8g，白芍8~10g，桂枝6~8g，蝉蜕9g等3剂。

叮嘱戒口须知，食饮宜忌，切戒生冷甜滞、高异蛋白。符号"~"示意依据岁数大小、体质强弱的可参照数量范围。

❖ 二诊（5月15日）

内热减轻，大便量转多，上方再给。

❖ 三诊（5月19日）

观察过敏状况以及小便频数都已开始减少减轻，大便青黑色转浅，胃纳好转，鼻孔中的黄稠之涕略转清稀，给予下列方药。

┃方药┃川连5g，白头翁6g，石韦6g，灯心草5g，大黄6g，当归身12g，赤芍 6g，牛膝 6g，杏仁 6g，甘草 5g，白芍 8g，桂枝 8g，连翘 10g，蝉蜕 5g，麦芽 8g，蒲公英 8g，卷柏 8g，旱莲草 8g，黄芪 12g 等 3 剂。

❖ **四诊（5月24日）**

心烦失眠及鼻涕黄稠基本排解，看电视过敏的现象已无再发作。上方再给 3 剂。

❖ **五诊（5月29日）**

头顶热气烫手的现象，逐日减弱至已不明显。吃玉米及鸡蛋都会引起过敏的情况无再发生；胸腹部位已有疹毒被托出。

｜**方药**｜前方加荆芥穗 6g，再给。

❖ **六诊（6月3日）**

全身疹毒以麻疹及痘毒状被托出，患者发热嗜睡。电传勿恐。

｜**方药**｜建议追加大黄、牛膝各 5g，白茅根 10g，生地 15g，促使大小便畅排浊毒。

❖ **七诊（6月9日）**

主诉服上方托疹毒外出过程发热嗜睡，在追加电话中所传药物煎服后约二个小时，大便中多次排出泡样腥臭粪便，然后发热温度即明显下降；全身及头面四肢既往被抗过敏药物抑压于皮肤内部的疹毒，已经广泛托出。近日试吃多种高蛋白类食物后，过敏现象亦无再发生。上方再给 5 剂，同意让患者带药回深圳居住一段时间。

❖ **随诊概述**

6月30日复诊时，患者之亲属确认疗效神奇，经查全身及头面四肢的疹毒已经逐步蜕脱，精神及体力趋于健强，惟下肢仍有紫绀未解尽。

｜**方药**｜当归身 12g，黄芪 12g，白芍 8g，桂枝 8g，苦参 8g，甘草 5g，红茜根 8g，紫草 6g，蒲公英 10g，麦芽 10g，生地 15g，藿香 8g，连翘 10g，蛇蜕 5g 等 5 剂。

此后 5 个月时间，每隔 10 天或半月调理 1 次。

医误医祸案

案一　小泡结节误治引发的肿瘤

刘某某，男，30 岁，兴宁某中学教师。2008 年 3 月 24 日至 2008 年 10 月 20 日医案。

病案简述——主诉 1997 年 7 月初因接连几天多吃胡萝卜引起小便呈赤红色，自己以为血尿，诚惶诚恐地到兴宁市人民医院检查。化检尿液并无潜血，诊断为血压偏高，因此接受降压治疗。服降压药至第三个月突发腹痛，求治于汕头市湘桥医院。因疗效欠佳，后转至梅州市人民医院，诊断为十二指肠球炎合并胃窦部炎。经三个多月时间，服用医院自制的"陈香胃丸"后，痛情缓解。

2000 年 11 月上楼突然感觉呼吸困难，兴宁市人民医院诊断为胸膜炎伴右胸腔积液。经抽液治疗后转潮州市湘桥人民医院接受一个月左右消炎止咳治疗。因症情不减转院至潮州市人民医院，诊断为结核病（抽取右胸积液 1000ml，化检积液未发现有结核杆菌）。住院半个多月出院诊断为胸肺未见异常，但是医嘱仍需服消炎及抗结核等药物。

此后约 10 个月（2003 年下半年），腰椎旁长出 1 个小泡，热水敷后长成指头大小，到兴宁市人民医院门诊接受手术。术后半个月，因手术处一直流脓而转梅州市人民医院，CT 诊断腰椎里有个大脓包。依科别而转院至梅州田家炳医院骨科部，怀疑为腰椎结核（对所取脓液进行结核菌培养，却未发现有结核菌），经 1 个多月抗结核治疗，未见疗效而施于手术。手术前 B 超诊断的腰椎内有 1 个大脓包，手术过程却出乎意料——未能发现腰椎异常。主刀医师与 B 超师联系：为何出现这种情况？B 超师的解释：由于囊肿系数与肌肉相符，所以成像为脓包。因此，令患者接受了一次冤枉的手术。

2004 年元旦期间到广州中山大学附属第一医院，要求全国著名骨科教授以手术去除读高二期间，因扭伤右踝骨后引起的豆芽样小结节（因为若不慎碰着该豆芽样小结节时，须下蹲几秒钟后痛情才能缓解）。教授认为这种创伤所致的骨质钙化肿瘤无手术去除的必要。

返回兴宁接受草药外敷后，右踝骨位小结节长成鸡蛋大小，因此到兴宁市人民医院要求手术切除；术后对肿物化检定性为"滑膜瘤（良性）"。

术后约一年时间，因原手术处骨肿复起乃到广州南方医院检查，经核磁共振检查，仍称良性肿瘤；但是手术后对所取肿物化检定性为恶性滑膜肉瘤。因此于术后接受放射治疗。

由于经 2 个月放射治疗后发现肿瘤细胞转移，于是无奈接受医院关于保住性命须进行截肢手术的建议，并于 2007 年 4 月下旬接受右下肢截除手术。

截肢后约半年因气促心悸日益加重，又依次到兴宁及梅州市人民医院住院，诊断为胸腔大量积液、癌细胞肺肾转移等。经多次抽刺胸腔积液及活性铂的化疗，未能控制症情恶化。在胸痛彻背、心悸气促、头额颈项冷汗不停的危重时刻，患者接受了其学生的建议，于 2008 年 3 月 24 日起转到本所接受传统中医中药的治疗。

❖ 论治概况

在遵嘱停止使用其他任何西药针剂片剂的情况下，扶正祛邪促化排。

┃方药┃赤芍 12g，牛膝 12g，泽泻 12g，天花粉 12g，白茅根 15g，红芪根 12g，橘络 8g，鱼腥草 15g，枸杞子 15g，败酱草 15g，乳香、没药各 8g，大黄 10g，甘草 6g，杏仁 10g，田七 10g，蒲黄 10g，黄芪 15g，人参 12g 等，或加或减组成处方。

应用上述方药，不仅有效控制了症情的恶化，减轻了患者心悸气促、胸痛彻背等的折磨，而且为患者延长了半年多时间的有效生命（即能够自主食饮、自主行走及大便小便的生活）。

令人遗憾的是：恶化获得控制，痛苦明显减轻之后，患者之家属，既未能遵嘱让患者设法由七楼迁至平房居住（若此能够减轻患者到本所求诊过程中上下楼台的折磨），又无视治疗过程中因食伤及便闭等因素引起的 2~3 次症情反复皆由本所中药扭转的经历（其中进行过中药冲洗肛肠的治疗），当 2008 年 10 月 12 日再一次心悸发作时将患者送至医院。2008 年 10 月 16 日应患者要求到人民医院内二科出诊时，目睹患者颤抖着张口接受由其妻投给的药片……令人心痛欲泪。至 10 月 21 日再次到医院探访时，经询医护人员获知已经人去床空。

案二　过量强制降血压导致的脑萎缩

邹某某，男，56 岁，深圳市龙华镇人。2009 年 3 月 18 日至 7 月 12 日医案。

病案简述——2008 年 8 月 8 日宴饮过后头晕头痛，自己驾驶小车到深圳市北大医院接受检查，诊断为血压严重偏高。由于 3 小时内急速输入强制性降血压的药物，导致脑梗阻、脑萎缩、右侧偏瘫。住院 3 天后由他人抬上救护车，转院至广东省人民医院。此后 2 次住深圳市中医院，由于疗效不明显，因此经亲邻介绍后于 2009 年 3 月 18 日起到本所求诊。

❖　**论治概况**

▎治则▎升清降浊，疏肝通络。

▎方药▎柴胡 12g，蔓荆子 10g，藁本 10g，土牛膝、怀牛膝各 10g，杏仁 10g，甘草 6g，侧柏叶 12g，葶苈子 12g，白茅根 15g，生地 30g，降香 12g，前胡 12g，水蛭 8g，瞿麦 10g，白头翁 12g，桑枝 12g 等。

经过四个月左右中药的治疗，虽使语言逐步趋正，而右侧偏瘫却仍未解除，令人伤心。特录此案供同道同仁防犯与参考。

案三　胃癌行切除术伤口经年不愈导致体衰

王某某，男，53 岁，兴宁市坜陂镇人。2007 年 12 月 13 日至 2008 年 2 月 29 日医案。

病案简述——2003 年腹痛住梅州市人民医院诊断为胃癌，手术胃切除三分之一；2005 年胃癌复发，到广州肿瘤医院接受胃全切除手术。2007 年 6 月 6 日至 6

月 18 日因突发剧烈腹痛，求治于布吉人民医院，后转广州中山大学附属东山医院，诊断为升结肠穿孔、急性弥漫性腹膜炎、感染性休克。对肠部肿瘤施以综合性手术及食道安置支架等后，于 9 月 4 日出院。

由于嗳呃继续加重，2007 年 10 月 8 日入住广州中山大学附属第一医院。住院至 11 月 15 日，医院建议患者返回原手术及安置食道支架的中山大学附属东山医院治疗。住院至 2007 年 12 月 3 日，胃手术缝合口上部仍渗释脓血。在嗳呃频频、体重由 180 多斤下降至 80 斤左右、呻吟不停的危重时刻，医院医师建议家属带患者返回原籍，寻找民间中医为患者减轻痛苦，因此出院返回原籍。经过探访后于 12 月 13 日起，抬扶患者到本所求诊。

❖ **首诊概况（2007 年 12 月 13 日）**

患者瘦极，神衰乏力，频频嗳呃。揭开胸前剑突骨下方保护伤口的纱布，发现伤口依然渗释脓血。舌平伸，前中偏右有瘀黑迹象。

｜**辨证**｜气阴两虚、胃肠仍有瘀毒。

｜**治则**｜扶正祛邪促化排、益气养血求延年。

｜**方药**｜牡丹皮 10g，泽泻 10g，藿香 12g，生地 30g，土茯苓 20g，全当归 20g，大黄 10g，牛膝 12g，白花蛇舌草 20g，黄芪 20g，防风 10g，姜竹茹 6g，田七 10g，蒲黄 10g、茜草 12g、旱莲草 12g 等 3 剂。

叮嘱少量频频给服，体质极度虚弱期应知尽量少洗热水澡等。经过下列五诊达到预期目的（即达到了让患者寿命延长至次年元宵节为长孙周岁庆贺的期望）。

❖ **随诊概述**

此后 2007 年 12 月 20 日、2008 年 1 月 3 日、1 月 23 日、2 月 4 日复诊时依首诊之方适当加减，终于达到了患者及其家属关于减轻痛苦、延长寿命至春节及元宵后的期望。因此于患者去世后的第十天，其儿及媳到本所表示感谢。

案四　好牙被拔蛀牙留

1999 年 10 月 6 日医案中，记录了兴宁市人民医院原财务科员工黄某某女士，求诊时讲述自己因反复性蛀牙作痛，求治医院牙科医师，错将好牙拔去却将蛀牙留下的医祸。联想百年前北京协和医院，错将梁启超先生的好肾切除坏肾保留而惨死的悲剧，两者均属于医务工作中的疏漏，给患者带来了麻烦及痛苦。但愿上述所言的医误及医祸，能够引起医患双方的高度重视，时刻谨防悲剧的重演。

★**身体的语言（[日]栗山茂久 著）**

中西医学比较方面的开创性著作

《身体的语言》比较了古希腊与古中国身体论述及其文化根源。古中国与古希腊的差异，不但是理论上的，也源自身体感受的方式不同。身体在中国医家眼中是全身孔穴、由一条条经络联系而成；西洋医家看到的却是肌肉纠结，全身充满了神经与血管。

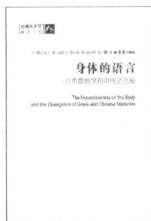

★**内证观察笔记：真图本中医解剖学纲目（无名氏 著）**

用内景返观证实气血经络的存在

这是一本从中医视角谈解剖的书，书中既有外在观察，又有内在实证，不仅谈人体奥秘，更揭示了人的生命与宇宙交流的独特方式和通道、生命运行与大自然的神秘关联。

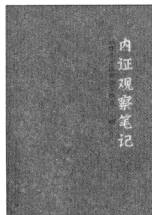

★**圆运动的古中医学（彭子益 著）**

李可老中医：清末民初的中医学家彭子益，是"中医复兴之父"，是继医圣张仲景之后第二位中医圣人。

本书以《易经》河图中气升降圆运动之理，破解《内经》、《难经》、《神农本草经》、《伤寒杂病论》、温病学说的千古奥秘，批判地继承、发展了古中医学，理出了"生命宇宙整体观"、科学实用的中医系统科学。

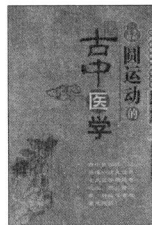

★**子宫好女人才好：百年女科养女人（田原 著）**

妇科病不是无故发生，这一切的秘密都在女人的子宫。

道虎壁，平遥的一个地名，因为善治妇科出了名。在晋中地区，只要一说去"道虎壁"看病，几乎人人都知道是去看王氏女科。道虎壁王氏女科自第一代创立后，已行医八百余年，其间自第八代传人起，更兼秉承和继承了傅青主女科的精华，专治妇女胎前产后、崩漏带下、月经不调、久婚不育等病症。作者田原寻访到王氏中医第28代传人，他们首次公开祖传绝技，全方位解析妇科病始末。

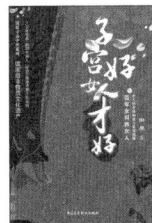

★**揭开皮肤"病"的真相（田原 著）**

不健康的皮肤＝不健康的身体

本书作者田原与明清御医之后刘辉共同探讨了皮肤病的由来，重点以湿疹、青春痘、荨麻疹、银屑病（牛皮癣）、白癜风和带状疱疹为例，深入探究各类皮肤病的发病原因、疾病的发展历程、相应的治疗原则及方法，揭开了"不健康的皮肤＝不健康的身体"的真相。

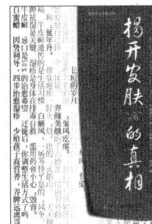

★ "中医人沙龙" 系列图书

启动"中医民间行动"，以专号形式连续出版的文化读物。中医文化传播人田原女士寻访民间中医人现场的真实记录。民间中医首次集体发声，来自乡野的中医智慧和现世关怀。

本系列图书旨在挖掘、展现民间中医人在中医思想、理论和方法上的独特建树，展示当下中医民间文化生态。为解决国人的身心问题提供了一个客观、多元化的视角，从而实现对中医的再发现和再认识。

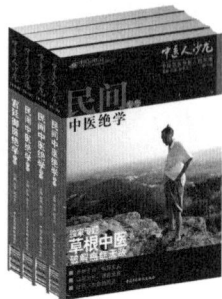

★ 中医非物质文化遗产临床经典丛书

越千年　集大成　扬华夏璀璨文明

承正统　聚经典　展中医智慧之光

国家非物质文化遗产保护工作委员会、国家中医药管理局联合中国医药科技出版社，于2008年始组织全国中医权威专家与中医文献研究的权威机构推荐论证，按照"中医非物质文化遗产"分类原则组织整理了本套丛书。

本丛书包括两个系列：中医非物质文化遗产临床经典读本（70种）、中医非物质文化遗产临床经典名著（30种）。所选精当，涵盖了大量为历代医家推崇、尊为必读的经典著作，也包括近年来越来越受关注的，对临床具有很好指导价值的近代经典之作。

本套丛书的特点如下：

①准确，每种医籍均由专家遴选精善底本，加以严谨校勘，为读者提供准确的原文；

②服务与临床，在书目选择上重点选取了历代对临床具有重要指导价值的作品；

③紧密围绕中医非物质文化遗产这一主题，选取和挖掘了很多记载中医独特疗法的作品，尽量保持原文风貌，使读者能够读到原汁原味的中医经典医籍。

● 中医非物质文化遗产临床经典读本 – 书目（70种）：

素问玄机原病式 / 内经知要 / 三因极一病证方论 / 十四经发挥 / 黄帝内经素问 / 灵枢经 / 难经集注 / 华氏中藏经 / 医林改错 / 外经微言 / 诊家正眼 / 四诊抉微 / 脉经 / 望诊遵经 / 脉诀阐微 / 汤液本草 / 本草新编 / 神农本草经百种录 / 本经逢原 / 伤寒来苏集 / 温热经纬 / 温病条辨 / 瘟疫论 / 感证辑要 / 医门棒喝 / 兰室秘藏 / 脾胃论 / 内外伤辨惑论 / 阴证略例 / 此事难知 / 石室秘录 / 辨证奇闻 / 儒门事亲 / 血证论 / 医门法律 / 笔花医镜 / 医醇賸义 / 辨证玉函 / 洞天奥旨 / 外科精要 / 外科正宗 / 妇人大全良方 / 经效产宝 / 女科经纶 / 傅青主女科 / 沈氏女科辑要 / 小儿药证直诀 / 格致余论 / 局方发挥 / 医学源流论 / 先醒斋医学广笔记 / 寓意草 / 读医随笔 / 针灸甲乙经 / 理瀹骈文 / 串雅内外编 / 养生四要 / 饮膳正要 / 卫生宝鉴 / 医宗必读 / 医学三字经 / 伤寒瘟疫条辨 / 时病论 / 经方实验录 / 重楼玉钥 / 神农本草经读 / 兰台轨范 / 扁鹊心书 / 松厓医径 / 杂症会心录

● 中医非物质文化遗产临床经典名著 – 书目（30种）：

诸病源候论 / 证类本草 / 千金要方 / 千金翼方 / 外台秘要 / 幼幼新书 / 世医得效方 / 医方集解 / 类经 / 神农本草经疏 / 医宗金鉴 / 张氏医通 / 类证治裁 / 冯氏锦囊秘录 / 玉机微义 / 医学真传 / 验方新编 / 医学纲目 / 杂病源流犀烛 / 医学入门 / 赤水玄珠 / 寿世保元 / 薛氏医案 / 遵生八笺 / 沈氏尊生书 / 景岳全书 / 临证指南医案 / 本草纲目 / 辨证录 / 名医类案 / 医学衷中参西录